Kohlhammer

Gerald Schmola
Boris Rapp

Grundlagen des Krankenhausmanagements

Betriebswirtschaftliches und
rechtliches Basiswissen

Verlag W. Kohlhammer

1. Auflage 2014

Alle Rechte vorbehalten
© W. Kohlhammer GmbH, Stuttgart
Gesamtherstellung: W. Kohlhammer GmbH, Stuttgart

Print:
ISBN 978-3-17-024432-0

E-Book-Formate:
pdf: ISBN 978-3-17-024433-7
epub: ISBN 978-3-17-024434-4
mobi: ISBN 978-3-17-024435-1

Für den Inhalt abgedruckter oder verlinkter Websites ist ausschließlich der jeweilige Betreiber verantwortlich. Die W. Kohlhammer GmbH hat keinen Einfluss auf die verknüpften Seiten und übernimmt hierfür keinerlei Haftung.

Inhaltsverzeichnis

1 Einführung in das Management von Krankenhäusern

1.1 Besonderheiten von Krankenhausleistungen

Leistungen eines Krankenhauses unterscheiden sich inhaltlich teils erheblich von klassischen Produktionsgütern, sodass sich für das Management dieser Einrichtungen spezielle Herausforderungen ergeben. Nachfolgend werden die wesentlichen Charakteristika kurz dargestellt, um dann daraus abzuleiten, welche Managementprobleme für Anbieter, d. h. Kliniken, hieraus resultieren.

Die Behandlung und Versorgung von Patienten ist eine stark personenbezogene Dienstleistung. Der Patient ist als sog. externer Faktor Ausgangspunkt und Empfänger der Krankenhausleistungen zugleich. Seine aktive Beteiligung und sein subjektives Empfinden haben wesentlichen Einfluss auf die Ergebnisqualität. Hält sich ein Patient etwa nicht an die von seinem Behandler gegebenen Therapieanweisungen (z. B. Einhaltung von Bettruhe), kann der Erfolg der Versorgung trotz an sich optimaler Leistung des Krankenhauses nicht in dem geplanten Umfang eintreten. Innerhalb der Behandlung stellen die Ärzte und Pflegekräfte die zentralen Entscheidungsträger und Leistungserbringer dar. Medizinische Geräte sowie andere Sach- und Arbeitsmittel sind letztlich nur als Hilfsmittel für die Leistungsträger anzusehen, um die anvisierten Behandlungsziele erreichen zu können. Krankenhäuser stehen folglich vor einem Integrationsproblem. Ziel muss es sein, den Patienten so weit wie möglich aktiv an dem Behandlungsgeschehen zu beteiligen. Eine patientenverständliche Aufklärung und ein fortlaufender Dialog im Rahmen der Behandlung können dafür wertvolle Unterstützung bieten.

Der Behandlungsprozess ist inhaltlich, aber auch räumlich und zeitlich bis auf wenige Ausnahmen an die Anwesenheit des Patienten geknüpft (z. B. kann eine Blut- oder Gewebeuntersuchung nach Entnahme auch ohne die Präsenz des Patienten durchgeführt werden). Diese Koppelung von Leistung und Anwesenheit bezeichnet man als Uno-actu-Prinzip. Problematisch ist dies vor allem deshalb, da damit unweigerlich eine Nichtlagerfähigkeit der Krankenhausleistungen verbunden ist. Ergebnis ist ein Kapazitätsproblem. Krankenhäuser können keine Leistungen auf Vorrat produzieren, auf die sie im Bedarfsfall zurückgreifen können. Erschwerend kommt ein Prognoseproblem hinzu: Es kann nur im Ansatz vorab ermittelt werden, wann welche Nachfrage anfallen wird. Die Auslastung von Betten oder einzelner Kapazitäten (OP, Geräte usw.) ist nicht umfassend prognostizierbar. Insbesondere Notfälle sind im Krankenhaus ein bedeutender Unsicherheitsfaktor, für den ständig Leistungspotenziale vorzuhalten sind. Krankenhäuser stehen vor einem Steuerungsproblem. Sie müssen versuchen, durch ein gezieltes Aufnahme- und Behandlungsmanagement möglichst einen Großteil der Nachfrage zu steuern, gleichzeitig aber immer auch genügend Reservekapazitäten für Notfälle bereithalten. Notfälle führen dazu, dass bereits geplante Abläufe umstrukturiert werden müssen (z. B. OP-Planung).

Die vom Patienten wahrgenommene Qualität der Dienstleistung im Krankenhaus hängt stark von der persönlichen Interaktion mit den Mitarbeitern des Krankenhauses ab. Qualitätsschwankungen hinsichtlich der Prozessdurchführung, des Leistungsergebnisses sowie der Patientenzufriedenheit sind nahezu unvermeidlich. Ziel ist es, diese Qualitätsschwankungen möglichst gering zu halten. Einrichtungen müssen daher mit Motivations- und Kommunikationsproblemen umgehen. Motivierten und in der Kommunikation mit Patienten geschulten Mitarbeitern fällt es leichter, in der persönlichen Interaktion mit dem Patienten ein positives Bild zu vermitteln. Diesen Anforderungen muss sich das Krankenhaus unter anderem durch ein gezieltes Personalmanagement stellen.

Krankenhausleistungen sind ortsgebundene Leistungen, sie können nur am Ort des Leistungserbringers durchgeführt werden. Operationen im heimischen Bereich und Ähnliches sind nicht sinnhaft realisierbar. Für das Management bedeutet dies, dass die physische Erreichbarkeit des Krankenhauses von besonderer Bedeutung ist (bspw. Verkehrsanbindung).

Rationalisierung ist im Krankenhaus schwieriger als in der industriellen Produktion. Medizinisches, pflegerisches und therapeutisches Personal kann nur in wenigen Ausnahmefällen durch Maschinen ersetzt werden (z. B. Hydrojet in der Physiotherapie). Zudem erschweren die jeweils individuellen Beschwerden der Patienten eine Standardisierung. Aufgrund der zunehmenden Multimorbidität (Mehrfacherkrankung) von Patienten wird die Versorgung komplexer. Oftmals sind diverse Fachbereiche an der Behandlung beteiligt, sodass Schnittstellen entstehen. Die verschiedenen Bereiche sind im Sinne des Patienten zu koordinieren. Für Krankenhäuser besteht deshalb ein Koordinations- und Steuerungsproblem. Ansätze zum gezielten Umgang mit dieser Herausforderung finden sich insbesondere im Qualitäts- und Prozessmanagement.

Für Patienten sind Krankenhausleistungen in der Regel kaum greifbar, die Vielzahl an Aktivitäten führt zu einem komplexen Leistungsbündel, welches für einen medizinischen Laien nicht zu durchschauen ist. Im Gegensatz zu einem Sachgut kann eine Dienstleistung nicht durch »fühlen«, »schmecken«, »riechen« oder »sehen« erfasst werden (vgl. Zapp 2009, S. 7). Folglich kann im Krankenhaus durch den Patienten beispielsweise schwer beurteilt werden, ob das Krankenhaus sich im Sinne des Patienten optimal verhält oder auch andere Interessen mit in die Entscheidung eingehen. So ist etwa fraglich, ob jeder Patient, der eine neue Hüfte erhält, diese auch tatsächlich benötigt, oder ob ökonomische Interessen die Implantation mit beeinflusst haben. Diese mangelnde Transparenz für den Patienten begründet sich auch darin, dass ein Großteil der Patienten medizinische Leistungen nicht regelmäßig nachfragt und so keine Möglichkeit besteht, aus Erfahrung Rückschlüsse über die Notwendigkeit und Qualität von Leistungen ziehen zu können. Ferner gehen von der Leistung teils erhebliche Konsequenzen für den Patienten aus. Es besteht ein erheblicher Unterschied darin, ob ein Essen in einem Restaurant dem Kunden nicht schmeckt oder in einem Krankenhaus infolge einer fehlerhaften Behandlung ernsthafte und dauerhafte gesundheitliche Einschränkungen drohen. Viele Fehler, die in einem Krankenhaus entstehen, sind irreversibel (nicht umkehrbar). Ein Essen dagegen kann man problemlos zurückgeben und sich ein neues zubereiten lassen. Für das Krankenhaus ergibt sich aus den genannten Umständen ein Präsentationsproblem. Es muss versucht werden, eine zunächst für den Patienten schwer begreifbare Leistung verständlich zu machen. Hier spielt die Aufklärung eine wichtige Rolle. Ferner können Informationsbroschüren bzw. auch Informationsfilme einen Beitrag zur Transparenz für den Patienten leisten. Zur Reduktion der Bewertungsunsicherheit für den Patienten trägt zudem ein positives Image der Einrichtung bei. Der Aufbau eines guten Rufs, der durch Vertrauen und Zuverlässigkeit kennzeichnet ist, ist eine wesentliche Herausforderung, der sich Anbieter im Marketing stellen müssen.

Die Kernleistungen eines Krankenhauses sind von der Umsatzsteuer befreit (§ 4 UStG). Hierzu zählen alle Leistungen, die zur Erreichung der mit der Krankenhausbehandlung verfolgten therapeutischen Ziele unerlässlich sind (u. a. Unterkunft und Verpflegung). Nicht unter die Umsatzsteuerbefreiung fallen dagegen bspw. Schönheitsoperationen, wenn kein therapeutisches Ziel im Vordergrund steht. Weitere Beispiele von Leistungen, die einer Umsatzsteuerpflicht unterliegen, sind:

- Verwaltungsdienstleistungen für andere Unternehmen gegen Entgelt (z. B. Buchführung)
- Umsätze aus der Vermietung von Stellflächen
- Lieferungen der Krankenhausküche an Dritte, Leistungen der Wäscherei für andere Unternehmen
- Gebühren für Parkplätze, Fernsehen und Telefon
- Umsätze aus der Vermietung eines Zimmers an eine Begleitperson ohne therapeutische Notwendigkeit
- Abgabe von Medikamenten an das Personal oder nichtverbundene Kliniken sowie im Rahmen der ambulanten Behandlung

Krankenhäusern ist es wegen der Umsatzsteuerbefreiung nicht möglich, einen Vorsteuerabzug vorzunehmen. Die Umsatzsteuer auf Eingangsrechnungen, die umsatzsteuerbefreite Leistungen betreffen, ist demnach für Krankenhäuser kein durchlaufender Posten, sondern ein Aufwand wie der Nettowert der Rechnungen. Ein Vorsteuerabzug ist nur für die Rechnungen möglich, die auf nicht von der Umsatzsteuer befreite Leistungen anfallen.

1.2 Aktuelle und zukünftige Entwicklungen im Krankenhausmarkt

Die zunehmende Zahl älterer Menschen in Deutschland führt in Zukunft zu steigenden Fallzahlen. Krankenhäuser müssen sich darauf einstellen, künftig im Schnitt ältere und oftmals in einem schlechteren Gesundheitszustand befindliche Patienten zu behandeln. Für die Krankenhauslandschaft bedeutet dies, dass insbesondere in der Versorgung älterer Bevölkerungsteile Wachstumschancen vorhanden sind (z.B. Geriatrie). Zudem muss die Leistungserstellung inhaltlich auf die Anforderungen der älteren, teils multimorbiden Patienten angepasst werden. Vermehrt müssen unterschiedliche Fachdisziplinen koordiniert werden und die pflegerischen Anforderungen steigen.

Der medizinische und medizinisch-technische Fortschritt führt zu einem teils schnellen Veraltern von Wissen und Technik. Gezielte Fort- und Weiterbildungsmaßnahmen helfen, die Fachkenntnisse der Mitarbeiter auf dem aktuellen Stand zu halten. Technische Entwicklungen verursachen Investitionserfordernisse. Grundsätzlich erhalten Krankenhäuser zwar Investitionszuschüsse durch die Länder, diese sind jedoch oftmals nicht ausreichend, um alle notwendigen Investitionen tätigen zu können.

Kliniken müssen daher einen Teil ihrer Investitionen aus sich heraus finanzieren. Dies ist nur möglich, wenn Krankenhäuser konsequent ihre Produktivität erhöhen. Erschwert wird dieser Umstand dadurch, dass steigende Löhne und wachsender Personalbedarf einen Teil des Produktivitätsfortschritts aufzehren. Unterbleibt eine ausreichende Investition in Wissen und Technik, so entstehen unweigerlich Wettbewerbsnachteile gegenüber Konkurrenten, welche Patientenabwanderungen zur Folge haben.

Krankenhäuser agieren in einem dynamischen Umfeld, in dem sich die Marktbedingungen und der gesetzliche Rahmen stetig ändern. Als Beispiel seien die zahlreichen Gesundheitsreformen der vergangenen Jahre angeführt, die teils zu fundamentalen Änderungen im Krankenhausbereich geführt haben (z.B. Einführung des diagnosebezogenen Fallpauschalensystems). Krankenhäuser haben sich in der Vergangenheit oftmals nur als reaktive Anpasser verhalten, die Änderungen begegnen. Die Dynamik im Umfeld macht es jedoch erforderlich, sich aktiv und vorausschauend strategisch zu positionieren. Die Rahmenbedingungen der Vergangenheit, wie beispielsweise das Selbstkostendeckungsprinzip, welches seit den 1970er Jahren bis Ende 1992 galt, führten im Krankenhauswesen zu einer starken Unterausprägung der an sich notwendigen strategischen Ausrichtung. Selbstkostendeckung bedeutete, dass die Selbstkosten eines sparsam wirtschaftenden Krankenhauses durch die Pflegesätze und die Investitionsfinanzierung der Länder vollständig gedeckt wurden. Anreize zur Kostenoptimierung oder gar zu einer Hinterfragung der gesamten strategischen Grundausrichtung wurden folglich kaum gegeben. Für das Krankenhaus der Zukunft ist die strategische Positionierung der zentrale Erfolgsfaktor. So werden kleine Krankenhäuser nur dann überlebensfähig sein, wenn sie sich auf wenige Leistungen fokussieren und dort als Qualitätsanbieter eine ausreichend große Fallzahl erbringen. Ferner kann die Bildung von regionalen Zentren zur Schwerpunktversorgung bestimmter spezieller Erkrankungen einen Beitrag dazu leisten, diese besser und wirtschaftlicher behandeln zu können.

Zur Bedarfsermittlung, welche die Grundlage eines strategischen Konzepts bildet, müssen Krankenhäuser ihre Patienten, Einweiser, Kostenträger sowie Konkurrenten kennen. Die Analyse des Einzugsgebiets sowie der dort tätigen Akteure gibt Hinweise, bei welchen Leistungen Potenziale für die zukünftige Ausgestaltung des eigenen Leistungsprofils bestehen.

Ein Teil der stationären Leistungen wird perspektivisch durch ambulante Maßnahmen ersetzt werden, sodass ein Teil des Nachfragezuwachses infolge des demografischen Wandels durch die Ambulantisierung kompensiert wird. Krankenhäuser stehen daher vor der Überlegung, wie sie durch einen Einstieg in den ambulanten Bereich diese Verluste ausgleichen können. Medizinische Versorgungszentren und das ambulante Operieren seien an dieser Stelle als Möglichkeiten genannt, ambulant tätig zu werden.

Sektorenübergreifende Versorgungsformen werden weiter an Bedeutung gewinnen. Die Integration der ambulanten und der stationären Versorgung bis hin zur Rehabilitation können zur Kostenreduktion und Qualitätssteigerung führen. Umfangreichere Verhandlungsmöglichkeiten als bisher zwischen den Kostenträgern und den Leistungserbringern können diesen Prozess durch Selektivverträge unterstützen.

Der Faktor »Personal« stellt eine weitere Herausforderung für Krankenhäuser dar. Bereits heute ist es schwierig, qualifiziertes Personal, insbesondere im medizinischen Bereich, zu finden. In der Pflege verschärft sich diese Problematik zusehends. Krankenhäuser stehen im Wettbewerb um die fähigen aktuellen und künftigen Mitarbeiter und müssen sich als attraktiver Arbeitgeber positionieren. Nur so können Mitarbeiter rekrutiert und gebunden werden. Aufgrund des Mangels an qualifiziertem Personal ist davon auszugehen, dass die Löhne vor allem im medizinischen Bereich weiter überproportional steigen. Neben einer angemessenen Bezahlung spielen jedoch auch flexible Arbeitszeiten, die Vereinbarkeit von Beruf und Familie oder ein gutes Arbeitsklima eine wichtige Rolle bei der Gewinnung und Bindung von Personal. Ferner gilt es die Problematik der Integration ausländischer Mitarbeiter in den Betrieb zu lösen. Bereits heute sind hauptsächlich im Ärztlichen Dienst Mitarbeiter aus anderen Ländern tätig, bei denen teils Sprachbarrieren bestehen. Folgen sind Kommunikationsschwierigkeiten mit den Patienten oder auch innerhalb der Mitarbeiterschaft. Sprachkurse helfen, diesem Defizit entgegenzuwirken.

Neue Formen der Arbeitsteilung helfen den Mangel an Fachkräften in bestimmten Bereichen teils zu kompensieren. Krankenhäuser müssen sich die Frage stellen, welche Tätigkeiten beispielsweise von Ärzten auf Pflegekräfte delegiert werden sollten oder welche Aufgaben nichtexaminierte Kräfte von examinierten Pflegekräften übernehmen können.

Patienten haben inzwischen eine deutlich höhere Anspruchshaltung als in der Vergangenheit. Ablaufmängel werden nicht mehr klaglos hingenommen, vielmehr erwartet der Patient moderne Technik, hochqualifiziertes Personal und in seinem Sinne organisierte Prozesse. Zu erkennen ist, dass Patienten oder deren Angehörige vor einem Aufenthalt vermehrt gezielt nach Informationen über Leistungsanbieter suchen. Politische Aktivitäten wie beispielsweise die Verpflichtung zur Veröffentlichung eines Qualitätsberichts, aber auch die umfassenden Informationsmöglichkeiten des Internets, unterstützen sie dabei. Krankenhäuser sollten daher aktiv (z. B. Internet) die gesuchten Informationen anbieten. Signalwirkung hat dem Patienten gegenüber auch eine Zertifizierung, die aus Sicht des Patienten ein Indikator für eine angemessene Leistungserstellung sein kann.

2 Rechtliche und begriffliche Grundlagen

2.1 Begriff »Krankenhaus«

Der Begriff »Krankenhaus« ist im Sozialgesetzbuch (§ 107 SGB V) definiert. Demnach sind Krankenhäuser Einrichtungen, die

1. der Krankenhausbehandlung oder Geburtshilfe dienen,
2. fachlich-medizinisch unter ständiger ärztlicher Leitung stehen, über ausreichende, ihrem Versorgungsauftrag entsprechende diagnostische und therapeutische Möglichkeiten verfügen und nach wissenschaftlich anerkannten Methoden arbeiten,
3. mit Hilfe jederzeit verfügbarem ärztlichem, Pflege-, Funktions- und medizinisch-technischem Personal darauf eingerichtet sind, vorwiegend durch ärztliche und pflegerische Hilfeleistung Krankheiten der Patienten zu erkennen, zu heilen, ihre Verschlimmerung zu verhüten, Krankheitsbeschwerden zu lindern oder Geburtshilfe zu leisten, und in denen
4. die Patienten untergebracht und verpflegt werden können.

Eine etwas weiter gefasste Definition des Begriffs findet sich im Krankenhausfinanzierungsgesetz (§ 2 Nr. 1 KHG). Krankenhäuser sind demnach Einrichtungen, in denen durch ärztliche und pflegerische Hilfeleistungen Krankheiten, Leiden oder Körperschäden festgestellt, geheilt oder gelindert werden sollen oder Geburtshilfe geleistet wird und in denen die zu versorgenden Personen untergebracht und verpflegt werden können.

Die beiden Kernaufgaben »Krankheiterkennung« und »Krankheitsheilung« sowie die Möglichkeit der Unterbringung und Verpflegung bilden in beiden Gesetzen das Kernstück des Krankenhausbegriffs (vgl. Münzel und Zeiler 2010, S. 16 f.).

Im § 107 SGB V wird zudem in Abgrenzung zum Krankenhaus noch der Begriff der »Vorsorge- oder Rehabilitationsklinik« definiert. Bei der Rehabilitation steht die Anwendung von Heilmitteln nach ärztlichem Behandlungsplan im Vordergrund, während im Krankenhaus die intensive, aktive und fortdauernde ärztliche Betreuung im Mittelpunkt steht.

2.2 Wichtige rechtliche Grundlagen im Überblick

Nachfolgend werden die für das Krankenhaus-Management zentralen Gesetze und Verordnungen mit ihren Kerninhalten kurz dargestellt:

Sozialgesetzbuch (SGB), insbesondere SGB V: Das Sozialgesetzbuch ist die Kodifikation des deutschen Sozialrechts und ist aus diversen Einzelgesetzen hervorgegangen. Insgesamt umfasst das SGB zwölf Bücher, wobei für Kliniken insbesondere das SGB V (Gesetzliche Krankenversicherung) von Bedeutung ist. Das SGB V regelt die Organisation, die Versicherungspflicht und die Leistungen der Gesetzlichen Krankenversicherung sowie deren Rechtsbeziehungen zu weiteren Leistungserbringern wie beispielsweise Krankenhäusern.

Krankenhausfinanzierungsgesetz (KHG): Zweck des Gesetzes ist die wirtschaftliche Sicherung der Krankenhäuser, um eine bedarfsgerechte Versorgung der Bevölkerung mit leistungsfähigen, eigenverantwortlich wirtschaftenden Krankenhäusern zu gewährleisten und zu sozial tragbaren Pflegesätzen beizutragen.

Krankenhausentgeltgesetz (KHEntgG): Die vollstationären und teilstationären Leistungen der DRG-Krankenhäuser werden nach diesem Gesetz und dem Krankenhausfinanzierungsgesetz vergütet.

Bundespflegesatzverordnung (BPflV): Nach dieser Verordnung werden die vollstationären und teilstationären Leistungen der Krankenhäuser oder Krankenhausabteilungen vergütet, die nicht in das DRG-Vergütungssystem einbezogen sind.

Abgrenzungsverordnung (AbgrV): Die Verordnung verfolgt den Zweck, die im Pflegesatz nicht zu berücksichtigenden Investitionskosten von den pflegesatzfähigen Kosten abzugrenzen.

Fallpauschalenvereinbarung (FPV): In der FPV werden insbesondere Abrechnungsbestimmungen für die DRG-Fallpauschalen sowie weitere Entgeltarten festgelegt. Ferner enthält sie den jeweils gültigen Fallpauschalen- und Zusatzentgeltkatalog als Anlagen.

Vereinbarung über die pauschalierenden Entgelte für die Psychiatrie und Psychosomatik (PEPPV): Regelt die Abrechnungsbestimmungen für die pauschalierende Entgelte in der Psychiatrie und Psychosomatik (PEPP). Sie enthält zudem die Bewertungsrelationen differenziert nach Vergütungsstufen für die erbrachten Fälle sowie eine Auflistung abrechenbarer Zusatzentgelte.

Krankenhausbuchführungsverordnung (KHBV): Die Rechnungs- und Buchführungspflichten von Krankenhäusern regeln sich nach den Vorschriften und Anlagen dieser Verordnung.

2.3   Trägerschaften

Unter einem Krankenhausträger versteht man die natürliche oder juristische Person, die ein Krankenhaus betreibt. In Deutschland gibt es im Krankenhausbereich drei verschiedene Arten von Trägern: die öffentlichen, die freigemeinnützigen und die privaten Träger. Öffentliche Krankenhäuser sind regelmäßig in Trägerschaft von Städten, Kreisen, kommunalen Zweckverbänden oder von Sozialversicherungsträgern. Freigemeinnützige Krankenhäuser (z. B. Caritas) werden von kirchlichen Trägern, Wohlfahrtsverbänden oder Stiftungen betrieben. Private Krankenhausbetreiber benötigen für ihre Einrichtung eine Konzession nach § 30 Gewerbeordnung. Beispiele für private Träger sind diverse Klinikketten wie Helios, Asklepios oder Sana.

Die Trägerschaft von Krankenhäusern sagt oftmals nichts mehr über die Rechtsform aus, in der das Krankenhaus betrieben wird. Heutzutage gibt es bereits eine Vielzahl kommunaler GmbHs oder AGs (vgl. Preusker 2010, S. 261).

2.4   Leistungen eines Krankenhauses

Abbildung 2.1 zeigt die Leistungen eines Krankenhauses im Überblick.

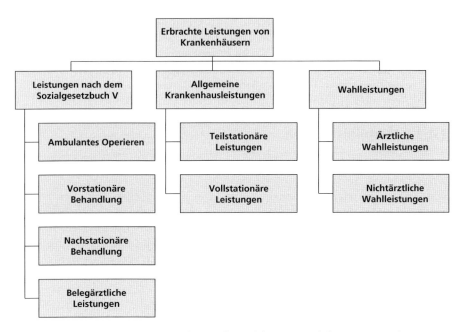

Abb. 2.1: Leistungen eines Krankenhauses (in Anlehnung an Fleßa 2013, S. 104)

Nachfolgend werden die Begrifflichkeiten kurz erläutert.

2.4.1 Krankenhausleistung

Krankenhausleistungen sind gem. § 2 Abs. 1 KHEntgG insbesondere die

- ärztliche Behandlung,
- Krankenpflege,
- Versorgung mit Arznei-, Heil- und Hilfsmitteln sowie
- Unterkunft und Verpflegung.

Sie umfassen allgemeine Krankenhausleistungen und Wahlleistungen (z. B. Chefarztbehandlung, Einbettzimmer). Zu den Krankenhausleistungen gehören nicht die Leistungen der Belegärzte sowie der Beleghebammen und -entbindungspfleger.

2.4.2 Allgemeine Krankenhausleistungen

Allgemeine Krankenhausleistungen sind gem. § 2 Abs. 2 KHEntgG die Krankenhausleistungen, die unter Berücksichtigung der Leistungsfähigkeit des Krankenhauses im Einzelfall nach Art und Schwere der Krankheit für die medizinisch zweckmäßige und ausreichende Versorgung des Patienten notwendig sind. Hierzu gehören auch die während des Krankenhausaufenthalts durchgeführten Maßnahmen zur Früherkennung von Krankheiten, die vom Krankenhaus veranlassten Leistungen Dritter, die aus medizinischen Gründen notwendige Mitaufnahme einer Begleitperson des Patienten, und die besonderen Aufgaben von Zentren und Schwerpunkten für die stationäre Versorgung von Patienten, insbesondere die Aufgaben von Tumorzentren und geriatrische Zentren sowie die Frührehabilitation (§ 39 Abs. 1 Satz 3 SGB V). Im Rahmen der allgemeinen Krankenhausleistungen richtet sich der Anspruch des Patienten gegen den Krankenhausträger. Der Patient hat nur ein Recht auf Behandlung durch einen ausreichend qualifizierten Arzt, nicht jedoch durch einen bestimmten Arzt (z. B. Chefarzt).

2.4.3 Wahlleistungen

Leistungen, die über die allgemeinen Krankenhausleistungen hinausgehen sind Wahlleistungen. Sie sind nicht Bestandteil des Leistungskatalogs der Gesetzlichen Krankenversicherung. Man unterscheidet zwischen ärztlichen (z. B. Chefarztbehandlung) und nichtärztlichen Wahlleistungen (v. a. Unterkunft und Verpflegung). Auch wenn man bei ärztlichen Wahlleistungen oft von einer »Chefarztbehandlung« spricht, ist es nicht zwingend erforderlich, dass tatsächlich ein Chefarzt tätig wird.

Wahlleistungen müssen vor der Erbringung schriftlich vereinbart werden. Für Wahlleistungen darf kein unangemessen hohes Entgelt verlangt werden (§ 17 Abs. 1 KHEntgG).

Es besteht für den Krankenhausträger keine Verpflichtung, Wahlleistungen, weder allgemein, noch einem bestimmten Patienten gegenüber, anzubieten. Kliniken unterliegen insofern keinem Kontrahierungszwang. Eine Vereinbarung über gesondert berechenbare Unterkunft darf nicht von einer Vereinbarung über sonstige Wahlleistungen abhängig gemacht werden (§ 17 Abs. 4 KHEntgG).

2.4.4 Stationäre/teilstationäre Leistungen

Eine Abgrenzung stationärer von teilstationären Leistungen nimmt das Bundessozialgericht in seinem Urteil vom 04.03.2004 vor (AZ.: B 3 KR 4/03R). Bei stationären Leistungen ist der Patient ununterbrochen, also Tag und Nacht, in der Klinik. Bei teilstationären Leistungen verbringt der Patient entweder nur den Tag (Tagesklinik) oder die Nacht (Nachtklinik) in der Einrichtung. Die Behandlung erfolgt jedoch regelmäßig nicht im Rahmen eines einzigen Tagesaufenthalts im Krankenhaus, sondern vielmehr erstreckt sich die teilstationäre Behandlung regelmäßig über einen längeren Zeitraum. Hierbei wird auf die medizinisch-organisatorische Infrastruktur des Krankenhauses zurückgegriffen, eine ununterbrochene Anwesenheit des Patienten im Krankenhaus ist allerdings nicht erforderlich.

2.4.5 Ambulantes Operieren

Unter einer ambulanten Operation versteht man solche Operationen, bei denen der Patient im Zusammenhang mit der operativen Leistung nicht stationär aufgenommen wird, also im Regelfall weder die Nacht vor noch die Nacht nach der Leistung in der Klinik verbringt. Grundlage für das ambulante Operieren im Krankenhaus ist § 115b SGB V.

2.4.6 Vor- und nachstationäre Behandlung

Das Krankenhaus kann gem. § 115a SGB V in medizinisch geeigneten Fällen ohne Unterkunft und Verpflegung behandeln, um die Erforderlichkeit einer vollstationären Krankenhausbehandlung zu klären, die vollstationäre Krankenhausbehandlung vorzubereiten (vorstationäre Behandlung) oder um im Anschluss an eine vollstationäre Krankenhausbehandlung den Behandlungserfolg zu sichern bzw. zu festigen (nachstationäre Behandlung). Die vorstationäre Behandlung ist auf längstens drei Behandlungstage innerhalb von fünf Tagen vor Beginn der stationären Behandlung begrenzt, die nachstationäre Behandlung grundsätzlich auf sieben Behandlungstage innerhalb von 14 Tagen nach Beendigung der stationären Krankenhausbehandlung.

2.4.7 Belegärztliche Leistungen

Belegärzte sind nach § 121 Abs. 2 SGB V nicht am Krankenhaus angestellte Vertragsärzte, die berechtigt sind, ihre Patienten (Belegpatienten) im Krankenhaus unter Inanspruchnahme der hierfür bereitgestellten Dienste, Einrichtungen und Mittel vollstationär oder teilstationär zu behandeln, ohne hierfür vom Krankenhaus eine Vergütung zu erhalten.

Von Belegärzten sind Konsiliarärzte abzugrenzen. Dies sind Ärzte, die ergänzend hinzugezogen werden, um Unterstützung bei Diagnostik oder Therapie zu erhalten (▶ Kap. 7.6).

2.4.8 Krankenhausvertrag

Es gibt drei Arten von Krankenhausverträgen:

- Totaler Krankenhausaufnahmevertrag
- Gespaltener Arzt-Krankenhausaufnahmevertrag
- Totaler Krankenhausaufnahmevertrag mit Arztzusatzvertrag

Beim *totalen Krankenhausaufnahmevertrag* schuldet das Krankenhaus sowohl die ärztlichen als auch die sonstigen Leistungen wie Unterkunft und Pflege. Das Krankenhaus haftet dem Patienten gegenüber für Behandlungsfehler. Der Vergütungsanspruch steht dem Krankenhausträger zu.

Beim *gespaltenen Krankenhausaufnahmevertrag* verpflichtet sich das Krankenhaus gegenüber dem Patienten nur zur Erbringung der nichtärztlichen Leistungen. Zusätzlich schließt der Patient mit einem Arzt einen Behandlungsvertrag über die medizinische Versorgung ab. Kommt es im Zusammenhang mit der ärztlichen Tätigkeit zu einem Fehler, so haftet der Arzt gegenüber dem Patienten. Diese Vertragsgestaltung ist üblich bei belegärztlicher Versorgung. Dem Krankenhaus steht nur ein Vergütungsanspruch für die nichtärztlichen Leistungen zu, der Belegarzt rechnet seine Leistungen selbst ab.

Beim *totalen Krankenhausaufnahmevertrag* mit Arztzusatzvertrag verpflichtet sich das Krankenhaus gegenüber dem Patienten zur Erbringung der allgemeinen Krankenhausleistungen, also ärztlicher und sonstiger Leistungen wie Unterkunft und Pflege. Überdies schließt der Patient mit einem bestimmten Arzt, beispielsweise dem Chefarzt, einen zweiten Vertrag über seine ärztliche Versorgung ab. Bei ärztlichen Behandlungsfehlern kann sich der Patient sowohl an den behandelnden Arzt als auch an das Krankenhaus wenden.

2.5 Krankenhausplanung

2.5.1 Grundlagen

Mit der Krankenhausplanung verwirklichen die Bundesländer ihren Sicherstellungsauftrag für die stationäre Versorgung der Bevölkerung. Rechtliche Grundlage sind das KHG sowie die Krankenhausgesetze der Länder. Grundsätzliches Ziel ist es, eine bedarfsgerechte Versorgung der Bevölkerung mit leistungsfähigen und wirtschaftlich selbstständigen Krankenhäusern sicherzustellen (vgl. Preusker 2010, S. 260 f.). Die Herausforderung für die Länder besteht darin, einen Spagat zwischen Wirtschaftlichkeit der Planung auf der einen Seite und Gerechtigkeit auf der anderen Seite zu schaffen. Gerechtigkeit meint, dass es jedem Bürger in Deutschland innerhalb einer angemessenen Zeit möglich sein muss, in Abhängigkeit von seiner Erkrankung in ein für die Versorgung geeignetes Krankenhaus zu gelangen. Dem steht die Wirtschaftlichkeit dahingehend entgegen, dass Bettenkapazitäten an vielfältigen Standorten zwar helfen würden, das Gerechtigkeitsziel zu verwirklichen, die Kosten für die Vorhaltung und den Betrieb der Kapazitäten jedoch steigen würden.

Mit der Forderung nach »Leistungsfähigkeit« zielt der Gesetzgeber auf die Strukturen im Krankenhaus ab, also etwa auf die Zahl und Art der Abteilungen, Ärzte, Bettenzahl und Geräte (vgl. Münzel und Zeiler 2010, S. 39).

Krankenhausplanung ist in Deutschland Ländersache. § 6 Abs. 1 KHG besagt, dass die Länder Krankenhauspläne und Investitionsprogramme aufstellen, um die oben genannten Ziele verwirklichen zu können. Aufgabe des Krankenhausplans ist es, für einen räumlich abgegrenzten Bereich (Versorgungsgebiet), den notwendigen Bedarf der Bevölkerung an medizinischen Leistungen zu ermitteln (Bedarfsanalyse), die Versorgungsbedingungen der bereits im Krankenhausplan aufgenommenen Krankenhäuser zu beschreiben und zu bewerten (Krankenhausanalyse), um darauf aufbauend den festgestellten Bedarf auf bestehende oder neue Krankenhäuser zu verteilen.

§ 1 Abs. 2 KHG weist explizit auf die Vielfalt an Trägern hin und betont besonders, dass die wirtschaftliche Sicherung freigemeinnütziger und privater Krankenhausträger zu gewährleisten ist.

Krankenhäuser haben keinen Anspruch auf Feststellung der Aufnahme in den Krankenhausplan (§ 8 Abs. 2 Satz 1 KHG). Die Aufnahme oder Nichtaufnahme in den Krankenhausplan wird durch einen Feststellungsbescheid dem Krankenhaus mitgeteilt; gegen den Bescheid ist der Verwaltungsrechtsweg gegeben (§ 8 Abs. 1 Satz 3,4 KHG).

Denkbar ist zudem eine sog. »Konkurrentenklage« (vgl. Münzel und Zeiler 2010, S. 53 f.). Diese kommt in Betracht, wenn sich verschiedene Krankenhäuser um die Zuerkennung einer neuen, vom Land als bedarfsgerecht angesehenen Abteilung streiten. Kläger ist in diesem Fall der Konkurrent, dem die Abteilung nicht zugewiesen wurde. Ein weiterer Fall liegt vor, wenn sich ein bereits im Plan befindliches Krankenhaus gegen die Aufnahme eines weiteren Krankenhauses wehrt, weil es hierdurch Bettenkürzungen für das eigene Haus befürchtet.

Der Feststellungsbescheid enthält diverse Festlegungen, in Bayern beispielsweise neben der Aufnahme oder Nichtaufnahme in den Krankenhausplan den Standort, die Gesamtbettenzahl, die Fachrichtungen, die Versorgungsstufe und spezifische Versorgungsschwerpunkte (vgl. DKG 2014, S. 27).

Probleme ergeben sich immer dann, wenn weniger Betten benötigt werden, als von den Krankenhäusern, die in den Krankenhausplan integriert werden wollen, zur Verfügung gestellt werden. Die Behörde muss dann nach pflichtgemäßem Ermessen entscheiden, welche der in Betracht kommenden Krankenhäuser der Krankenhausplanung am besten gerecht wird.

Gerichtlich angreifbar ist lediglich der Feststellungsbescheid, nicht jedoch der Krankenhausplan. Dieser ist nur die Grundlage für die Entscheidung gegenüber dem Krankenhausträger, die im Feststellungbescheid mitgeteilt wird.

Im Landesrecht ist bestimmt, wer die zuständige Behörde für die Aufstellung des Krankenhausplans ist. Zu beachten ist lediglich, dass § 7 KHG fordert, dass die Landesbehörden mit den an der Krankenhausversorgung im Land Beteiligten (regelmäßig fallen hier die Landeskrankenhausgesellschaft sowie Vertreter der Gesetzlichen und Privaten Krankenversicherung darunter) eng zusammenarbeiten müssen und zudem das betroffene Krankenhaus anzuhören ist. Die Aufstellung obliegt letztendlich jedoch ausschließlich der nach Landesrecht zuständigen Behörde. In Bayern stellt beispielsweise das Staatsministerium für Gesundheit und Pflege nach Beratung mit dem Krankenhausplanungsausschuss den Krankenhausplan auf. Dabei wird eine einvernehmliche Lösung angestrebt.

2.5.2   Bedarfsermittlung

Die meisten Bundesländer verwenden zur Bedarfsermittlung die sog. »Hill-Burton-Formel«. Diese berücksichtigt folgende Parameter:

Einwohnerzahl (E): Derzeitige Einwohnerzahl in einer Versorgungsregion sowie deren voraussichtliche Entwicklung.

Verweildauer (VD): Durchschnittliche Zahl an Tagen, die ein Patient im Krankenhaus verbringt (Aufnahme- und Entlassungstag zählen als ein Tag).

$$VD = \frac{Pflegetage}{Fallzahl}$$

Krankenhaushäufigkeit (KH): Relation der in einem bestimmten Gebiet wohnenden Patienten, die im Laufe des Jahres stationär behandelt werden, zu der Einwohnerzahl des betreffenden Gebiets.

$$KH = \frac{Fallzahl \times 1000}{Einwohnerzahl}$$

Bettennutzungsgrad (BN): Durchschnittliche Auslastung der vorgehaltenen Betten.

$$BN = \frac{Pflegetage \times 100}{Betten \times 365}$$

Der Bettennutzungsgrad wird vom Land vorgegeben.

Der *Bettenbedarf* kann mithilfe der Parameter wie folgt bestimmt werden:

$$Bettenbedarf = \frac{E \times KH \times VD \times 100}{BN \times 1000 \times 365}$$

Beispiel: Eine Versorgungsregion hat 750 000 Einwohner. Es wird von einer Fallzahl von 157 500 ausgegangen. Die geplante Zahl an Pflegetagen liegt bei 1 260 000. Es wird ein Bettennutzungsgrad von 80 % angestrebt.

Zunächst wird die durchschnittliche Verweildauer ermittelt:

$$VD = \frac{1260\,000\ \text{Tage}}{157\,500\ \text{Fälle}} = 8{,}0\ \text{Tage je Fall}$$

Als nächstes wird die Krankenhaushäufigkeit bestimmt:

$$KH = \frac{157\,500 \times 1000}{750\,000} = 210$$

Im letzten Schritt wird der Bettenbedarf berechnet:

$$\text{Bettenbedarf} = \frac{750\,000 \times 210 \times 8{,}0 \times 100}{80 \times 1000 \times 365} = 4315{,}07\ \text{Betten}$$

2.5.3 Versorgungsstufen

Die Bezeichnungen und das Vorhandensein von Versorgungsstufen differiert nach Bundesländern. Die gebräuchlichste Einteilung ist die Unterscheidung in vier Versorgungsstufen:

- Grundversorgung
- Regelversorgung
- Schwerpunktversorgung
- Maximalversorgung

Mit der Differenzierung soll zum Ausdruck gebracht werden, dass die verschiedenen Krankenhäuser unterschiedliche Aufgaben zu erfüllen haben. Tabelle 2.1 grenzt die Versorgungsstufen anhand der Merkmale Fachabteilungen, Bettenzahl und Einzugsgebiet voneinander ab.

Tab. 2.1: Versorgungsstufen

	Grundversorgung	Regelversorgung	Schwerpunktversorgung	Maximalversorgung
Fachabteilungen	• Innere • Chirurgie • Gynäkologie	*zusätzlich:* • Anästhesie • Augenheilkunde • Geriatrie • HNO • Intensivmedizin	*zusätzlich:* • Dermatologie • Neurologie • Pädiatrie • Psychiatrie • Orthopädie • Urologie • spezielle Disziplinen	*zusätzlich:* • Labormedizin • Nuklearmedizin • Strahlentherapie • Pathologie • spezielle Disziplinen

23

Tab. 2.1: Versorgungsstufen – Fortsetzung

	Grundversorgung	Regelversorgung	Schwerpunktversorgung	Maximalversorgung
Bettenzahl	100 bis 200	201 bis 450	451 bis 850	über 850
Einzugsgebiet	Ort bzw. Stadt	Kreis	Bezirk	landesweit

2.6 Versorgungsvertrag

Versorgungsverträge sind in den §§ 108, 109 SGB V geregelt. Krankenkassen dürfen Krankenhausbehandlungen nur durch zugelassene Krankenhäuser erbringen lassen. Darunter fallen Krankenhäuser, die nach den landesrechtlichen Vorschriften als Hochschulklinik anerkannt sind, Kliniken, die in den Krankenhausplan eines Landes aufgenommen sind (Plankrankenhäuser), sowie Krankenhäuser, die einen Versorgungsvertrag mit den Landesverbänden der Krankenkassen und den Verbänden der Ersatzkassen abgeschlossen haben. Der Versorgungsvertrag nach § 108 Nr. 3 SGB V kommt gem. § 109 Abs. 1 SGB V durch Einigung zwischen den Landesverbänden der Krankenkassen und den Ersatzkassen gemeinsam mit dem Krankenhausträger zustande. Bei den Hochschulkliniken gilt die Anerkennung nach den landesrechtlichen Vorschriften, bei den Plankrankenhäusern die Aufnahme in den Krankenhausbedarfsplan nach § 8 Abs. 1 Satz 2 KHG als Abschluss des Versorgungsvertrags (sog. Fiktion eines Versorgungsvertrags). Ein Anspruch auf Abschluss eines Versorgungsvertrags nach § 108 Abs. 3 SGB V besteht nicht.

2.7 Versorgungsauftrag

Der Begriff Versorgungsauftrag ist gesetzlich nicht definiert. In den Feststellungsbescheiden werden Angaben über den Träger, den Standort, die Bettenzahl und die vorgehaltenen Fachabteilungen gemacht. Aus diesen Festlegungen lassen sich Versorgungsaufgaben ableiten (Münzel und Zeiler 2010, S. 22). Ferner legt § 109 Abs. 4 SGB V fest, dass Krankenhäuser für die Dauer des Versorgungsvertrags nicht zur Krankenhausbehandlung von Versicherten zugelassen sind, sondern auch im Rahmen des Versorgungsauftrags zur Krankenbehandlung verpflichtet sind. Die Krankenhausbehandlung selbst ist in § 39 SGB V geregelt. Versicherte haben demnach Anspruch auf vollstationäre Behandlung in einem nach § 108 SGB V zugelassenen Krankenhaus, wenn die Aufnahme nach Prüfung durch das Krankenhaus erforderlich ist, weil das Behandlungsziel nicht durch teilstationäre, vor- und nachstationäre oder ambulante Behandlung einschließlich häuslicher Krankenpflege erreicht werden kann.

3 Investitionskostenfinanzierung

3.1 Grundlagen

Mit dem KHG wird unter anderem der Zweck verfolgt, Krankenhäuser wirtschaftlich zu sichern (§ 1 Abs. 1 KHG). Gem. § 4 KHG erfolgt dies dadurch, dass die Investitionskosten von Krankenhäusern im Wege öffentlicher Förderung übernommen werden und Krankenhäuser leistungsgerechte Erlöse aus Pflegesätzen sowie Vergütungen für vor- und nachstationäre Leistungen sowie für ambulantes Operieren erhalten. Diesen Sachverhalt bezeichnet man als »duale Finanzierung«. Von einer »monistischen Finanzierung« spricht man dagegen, wenn die Kostenträger für alle anfallenden Kosten (Betriebs- und Investitionskosten) aufkommen. Mit der Abgrenzungsverordnung hat der Gesetzgeber eine Abgrenzung der über die Pflegesätze zu finanzierenden Kosten von den Investitionskosten vorgenommen, die jedoch unvollständig ist (vgl. Münzel und Zeiler 2010, S. 100). Darüber hinaus verbleibt ein Teil der Kosten beim Krankenhausträger, dieser wird weder durch die Investitionskostenübernahme noch durch Leistungserlöse gedeckt. Dies betrifft die Kosten des Grundstücks, des Grundstückerwerbs (z. B. Kosten des Notars), der Grundstückerschließung sowie die Aufwendungen im Zusammenhang mit deren Finanzierung (§ 2 Nr. 2b KHG). Zudem fallen darunter die Kosten, die zwar an sich förderungsfähig wären, aber in der anfallenden Höhe nicht refinanziert werden. Daher spricht man inzwischen oftmals von einer »trialen Finanzierung« und bezieht den Träger als dritten Finanzier mit in die Betrachtung ein.

Nachfolgend wird ein Überblick über die Investitionskostenfinanzierung gegeben, im anschließenden Kapitel 4 werden die Betriebskosten näher beleuchtet.

3.2 Investitionskosten

3.2.1 Begrifflichkeiten

§ 2 Nr. 2a KHG definiert den Begriff der Investitionskosten. Investitionskosten sind die Kosten der Errichtung (Neubau, Umbau, Erweiterungsbau) von Krankenhäusern sowie die Anschaffung der zum Krankenhaus gehörenden Wirtschaftsgüter. Ausgenommen sind die zum Verbrauch bestimmten Güter (Verbrauchsgüter). Darüber hinaus sind die Kosten der Wiederbeschaffung der Güter des zum Krankenhaus gehörenden Anlagevermögens (Anlagegüter) Investitionskosten. Den Investitionskosten stellt das KHG noch weitere Kosten gleich (§ 2 Nr. 3 KHG):

- Nutzungsentgelte (z. B. Leasingraten) für wiederbeschaffte Anlagegüter
- Darlehenskosten (Zinsen, Tilgung und Verwaltungsaufwand), sofern eine Investition über einen Kredit finanziert wurde
- Abschreibungen auf Investitionsgüter

Nicht zu den Investitionskosten zählen wie bereits angeführt die Kosten des Grundstücks, des Grundstückerwerbs, der Grundstückserschließung (z. B. Wasserversorgung) sowie deren Finanzierungskosten.

Das KHG grenzt von den Investitionskosten die pflegesatzfähigen Kosten ab. Darunter fallen diejenigen Kosten, die von den Kostenträgern finanziert werden. Sie sind in den Entgelten einkalkuliert und damit abgegolten. Die Abgrenzungsverordnung (AbgrV) legt drei Gütergruppen fest (Anlage-, Gebrauchs- und Verbrauchsgüter) und regelt, ob die Kosten der jeweiligen Gütergruppe durch die Länder oder den Kostenträger zu übernehmen sind (vgl. §§ 2,3 AbgrV).

Anlagegüter sind diejenigen Gegenstände, die dazu bestimmt sind, dauernd dem Geschäftsbetrieb eines Krankenhauses zu dienen. Unterschieden wird zwischen langfristigen und kurzfristigen Anlagegütern sowie Gebrauchsgütern. Langfristige Anlagegüter haben eine Nutzungsdauer von mehr als 15 Jahren (z. B. Gebäude), während kurzfristige Anlagegüter eine Nutzungsdauer von mehr als 3 und bis zu 15 Jahren aufweisen (bspw. medizinische Geräte). *Gebrauchsgüter* sind Anlagegüter mit einer Nutzungsdauer von bis zu drei Jahren (z. B. Geschirr, Narkosemasken). Übersteigen die Anschaffungs- und Herstellungskosten (AHK) von Anlagegütern 150 € ohne Umsatzsteuer nicht, so gelten sie als Verbrauchsgüter. *Verbrauchsgüter* dienen nicht dauerhaft dem Krankenhausbetrieb. Neben den Anlagegütern mit AHK von bis zu 150 € (sog. gewillkürte Verbrauchsgüter) zählen zu dieser Kategorie ferner Güter, die bei bestimmungsgemäßer Verwendung aufgezehrt (z. B. Arzneimittel, Lebensmittel) bzw. unverwendbar werden (z. B. Verbandmaterial) oder ausschließlich von einem Patienten genutzt werden und üblicherweise bei diesem verbleiben (z. B. Endoprothesen).

3.2.2 Förderungsfähige Kosten

Zur wirtschaftlichen Sicherung der Krankenhäuser werden Investitionskosten im Wege öffentlicher Förderung für gesetzlich festgelegte Fördertatbestände durch die Länder übernommen. Man unterscheidet zwischen Einzelförderung (§ 9 Abs. 1 und 2 KHG) sowie Pauschalförderung (§ 9 Abs. 3 KHG). Eine *Einzelförderung* liegt vor, wenn das Krankenhaus für eine definierte Maßnahme einen Förderantrag stellt und dieser ganz oder teilweise nach Prüfung bewilligt wird. Bei einer *Pauschalförderung* wird dem Krankenhaus ein nach vorab festgelegten Kriterien bemessener Gesamtbetrag zur Verfügung gestellt, mit dem es im Rahmen der Zweckbindung frei wirtschaften kann. Würden Fördermittel zweckwidrig, also nicht entsprechend der im Fördermittelbescheid genannten Zwecke verwendet, besteht eine Rückzahlungspflicht. In den meisten Fällen ist die Art der Förderung nicht zwingend vorgeschrieben, lediglich § 9 Abs. 3 KHG sieht vor, dass die Länder die Wiederbeschaffung kurzfristiger Anlagegüter sowie kleine bauliche Maßnahmen durch feste jährliche Pauschalbeträge fördern sollen. Die Kriterien zur Bestimmung der Pauschalbeträge können von Bundesland zu Bundesland unterschiedlich sein. § 9 Abs. 3 Satz 2 KGH sieht lediglich vor, dass diese nicht ausschließlich nach der Zahl der in den Krankenhausplan aufgenommenen Betten bemessen werden sollen.

Die Erstbeschaffung sowie Wiederbeschaffung von langfristigen Anlagegütern wird durch die Länder einzelgefördert (§ 9 Abs. 1 Nr. 1 und 2 KHG). Eine Ausnahme stellen sog. kleine bauliche Maßnahmen dar, diese unterliegen einer Pauschalförderung (§ 9 Abs. 3 KHG). Die Länder legen jeweils Kostengrenzen fest, bis zu welcher Höhe Maßnahmen als kleine bauliche Maßnahmen gelten. Die Erstanschaffung von kurzfristigen Anlagegütern unterliegt der Einzelförderung (§ 9 Abs. 1 Nr. 1 und 2 KHG), während die Wiederbeschaffung pauschal gefördert wird (§ 9 Abs. 3 KHG). Dadurch, dass sowohl langfristige als auch kurzfristige Anlagegüter einzel- oder pauschalgefördert werden, sind deren Anschaffungs- oder Herstellungskosten (AHK) nicht pflegesatzfähig. Gebrauchsgüter werden bei ihrer Erstanschaffung einzelgefördert (§ 2 Nr. 2 KHG, § 9 Abs. 1 Nr. 1 KHG), die Wiederbeschaffung ist nicht förderungsfähig, sodass die Kosten in die Pflegesätze einkalkuliert werden (§ 17 Abs. 4 Nr. 1 KHG, § 3 Abs. 1 Nr. 1 AbgrV). Verbrauchsgüter werden weder einzel- noch pauschalgefördert, ihre Kosten sind demnach pflegesatzfähig (§ 3 Abs. 1 Nr. 3 AbgrV).

§ 9 Abs. 2 KHG enthält Sonderfälle, für die Krankenhäuser auf Antrag Fördermittel erhalten können:

- Nutzung von Anlagegütern (Miete, Leasing)
- Anlauf-, Umstellungs-, Umwidmungs- und Schließungskosten
- Lasten aus Darlehen, die vor der Aufnahme des Krankenhauses in den Krankenhausplan für förderungsfähige Investitionskosten aufgenommen wurden
- Ausgleich für die Abnutzung von Anlagegütern, soweit diese mit Eigenmitteln des Krankenhausträgers beschafft worden sind und bei Beginn der Förderung vorhanden waren

Nach § 8 Abs. 1 KHG besitzen ausschließlich die Krankenhäuser einen Anspruch auf Förderung, die im Krankenhausplan des jeweiligen Bundeslandes und bei Investitionen nach § 9 Abs. 1 Nr. 1 KHG in das Investitionsprogramm aufgenommen sind. Bei Investitionsvorhaben nach § 9 Abs. 1 KHG ist eine nur teilweise Förderung mit Restfinanzierung durch den Krankenhausträger möglich. Die Investitionsfinanzierung ist wie die Krankenhausplanung auf Bundesebene in § 6 Abs. 1 KHG geregelt. Jedes Bundesland hat demnach einen eigenen Investitionsplan aufzustellen.

§ 10 KHG ermöglicht eine Investitionsförderung durch leistungsorientierte Investitionspauschalen. Die Länder haben das Recht, eigenständig zwischen der

Förderung durch leistungsorientierte Investitionspauschalen und der Einzelförderung von Investitionen einschließlich der Pauschalförderung kurzfristiger Anlagegüter zu entscheiden. Aufgabe des Instituts für das Entgeltsystem im Krankenhaus (IneK) ist es, bundeseinheitliche Investitionsbewertungsrelationen zu kalkulieren, die den Investitionsbedarf für die voll- und teilstationären Leistungen pauschaliert abbilden. Gesellschafter des InEK sind die Deutsche Krankenhausgesellschaft, der GKV-Spitzenverband sowie der Verband der privaten Krankenversicherungen. Der Förderbetrag ergibt sich als Produkt aus der Investitionsbewertungsrelation der zugehörigen Leistung und dem landesindividuellen Investitionsfallwert. Welche Länder das neue System anwenden werden, ist aktuell noch nicht abzusehen. Derzeit bestehen große Unterschiede in der Förderpraxis der Bundesländer hinsichtlich der Höhe der Förderung, der Aufteilung in Einzel- und Pauschalförderung sowie bei der Bezugsgrößenwahl der Pauschalförderung. Es ist daher anzunehmen, dass sich die Investitionsförderung auch künftig hinsichtlich der Höhe sowie der Methodik der Förderung grundlegend unterscheiden wird. Für leistungsorientierte Pauschalen spricht, dass aufwändige Antragsverfahren teils überflüssig werden, zudem steigt die unternehmerische Freiheit der Kliniken bei der Mittelverwendung.

Die laufenden Betriebskosten müssen Kliniken über die Erlöse aus Krankenhausleistungen und anderen betrieblichen Erträgen decken. Zu diesen Kosten zählen unter anderem die Personalkosten, zentrale Dienstleistungen (Wäscherei, Küche, Reinigung), Instandhaltungskosten, Steuern, Abgaben, Versicherungen, Zinsen für Betriebsmittelkredite, Wiederbeschaffung von Gebrauchsgütern und geringwertigen Anlagegütern sowie die Beschaffung von Verbrauchsgütern.

Bei Instandhaltungskosten (pflegesatzfähig gem. § 3 AbgrV) ist wichtig, diese von den nicht pflegesatzfähigen Herstellungskosten zu unterscheiden. § 4 AbgrV versteht unter Instandhaltungskosten die Kosten der Erhaltung oder Wiederherstellung von Anlagegütern, wenn dadurch das Anlagegut in seiner Substanz nicht wesentlich vermehrt, in seinem Wesen nicht erheblich verändert, seine Nutzungsdauer nicht wesentlich verlängert oder über seinen ursprünglichen Zustand hinaus deutlich verbessert wird. Liegt eine Substanzvermehrung, Änderung der Wesensart oder eine wesentliche Veränderung der Nutzungsdauer vor, so liegen nicht pflegesatzfähige Herstellungskosten vor. Tabelle 3.1 listet hierfür einige Beispiele auf.

Tab. 3.1: Beispiele für Veränderung von Substanz, Wesensart und Nutzungsdauer

Veränderung	Beispiele
Substanzvermehrung	• Anbau eines Balkons • Aufstockung des Gebäudes • Erstmaliger Einbau eines Aufzugs • Ausbau des Dachgeschosses
Änderung der Wesensart	• Umwandlung von Großraumzimmern in Zweibettzimmer • Errichtung eines Büros in ehemaligen Lagerräumen
Wesentliche Veränderung der Nutzungsdauer	• Kernsanierung

3.3 Rechtsanspruch auf Förderung

§ 8 Abs. 1 KHG sieht einen Rechtsanspruch der Krankenhäuser auf Förderung vor. Dies gilt jedoch nur, wenn sie in den Krankenhausplan des Landes aufgenommen sind. Zudem wird der Rechtsanspruch dadurch eingeschränkt, dass bei Investitionen nach § 9 Abs. 1 KHG zugleich die Aufnahme in das Investitionsprogramm des Landes erforderlich ist. Diese Investitionsprogramme können jedoch nach Haushaltsrecht nur im Rahmen der verfügbaren Haushaltsmittel erstellt werden, sodass der Umfang von vornherein beschränkt ist (vgl. Münzel und Zeiler 2010, S. 103).

3.4 Zusammenfassung und Beispiele

Tabelle 3.2 gibt einen Überblick über die Grundzüge der Investitionsförderung.

Tab. 3.2: Wirtschaftsgüter und ihre Förderung

Wirtschaftsgut	Beschaffungsart	
	Erstbeschaffung	Wiederbeschaffung
Langfristiges Anlagegut Nutzungsdauer (ND) > 15 Jahre	Einzelförderung (§ 9 Abs. 1 Nr. 1 und 2 KHG)	Einzelförderung (§ 9 Abs. 1 Nr. 1und 2 KHG), *außer*: kleine bauliche Maßnahme, dann Pauschalförderung (§ 9 Abs. 3 KHG)
Kurzfristiges Anlagegut 3 Jahre < ND ≤ 15 Jahre *und* Anschaffungs- oder Herstellungskosten (AHK) > 150 €	Einzelförderung (§ 9 Abs. 1 KHG)	Pauschalförderung (§ 9 Abs. 3 KHG) *außer*: Üblicher technischer Fortschritt wird wesentlich überschritten, dann Einzelförderung (§ 9 Abs. 4 KHG)
Gebrauchsgut ND ≤ 3 Jahre *und* AHK > 150 €	Einzelförderung (§ 2 Nr. 2 KHG, § 9 Abs. 1 Nr. 1 KHG)	Pflegesatz (§ 17 Abs. 4 Nr. 1 KHG, § 3 Abs. 1 Nr. 1 AbgrV)
»Gewillkürte« Verbrauchsgüter (Anlage- sowie Gebrauchsgüter bis 150 €)	Pflegesatz (§ 3 Abs. 1 Nr. 3 AbgrV)	Pflegesatz (§ 3 Abs. 1 Nr. 3 AbgrV)
Verbrauchsgut	Pflegesatz (§ 3 Abs. 1 Nr. 3 AbgrV)	Pflegesatz (§ 3 Abs. 1 Nr. 3 AbgrV)

Abschließend werden zur Veranschaulichung noch drei Anwendungsbeispiele dargestellt:

1. Ein im Jahr 1902 erbautes Krankenhausgebäude soll grundlegend entkernt und saniert werden. Sämtliche Patientenzimmer werden umgebaut, erstmals mit Nasszellen ausgerüstet und mit zeitgemäßem Komfort ausgestattet. Außerdem werden im Rahmen der Sanierung sämtliche Holzfenster gegen Fenster mit Kunststoffrahmen mit Schallschutzglas ausgewechselt und der Dachstuhl wird ausgebaut, isoliert und neu eingedeckt.

2. Bei einem Unwetter wurde das Dach eines Krankenhauses beschädigt, sodass zahlreiche Dachziegel herabgefallen sind und die Dachrinne teilweise beschädigt wurde. Es werden lediglich die beschädigten Teile erneuert.

3. Es wird ein CT zu Anschaffungskosten in Höhe von 500 000 € wiederbeschafft.

Lösungen:

1. Durch den Umbau erhöht sich sowohl die Substanz als auch die Nutzungsdauer des Gebäudes in wesentlichem Umfang. Bezogen auf die einzelnen Gebäudeteile liegen zwar nur Erhaltungsaufwendungen vor, dennoch liegt wegen der durchgeführten »Kernsanierung« in Bezug auf das Gesamtgebäude Herstellungsaufwand vor. Die Kosten sind daher gem. § 3 Abs. 2 Nr. 1 AbgrV nicht pflegesatzfähig. Es sind Fördermittel nach § 9 Abs. 1 Nr. 1 KHG im Wege der Einzelförderung zu beantragen. Bei Nichtgewährung oder nur teilweiser Förderung sind die Kosten ganz oder teilweise aus Eigenmitteln zu bestreiten.

2. Es liegen pflegesatzrelevante Kosten der Instandhaltung gem. § 3 Abs. 1 Nr. 4 AbgrV vor, da das Dach nicht überwiegend ersetzt wird (§ 4 Abs. 2 AbgrV), ebenso ist auch kein Herstellungsaufwand anzunehmen (§ 4 Abs. 1 AbgrV).

3. Das CT ist eigenständig nutzbar, die tatsächliche Nutzungsdauer liegt bei mehr als drei Jahren. Folglich liegt ein förderungsfähiges Anlagegut vor. Es liegt ein kurzfristiges Anlagegut vor, das aus Pauschalfördermitteln nach § 9 Abs. 3 KHG zu finanzieren ist.

4 Betriebskostenfinanzierung

4.1 Grundlagen der Vergütung von Betriebskosten

Durch das GKV-Gesundheitsreformgesetz im Jahr 2000 wurde der neue § 17b des KHG im Gesetz verankert. Für die Vergütung der allgemeinen Krankenhausleistungen sollte ein durchgängiges, leistungsorientiertes und pauschalierendes Vergütungssystem eingeführt werden, welches zudem Komplexitäten (z. B. Komplikationen) und Komorbiditäten (z. B. bestehende chronische Erkrankungen) abbildet. Darüber hinaus sollte sein Differenzierungsgrad praktikabel sein.

Durchgängig bedeutet, dass mit dem System möglichst alle allgemeinen Leistungen eines Krankenhauses abgedeckt werden, Wahlleistungen sind daher beispielsweise vom System nicht erfasst. Die Anforderung der Leistungsorientierung zielt darauf ab, dass die Vergütung in einem direkten Zusammenhang mit dem Aufwand stehen soll, den die Behandlung verursacht. Mit pauschalierend meint der Gesetzgeber, dass gleichartige Fälle zu einer Fallgruppe zusammengeführt werden. Wichtig ist, dass Gleichartigkeit nicht medizinische Vergleichbarkeit beinhaltet, sondern Behandlungen zusammengefasst werden, die ökonomisch vergleichbaren Ressourcenverbrauch erfordern. Unter Komplexitäten versteht man Schwierigkeitsstufen, Komorbiditäten sind Begleiterkrankungen. Der praktikable Differenzierungsgrad beinhaltet die Forderung nach Übersichtlichkeit des Systems, die sich in einer überschaubaren Anzahl an ausgewiesenen Fallpauschalen äußert.

Von der Vergütung werden die allgemeinen vollstationären und teilstationären Krankenhausleistungen (§ 17b Abs. 1 Satz 3 KHG) erfasst, ausgenommen sind gem. § 17b Abs. 1 Satz 1 KHG die Psychiatrie und die Psychosomatik.

Mit dem Gesetz zur Einführung des diagnoseorientierten Fallpauschalensystems in Deutschland vom 23. April 2002 wurden die vorher genannten Anforderungen in ein konkretes Abrechnungssystem überführt, welches seit dem Jahr 2004 verbindliche Abrechnungsgrundlage für einen Großteil der akutstationären Leistungen ist. Das System basiert auf sog. Diagnosis Related Groups (kurz: DRGs), was übersetzt »diagnosebezogene Fallgruppen« bedeutet. Das deutsche DRG-System wurde auf Basis australischer DRGs entwickelt, nachdem mehrere verschiedene Systeme anderer Länder miteinander verglichen wurden.

Die DRGs sind ein Patientenklassifikationssystem, mit dessen Hilfe einzelne Behandlungsfälle im Krankenhaus anhand definierter Kriterien zu Fallgruppen zusammengefasst werden. Diese Fallgruppen sind wiederum Grundlage der Vergütung. Ziel ist es, genau eine Fallgruppe und damit auch eine Vergütung je Fall zu bestimmen. DRGs basieren deshalb auf einem »Schubladendenken«, welches beinhaltet, dass jeder Behandlungsfall im Krankenhaus genau einer definierten »Schublade« (= DRG-Fallgruppe) zugeordnet wird.

Mit der Einführung der DRGs wurden für Krankenhäuser völlig neue Anreize gesetzt, aus denen zahlreiche Herausforderungen für das Patienten- und Prozessmanagement resultieren. Vor der Einführung der DRGs erhielten die Krankenhäuser vorwiegend Erlöse, die auf tagesgleichen Pflegesätzen basierten. Die Vergütung bestand aus zwei Komponenten, dem Basispflegesatz und dem Abteilungspflegesatz. Der *Basispflegesatz* war ein für das gesamte Krankenhaus einheitlicher Satz, mit dem alle nichtmedizinischen Leistungen abgegolten wurden. Darunter fielen die Hotelleistungen (Unterkunft und Verpflegung) sowie die Leistungen der Verwaltung. Der *Abteilungspflegesatz* dagegen wurde für jede bettenführende Abteilung eines Krankenhauses individuell vereinbart. Dadurch erfolgte eine Vergütung der ärztlichen und pflegerischen Leistungen sowie für den medizinischen Bedarf und die Leistungen der Funktionsbereiche (z. B. Labor, physikalische Therapie). Im bis 2003 gültigen System waren ferner Sonderentgelte vorgesehen, mit denen definierte Leistungskomplexe eines Behandlungsfalls vergütet wurden (z. B. Operationen, Labor- und Arzneimittelkosten). Bei Sonderentgelten wurde der Basispflegesatz voll, der Abteilungspflegesatz um 20 % gekürzt vergütet, um Doppelvergütungen zu vermeiden. Die Kürzung des Abteilungspflegesatzes wurde für maximal 12 Berechnungstage vorgenommen, bestimmte Bereiche (z. B. Intensivmedizin) waren von der Kürzung ausgenommen. Unter einem Berechnungstag versteht man den Aufnahmetag und jeden weiteren Tag des Krankenhausaufenthalts. Der Entlassungs- oder Verlegungstag wird nicht berechnet, sofern dies nicht zugleich der Aufnahmetag ist (vgl. § 14 Abs. 2 BPflV). Für einen Teil der Leistungen gab es im alten Vergütungssystem seit 1993 auch bereits Fallpauschalen, die dann für die Patienten anstelle der Abteilungs- und Basispflegesätze abgerechnet wurden. Teils konnten gem. § 15 Abs. 6 BPflV neben den Fallpauschalen noch zusätzlich Sonderentgelte den Kostenträgern in Rechnung gestellt werden.

Durch die Vergütungssystematik hatten die Krankenhäuser den Anreiz, ihre Patienten möglichst lange im Haus zu behalten. Abbildung 4.1 zeigt den Kosten- und Erlösverlauf eines Nichtnotfallpatienten.

Eine Einbestellung von elektiven Patienten (Patienten, bei denen der Zeitpunkt der Behandlung fast frei gewählt werden kann, z. B. häufig bei Gelenkersatz) fand regelmäßig zwei Tage vor dem operativen Eingriff statt. Am ersten Tag waren die Kosten der Versorgung hoch, da umfangreiche diagnostische und operationsvorbereitende Maßnahmen durchgeführt wurden (EKG, Labor usw.). Für den zweiten Tag fielen geringe Aufwendungen an, da der Patient primär im Bett auf die Operation wartete. Wegen der am dritten Tag durchgeführten OP war die finanzielle Belastung für die Klinik an diesem Tag besonders groß. Nach der OP musste der Patient zunächst intensiv ärztlich und pflegerisch versorgt werden, es

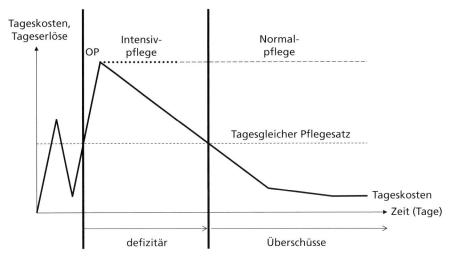

Abb. 4.1: Kosten- und Erlösverlauf eines Nichtnotfallpatienten (in Anlehnung an Fleßa 2013, S. 115)

folgte eine Phase mit normaler bis reduzierter Versorgungsintensität. Je länger der Patient im Krankenhaus verweilte, desto gesünder war er und desto geringer waren die für das Krankenhaus anfallenden Kosten. Zu Beginn lagen die Kosten pro Tag über den Tageserlösen, später sanken jedoch die Kosten immer weiter, sodass die Erlöse die anfallenden Kosten pro Tag überstiegen. Das Krankenhaus erzielte dadurch Gewinn und hatte daher ein Interesse daran, die Verweildauer zu erhöhen. Ziel des Krankenhauses war es, den Patienten zumindest solange zu behalten, bis dieser kostendeckend war, idealerweise sogar noch länger, um Gewinne erwirtschaften zu können. Typisches Phänomen für eine Verweildauererverlängerung waren bspw. Entlassungen an Montagen, obwohl die Patienten bereits am Freitag hätten entlassen werden können. Diese Patienten verursachten fast keine Kosten mehr, brachten jedoch volle Pflegesätze (vgl. Fleßa 2013, S. 114 ff.).

Das DRG-System setzt nun Anreize, die exakt gegenläufig sind. Das Krankenhaus erhält für seine Leistung eine fest definierte Pauschale, aus denen es seine Aufwendungen zu tragen hat. Es ist daher grundsätzlich nicht mehr sinnvoll, den Patienten unnötig lange im Krankenhaus zu behalten, da der Patient selbst bei sehr gutem gesundheitlichen Zustand Kosten verursacht, die die Erträge schmälern würden. Hierin wird ein wesentliches Ziel der Einführung der DRGs ersichtlich: Das System sollte die Verweildauer im Krankenhaus reduzieren. Die Reduktion der Verweildauer war zudem mit der Zielsetzung verbunden, Bettenkapazitäten im Krankenhaus abzubauen. Weiterhin sollte mit dem Fallpauschalensystem erreicht werden, dass die Bezahlung von Krankenhausleistungen der Maxime »gleicher Erlös für gleiche Leistung« folgt, was bei der bis 2003 gültigen Vereinbarung von krankenhausindividuellen Pflegesätzen nicht realisiert wurde.

4.2 Bildung von DRGs

Die Zuordnung eines Falls zu einer bestimmten DRG bezeichnet man als Gruppierung (grouping). Ein *Grouper* ist ein Software-Programm, welches anhand erfasster Parameter mithilfe eines Algorithmus automatisiert die Fallgruppen ermittelt. Damit die Gruppierung in allen Krankenhäusern einheitlich erfolgt, d. h. damit bei identisch eingegebenen Daten auch dieselbe DRG entsteht, dürfen nur vom Institut für das Entgeltsystem im Krankenhaus (InEK) zertifizierte Grouper verwendet werden. Das InEK ist ein von den Spitzenverbänden der Krankenkassen, dem Verband der privaten Krankenversicherung und der Deutschen Krankenhausgesellschaft gegründetes Institut, welches die genannten Vertragspartner bei der Einführung und Weiterentwicklung des DRG-Systems unterstützt. Es erarbeitet unter anderem den jährlichen DRG-Fallpauschalenkatalog. Abbildung 4.2 zeigt den Grundablauf der DRG-Bildung im Überblick.

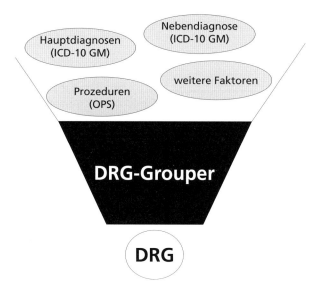

Abb. 4.2: Grundablauf der DRG-Bildung

Für die Bildung der DRG ist zunächst die Festlegung einer Hauptdiagnose notwendig. Von der Hauptdiagnose sind Nebendiagnosen abzugrenzen, die ebenso zu erfassen sind. Als Hauptdiagnose ist die Diagnose festzulegen, die hauptsächlich für den stationären Aufenthalt des Patienten verantwortlich war. Alle anderen Diagnosen, die bei Aufnahme bereits bestanden oder sich im Rahmen des Klinikaufenthalts entwickelt haben, sind Nebendiagnosen. Die Haupt- und Nebendiagnosen werden basierend auf dem ICD-10 erhoben. ICD steht für »International Statistical Classification of Diseases and Related Health Problems« (Internationale statistische Klassifikation der Krankheiten und verwandter Gesundheitsprobleme). Die ICD ist eine von der Weltgesundheitsorganisation herausgegebene internationale Klassifikation, in der Diagnosen nach einem definierten Schlüssel aus einem Buchstaben und Zahlen zugeordnet sind. Die derzeit gültige Ausgabe ist die ICD-10, also der zehnte Revisionsstand. Für die Klassifikation wird in Deutschland die ICD-10-GM verwendet, GM steht für »German Modification«, also die Anpassung der internationalen Klassifikation an die Erfordernisse des deutschen Gesundheitswesens. Diagnosen, die in Deutschland nicht oder nur sehr selten vorkommen, sind beispielsweise in der deutschen Version nicht enthalten.

Die Aufteilung der Klassifikation erfolgt in vier Hauptebenen:

- Kapitel (z. B. F00 bis F99: Psychische und Verhaltensstörungen)
- Gruppe (z. B. F30 bis F39: Affektive Störungen)
- Kategorie (z. B. F32: Depressive Episode)
- Subkategorie (z. B. F32.0: Leichte depressive Episode)

Darüber hinaus müssen Prozeduren erfasst werden. Unter Prozeduren versteht man Operationen und andere Untersuchungs- und Behandlungsmaßnahmen. Diese werden mithilfe des Operationen- und Prozedurenschlüssels (OPS) erfasst. Der OPS-Katalog wird vom Deutschen Institut für Medizinische Dokumentation und Information (DIMDI) herausgegeben und weiterentwickelt.

Beispiel: Die offene chirurgische Appendektomie (Blinddarmentfernung) hat den OPS 5.470-0.
- Kapitel 5 = Operationen
- Gruppe: 5-42 bis 5-54 = Operationen am Verdauungstrakt
- Dreisteller: 5-47 = Operationen an der Appendix
- Viersteller: 5-470 = Appendektomie
- Fünfsteller/Sechssteller: 5-470.0 = Offen chirurgisch

Zu erfassen sind gemäß Kodierrichtlinie P014 nicht alle Prozeduren. Prozeduren, die routinemäßig bei den meisten Patienten während eines Krankenhausaufenthalts durchgeführt werden, sind nicht zu erfassen, da sich der Aufwand für diese Prozeduren in der Diagnose oder in anderen dokumentierten Prozeduren widerspiegelt. Beispiele hierfür sind Echokardiographien (EKG), die Visite oder das Blutdruckmessen.

Abschließend sind noch weitere Daten zu erfassen, hierunter fallen die Entlassungsart (normal, verstorben, verlegt) sowie, sofern für die Ermittlung der DRG relevant, das Alter, das Geschlecht, das Geburtsgewicht und die Beatmungszeit.

Die Kodierung lässt sich deutlich vereinfachen, wenn man einige Grundregeln berücksichtigt. Diagnosen dürfen ohne Mehraufwand (z. B. Zufallsbefunde ohne Konsequenz) nicht kodiert werden, ebenso wenig ist eine Erfassung von Prozeduren ohne deren Durchführung möglich; kodiert werden sollte nur mit den vollständigen Unterlagen, da im Arztbrief beispielsweise häufig nichts Explizites über den pflegerischen Aufwand eines Patienten steht (vgl. Frankenstein 2010, S. 15).

4.3   Gruppierungsprozess

4.3.1   Bildung der Basis-DRG

Nachfolgend werden die einzelnen Schritte, welche die Gruppierungssoftware automatisiert vornimmt, dargestellt. Zunächst erfolgt die Bildung von Basis-DRGs. Abbildung 4.3 zeigt die dafür erforderlichen Schritte im Überblick.

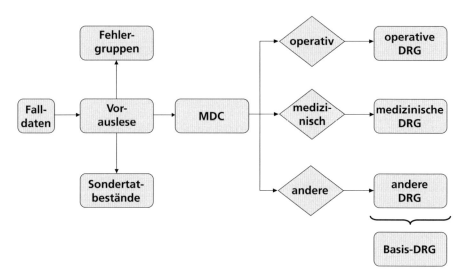

Abb. 4.3: Ermittlung der Basis-DRG (in Anlehnung an Fleßa 2013, S. 149)

In einem ersten Schritt prüft der Grouper die Konsistenz der Daten. Datensätze, die klinisch untypische oder ungültige Informationen enthalten, werden einer »Fehler-DRG« zugeordnet. Fehler-DRGs entstehen, wenn eine Operation ohne Bezug zur Hauptdiagnose durchgeführt wird. Erfolgt die Aufnahme eines Patienten bspw. wegen der Hauptdiagnose »Akuter transmuraler Myokardinfarkt der Vorderwand« (ICD I21.0) und wird während des Aufenthalts aufgrund eines entdeckten Karzinoms eine Sigmaresektion durchgeführt (OPS 5-455.72), so wird die Fehler-DRG 901B ermittelt. In diesem Fall liegt eine zulässige Fehler-DRG vor, die abrechenbar ist. Anders verhält es sich, wenn eine Diagnose erfasst wird (z. B. bösartige Neubildung der Prostata), die unvereinbar mit dem Geschlecht ist. Die dann entstehende Fehler-DRG ist unzulässig und kann nicht abgerechnet werden. Mit den Fehler-DRGs soll dem Anspruch einer vollständigen Zuweisung aller akutstationären Fälle in DRGs entsprochen werden.

Liegt bei einem Patienten keine Fehler-DRG vor, wird ferner die Existenz von Sondertatbeständen geprüft. *Sondertatbestände* sind zumeist nicht einem Organ oder Organsystem zuzuordnen, ein Beispiel hierfür ist die Beatmung. Weiterhin fällt eine Vielzahl von Transplantationen (z. B. Knochenmarktransplantation) unter die Sondertatbestände, da diese extrem aufwändig sind.

Sind sowohl Fehlergruppen als auch Sondertatbestände auszuschließen, wird der Patient in eine Major Diagnostic Category (MDC) eingeordnet. MDCs sind Hauptdiagnosegruppen, insgesamt existieren im DRG-System 23 davon. Die Hauptdiagnosegruppen sind überwiegend nach Organen bzw. Organsystemen aufgebaut. Erhält beispielsweise ein Patient eine neue Hüfte, so fällt dieser in die Hauptdiagnosegruppe 08 »Erkrankungen und Störungen des Bewegungsapparats und des Bindegewebes«. Neben der Einteilung nach Organen gibt es noch Gruppen, die nach der Krankheitsursache gebildet werden, z. B. die Gruppe 22 »Verbrennungen«.

Bevor eine Basis-DRG bestimmt werden kann, wird im Anschluss an die Ermittlung der MDC auf Grundlage der Hauptdiagnose die »Partition« infolge der dokumentierten OPS-Codes festgestellt. Partition bedeutet »Einteilung« bzw. »Untergliederung« und meint im DRG-System eine Zuordnung des Falles zu einer der drei Gruppen »operative«, »andere« oder »medizinische« Partition. Damit eine »operative DRG« gebildet wird, muss mindestens eine OR-Prozedur vorliegen. OR steht für Operation Room und weist auf eine operative Prozedur hin. Ein Beispiel ist die offene chirurgische Entfernung des Blinddarms. Eine »andere DRG« entsteht immer dann, wenn keine OR-Prozedur durchgeführt wurde, jedoch mindestens eine NonOR-Prozedur (nichtoperative Prozedur), die für die Hauptdiagnosegruppe von Bedeutung ist (z. B. CT oder Probenentnahme). Wird keine relevante Prozedur erbracht, erhält man eine »medizinische DRG«.

Eine Basis-DRG besteht immer aus einem dreistelligen alphanummerischen Code, der sich aus einem Buchstaben und zwei Zahlen zusammensetzt. Aus dem Buchstaben lässt sich die Hauptdiagnosegruppe ableiten, der Buchstabe I steht beispielsweise für die MDC 08 »Erkrankungen und Störungen des Bewegungsapparats und des Bindegewebes«. Dies entspricht nicht der Nummer des Buchstabens im Alphabet, was dadurch begründet ist, dass die DRGs der Sondertatbestände mit dem Buchstaben A beginnen. Die zweite und dritte Stelle wird von einer Zahl eingenommen, anhand derer identifiziert werden kann, um welche Partition es sich handelt. Im Regelfall steht 01–39 für eine operative, 40–59 für eine andere und 60–99 für eine medizinische Partition. Leider reichen die so festgelegten Partitionsziffernbereiche nicht bei allen Hauptdiagnosegruppen aus, sodass zum Teil die Ordnung aufgehoben werden muss. Betroffen hiervon ist etwa die MDC 08, in der auch bei Zahlen größer als 39 noch operative Partitionen zu finden sind. Basis-DRGs stellen eine medizinische Gruppierung dar und enthalten keine Unterteilung nach Schweregraden.

Beispiel: G07 ist die Basis-DRG für eine operative Blinddarmentfernung bei Bauchfellentzündung. G steht für die Hauptdiagnosegruppe 06 »Krankheiten und Störungen der Verdauungsorgane«, die Ziffern 07 weisen auf eine operative Behandlung hin.

4.3.2 Schweregradbildung

Im System werden neben den bereits für die Bildung der Basis-DRG verwendeten Daten (Hauptdiagnose sowie Operationen und Prozeduren) ferner die Neben-diagnosen (Begleiterkrankungen und Komplexitäten) sowie die weiteren Fakto-ren (z. B. Alter, Gewicht) verwendet. Ein Teil der weiteren Faktoren wurde be-reits berücksichtigt, um Fehler-DRGs und Sondertatbestände zu ermitteln (z. B. Geschlecht, Beatmungszeit). Für die Bildung der Schweregrade sind vor allem die Nebendiagnosen von entscheidender Bedeutung. Der Schweregrad ist ein ökono-mischer Parameter, anhand dessen der Verbrauch an personellen und sachlichen Ressourcen bewertet wird. Abbildung 4.4 zeigt das Vorgehen zur Bestimmung des Schweregrads einer Behandlung.

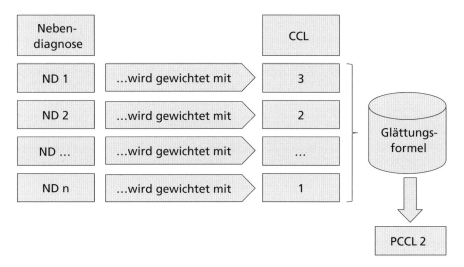

Abb. 4.4: Schweregradermittlung (in Anlehnung an Kolb 2011, S. 66)

Wie aus Abbildung 4.4 hervorgeht, wird jeder der erfassten Nebendiagnosen ein Schweregrad zugeordnet (CCL = Complication and Comorbidity Level). Hat ein Patient beispielsweise vier Nebendiagnosen, so werden vier CCLs ermittelt. Ihr Wert kann zwischen 0 und 4 für operative Behandlungen und zwischen 0 und 3 für die weiteren Behandlungen liegen. Die CCL-Werte können in Abhängigkeit von der Basis-DRG variieren, d. h., dass eine bestimmte Nebendiagnose bei der DRG B70 nicht zwangsläufig denselben CCL haben muss wie bei der DRG B71.

Folgende mögliche CCL-Werte sind im Definitionshandbuch des InEK festge-legt (▶ Tab. 4.1).

Nachdem für alle Nebendiagnosen die zugehörigen CCLs ermittelt wurden, werden diese Werte mithilfe einer komplexen mathematischen Glättungsformel in einen PCCL (Patient Clinical Complexity Level, patientenbezogener Gesamt-schweregrad) zusammengeführt. Der PCCL ist die Maßzahl für den kumulativen

Effekt der Nebenerkrankungen (CC = Comorbidity and Complications), um zu verhindern, dass ähnliche Umstände mehrfach gewertet werden. Dies bedeutet, dass sich der PCCL nicht einfach aus der Summe der einzelnen CCLs ergibt. Die PCCL-Werte haben folgende Bedeutung (▶ Tab. 4.2).

Tab. 4.1: Mögliche CCL-Werte (in Anlehnung an InEK 2013a, S. 1074)

CCL	Bedeutung der Nebendiagnose
0	Nebendiagnose, zählt nicht als Begleiterkrankung oder Komplikation
1	Leichte Komplikation oder Komorbidität
2	Mäßig schwere Komplikation oder Komorbidität
3	Schwere Komplikation oder Komorbidität
4	Äußerst schwere Komplikation oder Komorbidität

Tab. 4.2: Patientenbezogener Gesamtschweregrad (in Anlehnung an InEK 2013a, S. 1077)

PCCL	Bedeutung des Schweregrads
0	Keine CC
1	Leichte CC
2	Mäßig schwere CC
3	Schwere CC
4	Äußerst schwere CC

Die Tatsache, dass zwei Patienten mit einer identischen Hauptdiagnose unterschiedliche PCCL aufweisen, bedeutet jedoch noch nicht, dass ihre Behandlung unterschiedliche Kosten verursacht. Daher werden in einem letzten Schritt die Fälle zu ökonomischen Schweregraden zugeordnet. So könnten beispielsweise Patienten mit einem PCCL von 0 bis 3 zu einer Fallpauschale zusammengefasst werden und die Patienten mit einem PCCL von 4 zu einer weiteren Fallpauschale. Ein weiteres Differenzierungskriterium ist das Alter (z. B. Einsatz eines Hüftgelenks bei einem Patienten mit Alter unter 16 Jahren). Möglich ist auch, dass die Basis-DRG mit der DRG identisch ist. Dies ist immer dann der Fall, wenn die Fallkosten nicht von den Nebendiagnosen abhängen.

Abbildung 4.5 zeigt exemplarisch die Grundsystematik der ökonomischen Schweregradbildung.

Die Unterteilung einer Basis-DRG in mehrere Untergruppen bezeichnet man als *Splitting*. Andere Bezeichnungen für die Differenzierung sind *Teilungsindikator* oder *Aufwand*. Das Splitting wird aus der vierten Stelle des DRG-Codes ersichtlich. A kennzeichnet den höchsten Ressourcenverbrauch, B den zweithöchsten usw. Je nachdem, wie unterschiedlich die Kosten innerhalb einer Basis-DRG in

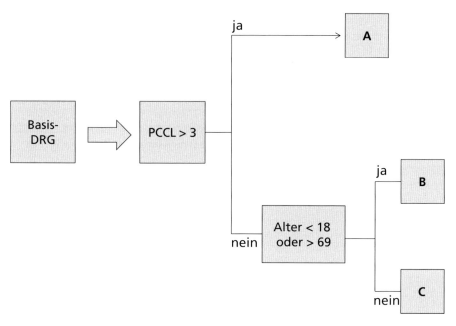

Abb. 4.5: Grundsystematik der ökonomischen Schweregradbildung (in Anlehnung an Müller 2009, S. 130)

Abhängigkeit von den Nebendiagnosen und den weiteren Faktoren wie Alter oder Gewicht ausfallen, können auch mehr als zehn Differenzierungen vorliegen. Befindet sich ein Z am Ende des Codes, liegt eine ungesplittete, also nicht unterteilte DRG vor. Dies ist dann der Fall, wenn die Nebendiagnosen keinen wesentlichen Einfluss auf die Kosten der Behandlung ausüben, aber auch hier gibt es Ausnahmen, welche das System relativ komplex und übersichtlich machen.

Zusammenfassend zeigt Abbildung 4.6 die Bedeutung der vierstelligen alphanummerischen Nomenklatur innerhalb des DRG-Systems auf.

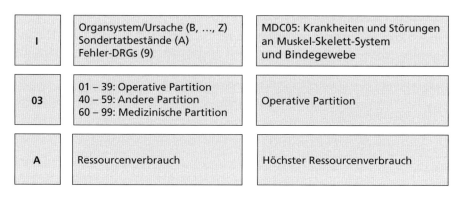

Abb. 4.6: Alphanummerische Nomenklatur des DRG-Systems

Abschließend wird anhand eines Beispiels die Bildung der DRGs dargestellt (vgl. Kolb 2011, S.67). Die Kodierung kann anhand des kostenfrei zur Verfügung gestellten Webgroupers (www.drg.uni-muenster.de) selbstständig nachvollzogen werden.

1. Der 40-jährige Patient P wird wegen einer akuten Blinddarmentzündung mit generalisierter Bauchfellentzündung ins Krankenhaus aufgenommen und konservativ behandelt.
2. Der Patient wird nicht konservativ behandelt, sondern der Blinddarm wird offen chirurgisch entfernt.
3. Der Patient unter 2. entwickelt zusätzlich eine Belastungsinkontinenz (Stressinkontinenz).
4. Der Patient unter 3. wird für 96 Stunden beatmungspflichtig.

Die Hauptdiagnose des Patienten lautet jeweils K35.2 (akute Appendizitis mit generalisierter Peritonitis). Da unter 1. keine weiteren Nebendiagnosen vorliegen und auch keine OPS-Codes kodiert wurden, ergibt sich bei Eingabe in den Grouper die DRG G71Z. 71 weist auf die medizinische Partition hin, Z zeigt, dass es sich um eine ungesplittete DRG handelt.

Ergänzt man nun die Falldaten um die offene chirurgische Entfernung (OPS 5-470.0), so erhält man die DRG G22C. Dadurch, dass eine operative Prozedur kodiert war, musste sich die Basis-DRG ändern, da bislang eine medizinische DRG vorlag. Bei der DRG G22C gibt es ferner ein Splitting, da an letzter Stelle des Codes ein C steht (dritthöchster Ressourcenverbrauch).

Als nächstes wird die Nebendiagnose Belastungsinkontinenz erfasst (N39.3). Es zeigt sich, dass sich hierdurch die DRG nicht verändert. Der CCL der Belastungsinkontinenz beträgt 1, ebenso ändert sich durch die Nebendiagnose der PCCL von 0 auf 1. Ökonomisch spielt die Änderung des PCCL jedoch keine Rolle, sodass es zu keiner Veränderung der Eingruppierung kommt.

Wird der Patient abschließend für 96 Stunden beatmungspflichtig, so ändert sich die DRG in einen Sondertatbestand (A13G).

4.4 Bewertung der DRGs

Nachdem mithilfe des Groupers die zutreffende Fallpauschale bestimmt wurde, stellt sich die Frage, welchen Rechnungsbetrag ein Krankenhaus für den Fall gegenüber dem Kostenträger in Rechnung stellen kann. Für diesen Zweck werden vom InEK Bewertungsrelationen kalkuliert. Synonym werden für Bewertungsrelation auch die Begriffe Relativgewicht, Kostengewicht (englisch: cost weight) oder Fallgewicht verwendet. Die Bewertungsrelation ist ein relativer Wert im Verhältnis zu einer definierten Bezugsleistung. Im deutschen System werden die durchschnittlichen DRG-Fallkosten aller DRG-Fälle als Bezugsgröße festgelegt und mit dem Faktor 1,0 bewertet. Alle anderen DRGs werden in Abhängigkeit von den dafür im Durchschnitt aufzuwendenden Kosten in Relation zu diesem Basisfall bewertet. Die Bewertungsrelationen entsprechen damit den aus der Kostenrechnung bekannten Äquivalenzziffern innerhalb der Äquivalenzziffernrechnung.

> Beispiel: Weist eine DRG eine Bewertungsrelation von 2,5 auf, so bedeutet dies, dass diese Behandlung im Durchschnitt 2,5-mal so aufwändig ist wie die Behandlung des Basisfalls, welcher mit 1,0 bewertet wurde.

Die Kalkulation des InEK basiert auf einer Ist-Kostenrechnung auf Vollkostenbasis. Sog. Kalkulationskrankenhäuser erheben auf Grundlage eines vom InEK veröffentlichten Kalkulationshandbuchs die für die Kalkulation notwendigen Daten. Um eine möglichst genaue Kalkulation zu erreichen, müssen insbesondere auch Einzelkosten (z. B. für Implantate, teure Arzneimittel) erhoben und nicht den DRG-Bereich betreffende Kosten ausgegliedert werden (z. B. Kosten für Laboruntersuchungen, die für eine benachbarte Rehabilitationsklinik durchgeführt wurden).

Der Basisfallwert (Base Rate) ist der zweite Faktor, der zur Bestimmung des Rechnungsbetrags in Euro notwendig ist. Dieser gibt an, mit welchem Eurobetrag ein Fall mit dem Faktor 1,0 vergütet wird. Während die Bewertungsrelationen bundesweit einheitlich im Fallpauschalenkatalog ausgewiesen werden (§ 9 Abs. 1 KHEntgG), werden die Basisfallwerte gem. § 10 Abs. 1 KHEntgG landeseinheitlich durch die Vertragsparteien auf Landesebene (Landeskrankenhausgesellschaft, Landesverbände der Krankenkassen, Ersatzkassen, Landesausschuss des Verbands der privaten Krankenversicherung) vereinbart.

Mit dem Krankenhausfinanzierungsreformgesetz (KHRG) wurde in § 10 Abs. 9 KHEntgG die Ermittlung eines Bundesbasisfallwertes eingeführt. Um stark abweichende Landesbasisfallwerte zu vermeiden, sollen besonders hohe bzw. niedrige Werte schrittweise von 2010 bis 2014 an einen Korridor herangeführt werden, der sich um den Bundesbasisfallwert bewegt. Der Korridor geht von + 2,5 % über dem Bundesbasisfallwert bis – 1,25 % unterhalb des Bundesbasisfallwerts. Bundesländer, deren Landesbasisfallwert innerhalb dieses Korridors liegt, sind von der Konvergenz nicht betroffen, die anderen Landesbasisfallwerte werden schrittweise an den Korridor herangeführt. Die maximale Absenkung wird durch eine Kappung auf 0,3 % des Landesbasisfallwerts des laufenden Jahres begrenzt (§ 10 Abs. 8 KHEntgG).

Die Bestimmung des Rechnungsbetrags soll abschließend an nachfolgendem Beispiel dargestellt werden:

Ein Patient wird in die DRG I30Z (komplexe Eingriffe am Kniegelenk oder arthroskopische Eingriffe am Hüftgelenk) eingruppiert. Aus dem Fallpauschalenkatalog 2014 kann die Bewertungsrelation für den Fall aus der Spalte 4 entnommen werden. Diese beträgt 1,142. In Spalte 1 befindet sich die Bezeichnung der DRG, in Spalte 2 die Partition (in diesem Fall operative Partition), Spalte 3 beinhaltet die inhaltliche Umschreibung der DRG (▶ Tab. 4.3).

Tab. 4.3: Auszug aus dem DRG-Fallpauschalenkatalog I (in Anlehnung an InEK 2013c)

DRG	Partition	Bezeichnung	Bewertungsrelation bei Hauptabteilung
1	2	3	4
I30Z	O	Komplexe Eingriffe am Kniegelenk oder arthroskopische Eingriffe am Hüftgelenk	1,142

Nimmt man einen Basisfallwert von 3000 € als Grundlage, ergibt sich folgender Rechnungsbetrag:

$$1,142 \times 3000 \,€ = 3426 \,€$$

Dieselbe Berechnung gilt für die Inrechnungsstellung von allgemeinen Krankenhausleistungen an Privatpatienten. Sofern Wahlleistungen in Anspruch genommen wurden (egal, ob von ausschließlich privat versicherten Patienten oder von gesetzlich versicherten Patienten mit privater Zusatzversicherung), werden diese zusätzlich in Rechnung gestellt (▶ Kap. 4.10).

Betrachtet man den gesamten DRG-Katalog, so sind dort zahlreiche weitere Informationen enthalten, die für die Abrechnung relevant sind (▶ Tab. 4.4).

Tab. 4.4: Auszug aus dem DRG-Fallpauschalenkatalog II (in Anlehnung an InEK 2013c)

DRG	Mittlere Verweildauer	Untere Grenzverweildauer		Obere Grenzverweildauer		Externe Verlegung Abschlag/ Tag (Bewertungsrelation)	Verlegungsfallpauschale	Ausnahme von Wiederaufnahme
		Erster Tag mit Abschlag	Bewertungsrelation/ Tag	Erster Tag zus. Entgelt	Bewertungsrelation/ Tag			
1	6	7	8	9	10	11	12	13
I30Z	4,3	1	0,367	9	0,071	0,083		

Spalte 6 enthält die Angabe der mittleren Verweildauer, die Patienten mit der entsprechenden DRG durchschnittlich im Krankenhaus verbringen. Die mittlere Verweildauer ist bei Verlegungen in andere Krankenhäuser von Bedeutung, bei Nichterreichen werden die Abschläge gemäß Spalte 11 relevant. Ferner sind untere (Spalte 7) und obere (Spalte 9) Grenzverweildauern definiert, deren Unter- bzw. Überschreiten Abzüge (Spalte 8) oder Zuschläge (Spalte 10) beim Entgelt zur Folge haben. Die Spalten 12 und 13 sind gekennzeichnet (×), wenn Ausnahmen von den ansonsten im Normalfall gültigen Regeln bei Verlegungen und Wiederaufnahmen gelten. Nachfolgend werden folgende Sachverhalte näher beleuchtet:

- Unter- bzw. Überschreiten der unteren bzw. oberen Grenzverweildauer
- Wiederaufnahme in dasselbe Krankenhaus
- Verlegung zwischen Krankenhäusern

Die relevanten Regelungen sind in der Vereinbarung zum Fallpauschalensystem für Krankenhäuser (Fallpauschalenvereinbarung, FPV) enthalten.

4.5 Sonderregelungen

4.5.1 Obere Grenzverweildauer

§ 1 Abs. 2 FPV sieht vor, dass bei einer Überschreitung der oberen Grenzverweildauer je Tag der Überschreitung dem Krankenhaus ein zusätzliches tagesbezogenes Entgelt zu gewähren ist. Dieses wird ermittelt, indem die für diesen Fall ausgewiesene Bewertungsrelation je Tag (Spalte 10) mit dem Basisfallwert multipliziert wird. Die Zahl der zusätzlich abrechenbaren Belegungstage wird wie folgt ermittelt:

> Belegungstage insgesamt + 1
> – erster Tag mit zusätzlichem Entgelt bei oberer Grenzverweildauer
> = zusätzlich abrechenbare Belegungstage

Im Fallpauschalenkatalog ist nicht die obere Grenzverweildauer selbst ausgewiesen, sondern der erste Tag, an dem bereits ein Zuschlag bezahlt wird. In Spalte 10 steht ein Wert von 9 Tagen, sodass die obere Grenzverweildauer, also der letzte Zeitpunkt, an dem kein Zuschlag bezahlt wird, der achte Tag ist.

Maßgeblich für die Ermittlung der Verweildauer ist die Zahl der Belegungstage. Belegungstage sind gem. § 1 Abs. 7 FPV der Aufnahmetag sowie jeder weitere Tag des Krankenhausaufenthalts ohne den Verlegungs- oder Entlassungstag. Wird ein Patient am gleichen Tag aufgenommen und verlegt oder entlassen, gilt dieser Tag als Aufnahmetag.

> Beispiel: Ein Patient der Fallgruppe I30Z weist eine Verweildauer von 15 Tagen auf.
>
> > Belegungstage insgesamt + 1 (**15 + 1**)
> > – erster Tag mit zusätzlichem Entgelt bei oberer Grenzverweildauer (**9**)
> > = zusätzlich abrechenbare Belegungstage (**7**)

Der Rechnungsbetrag ergibt sich wie folgt:

> Bewertungsrelation (Spalte 4)
> + Zahl der zusätzlich abrechenbaren Belegungstage × Bewertungsrelation pro Tag gem. Spalte 10
> = Effektivgewicht

Das Effektivgewicht ist das Kostengewicht, welches sich nach Berücksichtigung von Zu- und Abschlägen ergibt. Es ist identisch mit der Bewertungsrelation, wenn keine Zu- oder Abschläge vorgenommen werden müssen.

Beispiel: Im obigen Fall berechnet sich das Effektivgewicht mit 1,142 + 7 × 0,071 = 1,639. Bei einem Basisfallwert von 3000 € beträgt der Rechnungsbetrag 4917 €.

Die obere Grenzverweildauer soll die Leistungserbringer vor Überforderung schützen. Würde unabhängig von der Verweildauer immer das gleiche Entgelt bezahlt, hätte dies zur Folge, dass Krankenhäuser, die Ausreißer bei der Behandlungsdauer versorgen, teils massive Verluste mit diesen Patienten machen. Es besteht insofern die Gefahr, dass Kliniken unabhängig von ihrer tatsächlichen wirtschaftlichen Leistungsfähigkeit defizitär werden oder systematisch versuchen, Patienten, bei denen die Gefahr einer langen Verweildauer besteht, gar nicht erst in das Krankenhaus aufzunehmen. Anhand des gezahlten Tagesentgelts (im konkreten Fall 0,071 × 3000 € = 213 €) ist jedoch ersichtlich, dass diese Entgelte keinesfalls vollkostendeckend sind, sondern eher dafür ausreichen, die variablen Kosten der Behandlung zu decken. Damit soll sichergestellt werden, dass Krankenhäuser bei Überschreiten der oberen Grenzverweildauer keinen Anreiz haben, den Patienten dann unnötig lange im Krankenhaus verweilen zu lassen.

4.5.2 Untere Grenzverweildauer

Wird ein Patient kürzer als die in Spalte 7 (▶ Tab. 4.4) ausgewiesene Dauer behandelt, so ist gem. § 1 Abs. 3 FPV ein Abschlag vorzunehmen, der sich wie folgt berechnet:

> Erster Tag mit Abschlag bei unterer Grenzverweildauer + 1
> – Belegungstage insgesamt
> = Zahl der Abschlagstage

Beispiel: Würde der Patient der Fallgruppe I30Z nur einen Tag im Krankenhaus verweilen, so ergäbe sich:

> Erster Tag mit Abschlag bei unterer Grenzverweildauer +1 (1+1)
> – Belegungstage insgesamt (1)
> = Zahl der Abschlagstage (1)

Das dazugehörige Effektivgewicht kann mithilfe der Spalte 8 bestimmt werden. Vorgesehen ist ein Abzug von 0,367 je Tag, sodass das Effektivgewicht 1,142 – 0,367 = 0,775 beträgt. Der Rechnungsbetrag lautet 0,775 × 3000 € = 2325 €.

Die untere Grenzverweildauer kann ebenso wie die obere Grenzverweildauer nicht direkt dem Katalog entnommen werden. Da der erste Tag mit Abschlag im Fallbeispiel der erste Tag ist, beträgt die untere Grenzverweildauer, also der letzte Tag, an dem kein Abzug vorgenommen wird, 2 Tage.

Die Festlegung von unteren Verweildauergrenzen dient dem ökonomischen Schutz des Zahlungspflichtigen. Kann ein Patient besonders schnell behandelt werden, so fallen in Regelfall die Behandlungskosten für diesen auch deutlich niedriger aus als für Patienten mit einer normalen Verweildauer. Da insbesondere zum Anfang der Behandlung die Kosten relativ umfangreich sind, sind die Abschläge entsprechend hoch, wenn Behandlungstage eingespart werden können. Im vorliegenden Fall handelt es sich um einen Betrag in Höhe von $0{,}367 \times 3000\,€ = 1101\,€$. Zudem liefert die Regelung einen Anreiz für die Krankenhäuser, Patienten nicht frühzeitig zu entlassen, da dies zu ökonomischen Einbußen führt. Primär ist die Regelung hierfür aber nicht zwingend erforderlich, da frühzeitigen Entlassungen auch durch andere Maßnahmen (z. B. Regelungen zur Wiederaufnahme von Patienten) entgegengewirkt werden kann. Durch Prüfung ist jedoch auch sicherzustellen, dass Krankenhäuser ihre Patienten nicht unnötig lange behalten, um Abzüge wegen der Unterschreitung der unteren Grenzverweildauer zu vermeiden. Dies wird durch den Medizinischen Dienst der Krankenkassen (MDK) überwacht, auf dessen Aufgaben im Kapitel 4.12 noch genauer eingegangen wird. Abbildung 4.7 zeigt zusammenfassend die Erlösfunktion einer DRG.

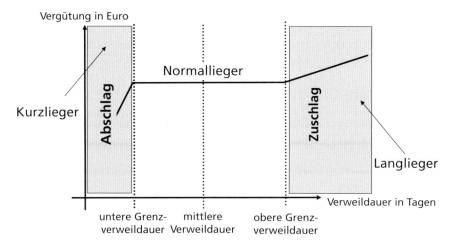

Abb. 4.7: Erlösfunktion einer DRG

Im Zeitraum zwischen der unteren und der oberen Grenzverweildauer erhält das Krankenhaus unabhängig von der konkreten Zahl der Belegungstage ein einheitliches Entgelt. Wird die untere Grenzverweildauer unterschritten, erfolgt ein definierter, je Tag gleichbleibender Abzug, bei einer Überschreitung der oberen Grenzverweildauer erhält das Krankenhaus einen Zuschlag je Tag. Die Abschläge je Tag sind deutlich höher als die Zuschläge je Tag, was aus der Steigung der Geraden in Abbildung 4.7 ersichtlich ist. Patienten innerhalb der Verweildauergrenzen bezeichnet man als »Inlier«, Patienten außerhalb des Korridors als »Day Outlier«. Die mittlere Verweildauer ist die als durchschnittlich ermittelte Zahl der Belegungstage in den betreffenden DRGs.

4.5.3 Wiederaufnahme in dasselbe Krankenhaus

Krankenhäuser sind in den drei in § 2 FPV definierten Fällen verpflichtet, eine Zusammenfassung der Falldaten und eine Neueinstufung in eine Fallpauschale vorzunehmen. Abbildung 4.8 zeigt die Systematik der drei Fälle der Fallzusammenführung.

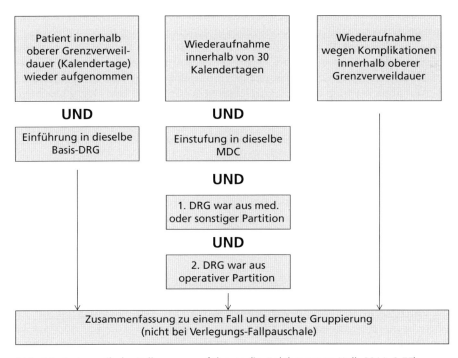

Abb. 4.8: Systematik der Fallzusammenführung (in Anlehnung an Kolb 2011, S. 75)

Beim ersten Fall ist zu prüfen, ob der Patient innerhalb der oberen Grenzverweildauer wieder aufgenommen wurde. Die obere Grenzverweildauer richtet sich nach der Zahl der Kalendertage, zählbar ab dem ersten Tag des unter die Zusammenfassung fallenden Krankenhausaufenthalts. Ist dieses Kriterium erfüllt, so sind die Fälle zusammenzuführen, sofern eine Einstufung in dieselbe Basis-DRG vorliegt. Abweichend wird keine Zusammenfassung und Neueinstufung vorgenommen, wenn die Fallpauschalen dieser Basis-DRG bei der Versorgung in einer

Hauptabteilung in Spalte 13 des Fallpauschalenkatalogs oder bei belegärztlicher Versorgung in Spalte 15 als Ausnahme (×) gekennzeichnet sind.

> Beispiel: Patient P wird am 02. Juli wegen massiven Kreislaufproblemen in einer Klinik stationär aufgenommen und nach einer medikamentösen Therapie am 12. Juli entlassen. Die Eingruppierung erfolgte in die DRG F75A. Wenige Tage später wird der Patient am 18. Juli wegen erneuten Kreislaufproblemen wieder aufgenommen. Diesmal wird die DRG F75D ermittelt. Da zwischen dem Aufnahmetag des 1. Aufenthalts (02. Juli) und der Wiederaufnahme (18. Juli) weniger als 26 Tage (erster Tag mit Zuschlag des ersten für die Zusammenfassung relevanten Aufenthalts) liegen und für die Wiederaufnahme eine Einstufung in dieselbe Basis-DRG erfolgte, ist eine Fallzusammenführung vorzunehmen.

Im zweiten Fall ist eine Fallzusammenführung durchzuführen, wenn ein Patient innerhalb von 30 Kalendertagen ab dem Aufnahmedatum des ersten unter die Zusammenfassung fallenden Krankenhausaufenthalts wieder aufgenommen wird und er ferner innerhalb der gleichen Hauptdiagnosegruppe zunächst in die »medizinische Partition« oder »andere Partition« eingeordnet wurde und die anschließende Fallpauschale in die »operative Partition« einzugruppieren ist. Auch hier ist die Ausnahmeregelung durch Kennzeichnung der Spalte 13 bzw. 15 zu beachten.

> Beispiel: Ein Patient wurde am 12. März im Krankenhaus mit Schulterbeschwerden aufgenommen und konservativ behandelt (Einstufung in die DRG I77Z). Er wurde am 15. März entlassen. Am 28. März erfolgt eine erneute Aufnahme wegen der Schulterbeschwerden, diesmal erfolgt eine operative Behandlung (Kodierung: DRG I16Z). Es ist eine Fallzusammenführung vorzunehmen, da eine Wiederaufnahme innerhalb von 30 Kalendertagen mit der gleichen Hauptdiagnosegruppe vorliegt und die erste Behandlung nicht operativ und die zweite Behandlung operativ war. Die Fallzusammenführung der beiden Aufenthalte führt zur DRG I16Z, die abgerechnet werden kann.

Der dritte Fall der Zusammenführung bezieht sich auf die in den Verantwortungsbereich des Krankenhauses fallenden Komplikationen im Zusammenhang mit der durchgeführten Leistung. Zeitlich begrenzt ist die Zusammenführung auf die obere Grenzverweildauer, wiederum bemessen nach der Zahl der Kalendertage ab dem Aufnahmedatum des ersten zu berücksichtigenden Krankenhausaufenthalts.

Eine Fallzusammenführung kommt nach der Rechtsprechung des Bundessozialgerichts (Urteil vom 12.07.2012, B 3 KR 18/11 R) dann in Betracht, wenn die zur Wiederaufnahme des Versicherten ins Krankenhaus führende Komplikation entweder durch einen Fehler der Ärzte oder Pflegekräfte bei der ersten stationären Behandlung verursacht worden ist oder sich als unvermeidbare, einem schicksalhaften Verlauf entsprechende Folge der Behandlung darstellt (Verantwortungsbereich des Krankenhauses), nicht aber, wenn die Komplikation auf einem unvernünftigen Verhalten des Versicherten beruht oder durch einen Dritten (z. B. weiterbehandelnder Hausarzt) verursacht worden ist. Ein Verschulden des Krankenhauses ist demnach nicht zwingende Voraussetzung für die Fallzusammenführung.

Beispiel: Patientin A wird bei einem stationären Krankenhausaufenthalt der Blinddarm operativ entfernt. Zudem besteht eine Bauchfellentzündung. Mithilfe des Groupers wird die DRG G07C ermittelt. Die Patientin weist eine Verweildauer von 8 Tagen auf und wird danach nach Hause entlassen. Zwei Tage später wird sie wegen Komplikationen in Zusammenhang mit dem stationären Aufenthalt erneut im Krankenhaus aufgenommen. Es ist eine Fallzusammenführung vorzunehmen, da der Zeitabstand zwischen der Aufnahme bei der ersten Behandlung und der Wiederaufnahme geringer als 16 Tage (erster Tag mit Zuschlag der DRG der Erstbehandlung G07C) ist und die Wiederaufnahme wegen Komplikation erfolgt.

Keine Wiederaufnahme im Sinne von § 2 FPV liegt bei einer *Beurlaubung* vor. Vollständige Tage der Beurlaubung zählen nicht zur Verweildauer. Eine Beurlaubung liegt vor, wenn ein Patient mit Zustimmung des behandelnden Krankenhausarztes die Krankenhausbehandlung zeitlich befristet unterbricht, die stationäre Behandlung jedoch noch nicht abgeschlossen ist (§ 1 Abs. 7 FPV).

Beispiel: Patient V wurde am 3. März zur stationären Behandlung in ein Krankenhaus aufgenommen. Mit Zustimmung des behandelnden Arztes verließ Patient V am 12. März um 6.30 Uhr die Klinik und kehrte am 14. März um 21.30 Uhr in die Klinik zurück. Am 18. März wurde er nach Hause entlassen.
  Belegungstage sind der Aufnahmetag (3. März = 1 Tag) sowie jeder weitere Tag des Krankenhausaufenthalts ohne die vollständigen Tage der Beurlaubung (4. März bis 12. März sowie 14. März bis 17. März = 13 Tage) und ohne den Entlassungstag (18. März). Die Verweildauer beträgt somit 14 Tage.

4.5.4 Verlegungen zwischen Krankenhäusern

Die Vergütungsregelungen bei Verlegungen sind im § 3 FPV festgelegt. Eine Verlegung liegt nur vor, wenn ein Patient in ein anderes akutstationäres Krankenhaus verlegt wird. Folgt auf einen Akutaufenthalt beispielsweise ein Aufenthalt in einer Rehabilitationsklinik, handelt es sich um eine Entlassung und nicht um eine Verlegung.
  Ferner sind Verlegungen von Verbringungen abzugrenzen. Eine Verbringung liegt vor, wenn der Patient lediglich zur bloßen Mitbehandlung in ein anderes Krankenhaus gebracht wird (z.B. für eine diagnostische Maßnahme). Etwas anderes gilt jedoch im Falle der Verlegung, wenn die Verantwortung für die Gesamtbehandlung vollständig auf das aufnehmende Krankenhaus übergeht. Der Patient scheidet dann aus den stationären Behandlungsabläufen und der Gesamtverantwortung des abgebenden Krankenhauses aus und wird in die stationären Abläufe des aufnehmenden Krankenhauses integriert (vgl. Urteil des Bundessozialgerichts vom 28.02.2007, Az.: B 3 KR 17/06 R). Die Verbringung dagegen setzt eine lediglich ergänzende Inanspruchnahme Dritter durch das vorbehandelnde Krankenhaus voraus. Die leistungserbringende Institution bekommt bei einer Verbringung ihre erbrachten Leistungen vom

auftraggebenden Krankenhaus vergütet. Eine Abrechnungsbeziehung zwischen der leistungserbringenden Institution und der leistungspflichtigen Krankenkasse kommt somit nicht zustande. Das auftraggebende Krankenhaus kann die Leistungen bei der Gruppierung der DRG-Fallpauschale berücksichtigen. Fahrtkosten werden im Rahmen einer Verbringung nicht separat vergütet.

Liegt eine Verlegung vor, so ist vom verlegenden Krankenhaus ein Abschlag vorzunehmen, wenn die im Fallpauschalenkatalog ausgewiesene mittlere Verweildauer, gerundet auf die nächste ganze Zahl (Spalte 11), nicht erreicht wird. Die Zahl der Abschlagstage wird wie folgt bestimmt:

> Mittlere, kaufmännisch auf die nächste ganze Zahl gerundete Verweildauer
> – Belegungstage insgesamt
> = Zahl der Abschlagstage

Eine Verlegung liegt auch vor, wenn zwischen der Entlassung aus einem Krankenhaus und der Aufnahme in ein anderes Krankenhaus nicht mehr als 24 Stunden vergangen sind.

Beispiel: Für einen Patienten der DRG I30Z beträgt die mittlere Verweildauer 4,3 Tage, gerundet also 4 Tage. Würde der Patient nun nur 3 Belegungstage im verlegenden Krankenhaus aufweisen, müsste dieses einen Abschlag für einen Tag vornehmen. Die Relation, um die je Tag gekürzt werden muss, kann aus Spalte 11 (hier: 0,083) entnommen werden.

Im Falle einer Verlegung in ein anderes Krankenhaus rechnet jedes beteiligte Krankenhaus eine eigene Fallpauschale ab (§ 1 Abs. 1 Satz 2 FPV). Für das aufnehmende Krankenhaus gilt daher grundsätzlich die gleiche rechnerische Vorgehensweise wie beim verlegenden Krankenhaus, sofern die Verlegung nicht innerhalb von 24 Stunden erfolgt ist. Erfolgt die Verlegung jedoch innerhalb von 24 Stunden, gilt für das aufnehmende Krankenhaus die untere Grenzverweildauer als Grenze für den ersten Abschlag, d. h. die volle DRG wird eher erreicht. Die Fälle werden folglich im DRG-System im aufnehmenden Krankenhaus wie Neuaufnahmen behandelt. Tabelle 4.5 fasst die Regelungen zusammen.

Tab. 4.5: Verlegung ohne Verlegungsfallpauschale

Zeitpunkt/Krankenhaus	Verlegendes Krankenhaus	Aufnehmendes Krankenhaus
Verlegung innerhalb von 24 h	Mittlere Verweildauer	Untere Grenzverweildauer
Verlegung nach mehr als 24 h	Mittlere Verweildauer	Mittlere Verweildauer

Im Fallpauschalenkatalog ist in Spalte 12 ein Teil der DRGs als »Verlegungsfallpauschalen« gekennzeichnet. Die mittlere Verweildauer hat bei der Berechnung der Abschläge bei einer Verlegungsfallpauschale keine Bedeutung (§ 1 Abs. 1 Satz 3 FPV). Das verlegende Krankenhaus muss lediglich Abschläge unterhalb der unteren Grenzverweildauer berücksichtigen. Beim aufnehmenden Krankenhaus ist erneut von Relevanz, ob der Patient innerhalb von 24 Stunden verlegt wurde. Falls ja, gilt die untere Grenzverweildauer. Falls nein, kommt bei einer Verlegungsfallpauschale kein Abschlag zum Tragen. Hier ist es also im Gegensatz zu der Aufnahme eines verlegten Patienten für das aufnehmende Krankenhaus günstiger, wenn der aufgenommene Patient länger als 24 Stunden im verlegenden Krankenhaus verweilte.

Tabelle 4.6 fasst die Abschlagsregelungen bei Verlegungsfallpauschalen zusammen.

Tab. 4.6: Verlegung mit Verlegungsfallpauschale

Zeitpunkt/Krankenhaus	Verlegendes Krankenhaus	Aufnehmendes Krankenhaus
Verlegung innerhalb von 24 h	Untere Grenzverweildauer	Untere Grenzverweildauer
Verlegung nach mehr als 24 h	Untere Grenzverweildauer	Kein Abschlag

Wiederaufnahmen (▶ Kap. 4.5.3) können auch durch Rückverlegungen ausgelöst werden. Die Klinik hat eine Fallzusammenführung vorzunehmen, wenn ein Patient in weitere Krankenhäuser verlegt wird und zum ersten Krankenhaus im Zeitabstand von 30 Tagen ab dem Entlassungsdatum aus dieser Klinik zurückverlegt wird (§ 3 Abs. 3 FPV).

Beispiel: Patient Z wurde zur Blinddarmentfernung bei bestehender Bauchfellentzündung am 5. Mai stationär in die Klinik A aufgenommen (DRG G07C). Nach der Operation kommt es zu Komplikationen, die in der Klinik A nicht behandelt werden können, sodass der Patient Z am 8. Mai in die Uniklinik U verlegt wird. Nach Abklingen der Komplikationen wird der Patient Z am 18. Mai wieder in die Klinik A zurückverlegt und dort am 24. Mai entlassen. Da die Entlassung und die Wiederaufnahme in der Klinik A innerhalb von 30 Tagen erfolgte, müssen die beiden Aufenthalte zusammengeführt werden.

4.6 Vor- und nachstationäre Leistungen

§ 8 Abs. 2 Satz 3 Nr. 4 KHEntgG sieht vor, dass nachstationäre Behandlungen nach § 115a SGB V nur dann gesondert vergütet werden, wenn die Summe aus den stationären Belegungstagen und den vor- und nachstationären Behandlungstagen die Grenzverweildauer der Fallpauschale übersteigt. Vorstationäre Leistungen sind neben der Fallpauschale generell nicht abrechnungsfähig. Die vorstationäre Behandlung ist längstens auf drei Behandlungstage innerhalb von fünf Tagen vor Beginn der stationären Behandlung begrenzt, die nachstationäre Behandlung darf sieben Behandlungstage innerhalb von 14 Tagen nach Beendigung der stationären Krankenhausbehandlung nicht überschreiten (§ 115a Abs. 2 SGB V).

Erfolgt nach der vorstationären Behandlung keine stationäre Aufnahme, wird die entsprechende Pauschale für vorstationäre Behandlung nach der »Gemeinsamen Empfehlung über die Vergütung für vor- und nachstationäre Behandlung« nach § 115a Abs. 3 SGB V abgerechnet. Hierin sind einheitliche fachabteilungsspezifische Pauschalen je Tag festgelegt, ferner sind Entgelte für zusätzlich abrechenbare Leistungen mit technischen Großgeräten definiert. Aus der Vereinbarung können auch die abrechnungsfähigen Beträge entnommen werden, die für nachstationäre Leistungen (sofern abrechenbar) in Rechnung gestellt werden können.

Beispiel: Ein Patient wird am 2. Juni sowie am 4. Juni vorstationär behandelt, vom 6. Juni bis 19. Juni erfolgt die vollstationäre Behandlung. Im Anschluss wird der Patient am 21. Juni sowie am 23. Juni nachstationär behandelt. Die obere Grenzverweildauer der Fallpauschale beträgt 14 Tage (1. Tag mit Zuschlag ist der 15. Tag).

Insgesamt wurden 2 vorstationäre, 13 stationäre und 2 nachstationäre, also insgesamt 17 Behandlungstage erbracht. Ab dem 15. Behandlungstag wurde die obere Grenzverweildauer überschritten, sodass ab diesem Tag die nachstationäre Behandlung abgerechnet werden kann. Abrechnungsfähig sind folglich sowohl der 1. als auch der 2. nachstationäre Behandlungstag. Vorstationäre Leistungen können nicht abgerechnet werden.

4.7 Zusatzentgelte

Zusatzentgelte sind zusätzlich zur DRG-Fallpauschale abrechenbare Entgelte. Mit diesen Entgelten werden Leistungen vergütet, die nicht in den DRG-Fallpauschalen abgebildet werden, da sie bspw. für diese DRG eine nicht typische Leistung darstellen (z.B. Dialyse bei einem Patienten, der sich einer Hüftoperation unterzieht). Wäre eine sachgerechte Berücksichtigung in den DRGs beabsichtigt, so müsste eine weitere Differenzierung der Fallpauschalen vorgenommen werden, dies führt jedoch zu einer nicht angestrebten Reduktion der Übersichtlichkeit des DRG-Systems. Zusatzentgelte existieren unter anderem für Medikamente, Blutprodukte, Implantate sowie Dialysen. Die möglichen Zusatzentgelte sind abschließend in den Anlagen 2, 4, 5 und 6 des DRG-Katalogs aufgeführt. Es wird zwischen bundeseinheitlich kalkulierten sowie krankenhausindividuellen Zusatzentgelten unterschieden. Nicht einheitliche Zusatzentgelte müssen von jedem Krankenhaus, das die Leistung erbringt und abrechnen möchte, eigenständig kalkuliert werden. Die Entgelte sind auf Ortsebene bei den jährlichen Budgetverhandlungen mit den Kostenträgern auf Basis der Kalkulation zu vereinbaren.

4.8 Neue Untersuchungs- und Behandlungsmethoden (NUB)

Um Innovationen ausreichend berücksichtigen zu können, eröffnet § 6 Abs. 2 KHEntgG die Möglichkeit, zeitlich befristete Vergütungen für noch nicht mit den Fallpauschalen sachgerecht abgerechnete, neue Untersuchungs- und Behandlungsmethoden (NUB-Entgelte) zu vereinbaren. Die Entgelte besitzen eine Gültigkeitsdauer von einem Jahr und gelten ausschließlich für das Krankenhaus, welches das Entgelt beantragt hat. Die Entgelte müssen sachgerecht kalkuliert werden und die Leistungen dürfen nicht bereits durch den Gemeinsamen Bundesausschuss ausgeschlossen sein. Krankenhäuser müssen die NUB jährlich bis zum 31. Oktober beantragen. Das InEK prüft anschließend, ob die in den Anträgen ausgewiesenen Leistungen sachgerecht abgerechnet werden können.

4.9 Zuschläge

Zusätzlich zur Abrechnung der Krankenhausbehandlung rechnet das Krankenhaus diverse Zuschläge ab. Eine Auswahl wird untenstehend kurz dargestellt:

Qualitätssicherungszuschlag (§ 17b Abs. 1 Satz 5 KHG): Für den Dokumentationsaufwand der Krankenhäuser sowie die Aufwendungen der Länder im Zusammenhang mit den Maßnahmen zur Qualitätssicherung wird je vollstationärem Fall dem Kostenträger ein Qualitätssicherungszuschlag in Rechnung gestellt. Den Krankenhausanteil am Zuschlag kann die Klinik einbehalten, den Landesanteil muss sie an die im Land jeweils zuständige Stelle weiterleiten.

DRG-Systemzuschlag (§ 17b Abs. 5 KHG): Zur Finanzierung der Aufgaben des InEK sowie der anfallenden Kosten der Krankenhäuser für die Beteiligung an der Kalkulation ist durch die Vertragsparteien auf Bundesebene jährlich ein Zuschlag je voll- und teilstationärem Fall zu vereinbaren.

G-BA-Systemzuschlag (§ 91 Abs. 2 i. V. m. § 139c SGB V): Zur Finanzierung des Gemeinsamen Bundesausschusses (GBA) sowie des Instituts für Qualität und Wirtschaftlichkeit im Gesundheitswesen (IQWiG) wird ein Zuschlag je voll- und teilstationärem Krankenhausfall abgerechnet.

Ausbildungskostenzuschlag (§ 17a Abs. 1 KHG): Je voll- und teilstationärem Fall wird ein Zuschlag zur Finanzierung von Ausbildungsstätten und Ausbildungsvergütungen erhoben.

Zuschlag für Zentren und Schwerpunkte (§ 17b Abs. 1 KHG i. V. m. § 2 Abs. 2 und § 5 Abs. 3 KHEntgG): Betreiben Krankenhäuser Zentren und Schwerpunkte

(z. B. Stroke Unit für Schlaganfallpatienten), können sie dafür einen individuellen Zuschlag vereinbaren, sofern kein bundeseinheitlicher Zuschlag vorliegt.

Zuschlag für die Aufnahme von Begleitpersonen (§ 17b Abs. 1 KHG i. V. m. § 2 Abs. 2 KHG): Für den Aufnahmetag und jeden weiteren Tag des vollstationären Krankenhausaufenthalts (Berechnungstage) kann das Krankenhaus 45 € für Unterkunft und Verpflegung abrechnen. Entlassungs- und Verlegungstage werden nicht berechnet, sofern diese nicht zugleich Aufnahmetag sind.

Abschlag für die Nichtteilnahme an der Notfallversorgung (§ 17b Abs. 1 KHG i. V. m. § 4 Abs. 6 KHEntgG): Kliniken, die sich nicht an der Notfallversorgung beteiligen, müssen einen Abschlag vom Entgelt hinnehmen (derzeit 50 € je vollstationärem Fall auf das Erlösbudget).

4.10 Wahlleistungen

4.10.1 Allgemeines

Krankenhausleistungen sind neben den allgemeinen Krankenhausleistungen auch Wahlleistungen, welche sich in ärztliche und nichtärztliche Wahlleistungen differenzieren lassen. Die Wahlleistungen müssen hinsichtlich des Leistungsumfangs nicht zwingend über die allgemeinen Krankenhausleistungen hinausgehen, sondern lediglich in einer anderen Ausprägung erbracht werden (vgl. Münzel und Zeiler 2012, S. 27). Die Chefarztbehandlung und die Wahlleistung Unterkunft sind die beiden in der Praxis am häufigsten vorkommenden Wahlleistungen.

§ 17 Abs. 2 KHEntgG fordert, dass Wahlleistungen vor ihrer Erbringung schriftlich mit dem Patienten vereinbart werden müssen; der Patient ist ferner vor Abschluss der Vereinbarung schriftlich über die Art und die Höhe der Entgelte und deren Inhalt im Einzelnen zu unterrichten. Eine Rückdatierung einer Wahlleistungsvereinbarung ist folglich unzulässig. Zudem dürfen die Wahlleistungen die allgemeinen Krankenhausleistungen nicht beeinträchtigen (§ 17 Abs. 1 Satz 2 KHEntgG). Die Entgelte für die Wahlleistungen dürfen in keinem unangemessenen Verhältnis zur Leistung stehen (§ 17 Abs. 1 Satz 3 KHEntgG).

Bei den ärztlichen Wahlleistungen ist die sog. »Wahlarztkette« zu beachten. Eine Vereinbarung über die wahlärztliche Tätigkeit erstreckt sich automatisch auf alle Ärzte eines Krankenhauses, soweit diese berechtigt sind, ihre Leistungen im Rahmen der stationären Versorgung gesondert zu berechnen (§ 17 Abs. 3 KHEntgG). Dem Patienten ist es daher nicht möglich, einzelne Behandlungsbausteine mit Wahlarztleistungen zu hinterlegen (z. B. nur den Operator). Ein Abschluss der Vereinbarung kann nur umfassend erfolgen, sodass auch der Anästhesist, der Radiologe und alle weiteren abrechnungsberechtigen Ärzte mit »eingekauft«

werden. Die Wahlarztkette erstreckt sich ferner auf die von den liquidationsberechtigten Ärzten veranlassten Leistungen außerhalb der Klinik (z. B. histologische Untersuchungen einer externen Pathologie).

Krankenhäuser haben dafür Sorge zu tragen, dass die Information über die wahlärztlichen Leistungen eine kurze Charakterisierung des Inhalts der wahlärztlichen Leistungen enthält, wobei zum Ausdruck zu kommen hat, dass ohne Rücksicht auf Art und Schwere der Erkrankung die persönliche Behandlung durch den liquidationsberechtigten Arzt sichergestellt werden soll. Ein Hinweis ist aufzunehmen, dass auch ohne den Abschluss der Wahlleistungsvereinbarung der Patient eine medizinisch notwendige Versorgung durch ausreichend qualifizierte Ärzte erhält. Überdies muss eine kurze Erläuterung der Preisermittlung mit Hinweis auf die Minderungspflicht des § 6a GOÄ (25 %, bei Belegärzten 15 %) erfolgen. Der Patient muss zudem darauf aufmerksam gemacht werden, dass die Inanspruchnahme wahlärztlicher Leistungen eine erhebliche finanzielle Mehrbelastung zur Folge haben kann. Ein Hinweis auf die Wahlarztkette ist ebenso aufzunehmen, wie die Information darüber, dass die GOÄ auf Wunsch eingesehen werden kann.

4.10.2 Ärztliche Wahlleistungen

Für die Abrechnung von ärztlichen Wahlleistungen gilt die Gebührenordnung für Ärzte (GOÄ). Die GOÄ regelt die Abrechnung aller medizinischen Leistungen außerhalb der Gesetzlichen Krankenversicherung. In der GOÄ sind die abrechnungsfähigen Leistungen sowie ein jeweils zugehöriger Abrechnungswert in Punkten angegeben. Multipliziert man die angegebene Punktzahl mit dem aktuell gültigen Punktwert (derzeit 5,82873 Cent), so erhält man das Honorar in Euro. Darüber hinaus ist der Ansatz von »Steigerungsfaktoren« möglich, was nachfolgendes Beispiel zeigt.

Bei einem Patienten wird der Blinddarm operativ entfernt (Appendektomie). Die einschlägige Gebührenordnungsziffer der GOÄ (Nr. 3200) weist hierfür eine Punktzahl von 1480 aus. Folgende Sätze können als Grundlage für die Ermittlung des Rechnungsbetrags herangezogen werden:

Einfachsatz (auch »1,0-Faches«): Betrag, der sich aus der Multiplikation der Punktzahl der Leistung mit dem Punktwert der GOÄ ergibt, also 1480 Punkte × 5,82873 Cent = 86,27 €.

Schwellenwert (auch »Regelsatz« oder »Schwellensatz«): Betrag, der sich nach Multiplikation des Einfachsatzes mit der »Gebührenschwelle« ergibt. »Gebührenschwellen« sind die Faktoren, bis zu denen gesteigert werden kann, ohne eine Begründung angeben zu müssen. Für ärztliche Leistungen ist die Schwelle der 2,3-fache Satz des einfachen Gebührenwerts, für technische Leistungen wie CT-Aufnahmen liegt die Gebührenschwelle beim 1,8-fachen, für Laborleistungen beim 1,15-fachen Satz. Im Beispiel handelt es sich um eine ärztliche Leistung, sodass maximal 86,27 € × 2,3 = 198,42 € in Rechnung gestellt werden können.

Höchstwert (auch »Höchstsatz«): Betrag, der sich nach Multiplikation des Einfachsatzes mit dem für die erbrachte Leistung höchstmöglichen Multiplikator ergibt. Für ärztliche Leistungen darf maximal der 3,5-fache, bei technischen Leistungen der 2,5-fache und für Laborleistungen der 1,3-fache Satz verrechnet werden. Der Höchstsatz kann nur mit Begründung in Rechnung gestellt werden. Im Beispiel errechnet sich ein Betrag von 86,27 € × 3,5 = 301,95 €.

Zu beachten ist, dass bei vollstationären, teilstationären sowie vor- und nachstationären privatärztlichen Leistungen die Gebühren um 25 % zu mindern sind; bei Belegärzten beträgt der Minderungssatz 15 % (§ 6a GOÄ). Die Minderung soll Patienten vor unverhältnismäßig hohen Kosten schützen. Patienten die Wahlleistungen erhalten, bezahlen unabhängig davon auch das reguläre Entgelt für die allgemeinen Krankenhausleistungen. Sie erhalten jedoch aufgrund der wahlärztlichen Leistung eine um wesentliche Teile der ärztlichen Leistung verringerte allgemeine Krankenhausleistung im Vergleich zu Patienten, die keine Wahlleistung in Anspruch nehmen. Um diese Ungleichbehandlung abzufedern, sieht § 6a GOÄ eine Minderung der Gebühren vor.

Für die Ausgestaltung des Liquidationsrechts des Arztes sind zwei Konstellationen denkbar, es kann ein eigenes Liquidationsrecht zugunsten des Arztes oder ein Beteiligungsrecht an den Wahlleistungserlösen vereinbart werden. Das Liquidationsrecht ist die dem Arzt arbeitsvertraglich vom Krankenhausträger eingeräumte Befugnis, als Nebentätigkeit wahlärztliche Leistungen anzubieten und selbstständig gegenüber dem Patienten abrechnen zu dürfen.

Besitzt der Arzt das Liquidationsrecht (und nicht lediglich ein Beteiligungsrecht), so muss er für stationäre, teilstationäre sowie vor- und nachstationäre wahlärztliche Leistungen an das Krankenhaus von den erhaltenen Honoraren ein Nutzungsentgelt abführen. Diese Kostenerstattung ist in § 19 Abs. 2 KHEntgG gesetzlich festgelegt. Die Kostenerstattung beträgt 40 % der Gebühr für technische Leistungen (z. B. Laborleistungen, Strahlenmedizin sowie Magnetresonanztomografie) und 20 % für die übrigen Leistungen. Berechnungsgrundlage ist die Gebühr nach der GOÄ *vor* Abzug der 25 % aufgrund von § 6a GOÄ. Die Kostenerstattung kann des Weiteren einen sog. Vorteilsausgleich umfassen. Dieser ist nicht gesetzlich vorgesehen, sondern wird vertraglich vereinbart. In der Praxis findet man regelmäßig Sätze in Höhe von 10 bis 20 %.

Nachfolgendes Beispiel dient zur Veranschaulichung:

Ungeminderte Gebühren gem. GOÄ	150 000 €
– 25 % Gebührenminderung gem. § 6a GOÄ	37 500 €
– Kostenerstattung gem. § 19 Abs. 2 KHEntgG	
40 % für technische Leistungen (Annahme: 50 000 €)	20 000 €
20 % für sonstige Leistungen (Annahme: 100 000 €)	20 000 €
– Vorteilsausgleich	

(Annahme: 15% der Liquidationseinnahmen nach
Kostenerstattung)   10 875 €
= Verbleibende Erlöse des liquidationsberechtigten
Arztes   61 625 €

Chefärzte beteiligen zudem regelmäßig nachgeordnete Mitarbeiter an ihren Liquidationserlösen (sog. »Poolbeteiligung«). Dies stellt einen Ausgleich dafür dar,
dass die nachgeordneten Ärzte den Chefarzt bei der Ausübung seiner Tätigkeit
unterstützen, aber selbst kein Liquidationsrecht haben. Ob und in welchem Umfang eine gesetzliche Pflicht dazu besteht, regelt sich nach Landesrecht. Einige
Bundesländer wie Baden-Württemberg sehen eine Pflicht vor, andere nicht. Die
Poolregelungen sind überdies in den Ländern unterschiedlich hinsichtlich der
Höhe der Beteiligung sowie der zu beteiligenden Mitarbeitern ausgestaltet. Auch
wenn keine Verpflichtung nach Landesrecht besteht, so ergibt sich aus dem Standesrecht der Ärzte eine Pflicht zur Beteiligung der nachgeordneten Ärzte (§ 29
Abs. 3 MBO):

> »Ärztinnen und Ärzte mit aus einem Liquidationsrecht resultierenden oder anderwei
> gen Einkünften aus ärztlicher Tätigkeit (z. B. Beteiligungsvergütung) sind verpflichtet, den
> von ihnen dazu herangezogenen Kolleginnen und Kollegen eine angemessene Vergütung
> zu gewähren bzw. sich dafür einzusetzen, dass die Mitarbeit angemessen vergütet wird.«

Werden in obiger Rechnung bspw. weitere 20 % der Liquidationseinnahmen
nach Kostenerstattung der Poolbeteiligung zugeführt (14 500 €), so verbleiben
dem liquidationsberechtigten Arzt letztendlich 47 125 € an Einnahmen.

Beim Beteiligungsrecht wird die Erbringung wahlärztlicher Leistungen zur
Dienstaufgabe erklärt. Der Arzt erhält dann regelmäßig nur ein Beteiligungsrecht
an den erzielten Erlösen aus den wahlärztlichen Behandlungen, deren Höhe vertraglich fixiert wird.

Im Zusammenhang mit der Leistungserbringung sind in der Praxis insbesondere
die Frage der Notwendigkeit der persönlichen Leistungserbringung durch den
Wahlarzt sowie die Vereinbarung einer wirksamen Stellvertreterregelung von Bedeutung. Mithilfe des Urteils vom BGH vom 20.12.2007 (III ZR 144/07) können zentrale Aspekte zur persönlichen Leistungserbringung und Stellvertretung
abgeleitet werden.

Der Wahlarzt muss seine Leistungen gemäß § 613 BGB grundsätzlich selbst
erbringen. Der Patient schließt eine Wahlarztvereinbarung im Vertrauen auf die
besonderen Erfahrungen und Kompetenzen des Wahlarztes gegen zusätzliches
Honorar ab. Die grundsätzliche Pflicht zur persönlichen Behandlung besteht
auch nach § 4 Abs. 2 Satz 1 GOÄ, nach dem der Arzt Gebühren nur für selbstständige ärztliche Leistungen berechnen darf, die er selbst erbracht hat oder die
unter seiner Aufsicht nach fachlicher Weisung erbracht wurden. Erlaubt ist jedoch die Delegation einfacher ärztlicher und sonstiger medizinischer Verrichtungen. Demzufolge muss der Wahlarzt die seine Disziplin prägende Kernleistung
selbst erbringen (z. B. muss der Chirurg die geschuldete Operation grundsätzlich
selbst durchführen).

Über die Delegation nachgeordneter Aufgaben hinaus darf der Wahlarzt im Falle seiner Verhinderung jedoch die Ausführung der Kernleistung auf einen Stellvertreter übertragen, sofern er mit dem Patienten eine entsprechende Vereinbarung wirksam getroffen hat. Dem Patienten ist vor Abschluss der Wahlleistungsvereinbarung der ständige Vertreter namentlich zu benennen. Eine Stellvertretung ist allerdings nur für den Fall der unvorhergesehenen Verhinderung möglich (z. B. Verkehrsbehinderung, plötzliche Krankheit). Geplante Urlaube oder Fortbildungen sind keine unvorhersehbaren Verhinderungen. Eine formularmäßige Vereinbarung, die versprochene Leistung zu ändern oder von ihr abzuweichen (Vertreter erbringt Leistung), ist nur wirksam, wenn diese Änderung unter Berücksichtigung der Interessen des Wahlarztes für den Patienten zumutbar ist. Steht die Verhinderung des Wahlarztes etwa bereits zum Zeitpunkt des Abschlusses der Wahlleistungsvereinbarung fest, so kann die Wahlleistungsvereinbarung von Beginn an die Absicht des Patienten nicht erfüllen. Die von ihm mit dem Abschluss der Wahlleistungsvereinbarung bezweckte Sicherung der besonderen Erfahrung und Kompetenz des Wahlarztes ist bereits zum Zeitpunkt des Vertragsschlusses objektiv unmöglich. Resultat wäre eine Änderung des wesentlichen Inhalts des Wahlarztvertrags, die dem Patienten nicht zumutbar ist. Zulässig sind folglich nur Klauseln, in denen der Eintritt des Vertreters auf die Fälle beschränkt ist, in denen die Verhinderung des Wahlarztes zum Zeitpunkt des Abschlusses der Wahlleistungsvereinbarung nicht bereits feststand.

Für den Fall einer bereits feststehenden Abwesenheit kann mit dem Patienten eine individuelle Stellvertretervereinbarung geschlossen werden. Dem Patient sind folgende Wahlmöglichkeiten anzubieten:

- Verschiebung (sofern möglich) der zu erbringenden Leistung bis zur Rückkehr oder bis zum Wegfall der Verhinderung des Wahlarztes
- Durchführung aller künftigen Leistungen durch jeweils geeignete Ärzte als allgemeine Behandlungsleistungen ohne wahlärztliche Leistungen
- Erbringung der Leistungen unter Beibehaltung des Vergütungsanspruchs durch den ständigen ärztlichen Vertreter

Entscheidet sich der Patient für die dritte Alternative, so ist diese Zusage ausdrücklich schriftlich zu erteilen.

4.10.3 Nichtärztliche Wahlleistungen

Für nichtärztliche Wahlleistungen gibt es keine gesetzlich definierte Gebührenordnung. Unangemessen hohe Entgelte sind nach § 17 Abs. 1 Satz 3 KHEntgG nicht zulässig. Werden unangemessen hohe Entgelte verlangt, kann der Verband der privaten Krankenversicherung die Herabsetzung auf eine angemessene Höhe verlangen und bei Ablehnung der Herabsetzung den Zivilrechtsweg bestreiten (§ 17 Abs. 1 Satz 5 KHEntgG). Um Transparenz darüber herzustellen, was im Bereich Unterkunft ein angemessenes Entgelt ist, nutzen die Deutsche Krankenhausgesellschaft und der Verband der privaten Krankenversicherung die Option des § 17 Abs. 1 Satz 4 KHEntgG und haben eine Empfehlung zur Bemessung der Entgelte für nichtärztliche Wahlleistungen vereinbart. Der mögliche Preis für die Wahlleistung Unterkunft setzt sich aus einer Basiskomponente (Grundzuschlag für Zweibett- oder Einbettzimmer) sowie diversen Komfortelementen (z. B. Sanitärzone, Größe und Ausstattung des Zimmers) zusammen.

Im Basisbereich ist zu beachten, dass Zuschläge nur abgerechnet werden können, wenn die Leistung keine Regelleistung des Krankenhauses darstellt. Ist beispielsweise im Krankenhaus ein Zweibettzimmer Standard, können hierfür keine Zuschläge verrechnet werden. Lediglich das Einbettzimmer stellt dann eine Wahlleistung dar.

4.11 Belegärztliche Leistungen

Belegärzte sind nicht am Krankenhaus angestellte Vertragsärzte, die berechtigt sind, ihre Patienten (Belegpatienten) im Krankenhaus unter Inanspruchnahme der hierfür bereitgestellten Dienste, Einrichtungen und Mittel vollstationär oder teilstationär zu behandeln, ohne hierfür vom Krankenhaus eine Vergütung zu erhalten (§ 121 Abs. 1 SGB V, § 18 Abs. 1 KHEntgG). Für belegärztlich versorgte Patienten existieren spezielle Fallpauschalen (Bewertungsrelationen bei Versorgung bei Belegabteilungen). Mit diesen werden die Aufwendungen für den Pflegedienst, die Versorgung der Patienten und die Inanspruchnahme der Krankenhauseinrichtung vergütet. Nicht einkalkuliert sind die ärztlichen Leistungen, da der Belegarzt seine Vergütung bei gesetzlich versicherten Patienten auf Basis des Einheitlichen Bewertungsmaßstabs (EBM) aus der Gesamtvergütung für die vertragsärztliche Versorgung erhält. Bei Privatpatienten erfolgt die Abrechnung auf Basis der um 15 % geminderten Sätze der GOÄ.

§ 121 Abs. 5 SGB eröffnet die Möglichkeit, dass Krankenhäuser mit Belegärzten Honorarverträge schließen, sodass der Belegarzt nicht aus der gesamtärztlichen Vergütung honoriert wird. Gem. § 18 Abs. 3 KHEntgG rechnet das Krankenhaus in diesem Fall 80 % der Fallpauschale des Katalogs »Bewertungsrelationen bei Versorgung durch Hauptabteilungen« ab.

4.12 Teilstationäre Leistungen

Teilstationäre Leistungen werden mit tagesbezogenen teilstationären Fallpauschalen oder mit Entgelten abgerechnet, die krankenhausindividuell vereinbart werden (§ 6 FPV). Werden Patienten, für die zuvor eine vollstationäre DRG-Fallpauschale abrechenbar war, zur teilstationären Behandlung in dasselbe Kran-

59

kenhaus wieder aufgenommen oder wechseln sie in demselben Krankenhaus von der vollstationären Versorgung in die teilstationäre Versorgung, kann erst nach dem dritten Kalendertag ab Überschreiten der abgerundeten mittleren Verweildauer ein Entgelt für die teilstationäre Leistung berechnet werden. Die bis dahin erbrachten teilstationären Leistungen sind mit der zuvor abgerechneten Fallpauschale abgegolten. Wurden bei der Abrechnung der vollstationären Fallpauschale Abschläge wegen Verlegung oder Unterschreitung der unteren Grenzverweildauer vorgenommen, kann für jeden teilstationären Behandlungstag ein Entgelt berechnet werden, höchstens jedoch bis zur Anzahl der vollstationären Abschlagstage. Tagesbezogene teilstationäre Entgelte für Leistungen der Onkologie, der Schmerztherapie, der HIV-Behandlung, für Dialysen sowie für Leistungen, die im Anschluss an die Abrechnung einer expliziten Ein-Belegungstag-DRG erbracht werden, sind immer abrechenbar.

4.13 Abrechnungsprüfung

Zuständig für die Prüfung ist der Medizinische Dienst der Krankenversicherung (MDK), welcher diverse Sachverhalte prüft:

Primäre Fehlbelegung: Prüfungsinhalt ist die Frage, inwieweit eine vollstationäre Behandlung medizinisch notwendig gewesen ist, also inwiefern das Behandlungsziel nicht auch durch eine andere Behandlungsform erreicht werden hätte können. Die Prüfer müssen dabei die vorausschauende (»ex ante«) Sichtweise des aufnehmenden Krankenhausarztes einnehmen, d. h. nicht der tatsächliche Behandlungsverlauf ist für die Beurteilung der Notwendigkeit maßgebend, sondern die Krankheitssituation, wie sie sich zu Beginn der vollstationären Krankenhausbehandlung dargestellt hat.

Sekundäre Fehlbelegung: Geprüft wird, ob die Dauer des Krankenhausaufenthalts angemessen war. Insbesondere erfolgt eine Prüfung, ob Patienten, die nahe der unteren Grenzverweildauer entlassen wurden, nicht auch schon frühzeitiger hätten entlassen werden können. Für Krankenhäuser besteht grundsätzlich der ökonomische Anreiz, die Schwelle nicht zu unterschreiten, da ansonsten hohe Verweildauerabschläge hinzunehmen sind.

Korrektheit der Abrechnung und der Kodierung: Der MDK prüft unter anderem, inwieweit Nebendiagnosen tatsächlich vorhanden waren, eine Nebendiagnose unzulässigerweise als Hauptdiagnose erfasst wurde, um das Entgelt zu erhöhen, und inwieweit andere Faktoren wie das Körpergewicht korrekt erfasst wurden.

Abrechnung von Zusatzentgelten: Wurden die Zusatzentgelte zu Recht und korrekt abgerechnet und tatsächlich erbracht?

Fallzusammenführung: Wurden Fallzusammenführungen richtig vorgenommen?

Abgrenzung von kosmetischen und medizinischen Behandlungsindikationen: Die Gesetzliche Krankenkasse erstattet nur für medizinische Behandlungsindikationen die Kosten, kosmetische Leistungen dürfen nicht als »medizinisch notwendige« Leistungen abgerechnet werden. Die Prüfungen des MDK können entweder verdachtsabhängig (Einzelfallprüfung) oder verdachtsunabhängig (Stichprobenprüfung) durchgeführt werden.

Man unterscheidet verdachtsabhängige und verdachtsunabhängige Prüfungen des MDK:

Verdachtsabhängige Einzelfallprüfungen des MDK werden auf Grundlage von § 275 SGB V durchgeführt. Die Prüfung ist spätestens sechs Wochen nach Eingang der Abrechnung bei der Krankenkasse einzuleiten und durch den MDK dem Krankenhaus anzuzeigen (§ 275 Abs. 1c Satz 2 SGB V). Führt die Prüfung nicht zu einer Minderung des Abrechnungsbetrags, muss die Krankenkasse dem Krankenhaus eine Aufwandspauschale in Höhe von 300 € erstatten (§ 275 Abs. 1c Satz 3 SGB V).

Verdachtsunabhängige Prüfungen finden auf Grundlage von § 17c KHG statt. Die Stichproben können sich auf bestimmte Organisationseinheiten oder bestimmte Prozeduren und Entgelte beziehen. Das Krankenhaus muss dem MDK die dafür erforderlichen Unterlagen einschließlich der Krankenunterlagen zur Verfügung stellen und die erforderlichen Auskünfte erteilen. Bei Feststellung von fehlerhaften Abrechnungen sind die Ursachen und der Umfang der Fehlabrechnung festzustellen. Dabei ist auch zu prüfen, ob es neben überhöhten auch zu niedrige Abrechnungen gibt. Ziel ist die Durchführung eines pauschalierten Ausgleichsverfahrens, um eine Erstattung und Nachzahlung im Einzelfall zu vermeiden. Wurden DRG-Fallpauschalen grob fahrlässig zu hoch abgerechnet, sind der Differenzbetrag und ein zusätzlicher Betrag in selber Höhe zu erstatten. Auch dies kann in das pauschalierte Ausgleichsverfahren eingebunden werden.

4.14 Pauschalierende Entgelte in der Psychiatrie und Psychosomatik

§ 17d KHG sieht die Einführung eines leistungsorientierten und pauschalierten Vergütungssystems auf der Grundlage von tagesbezogenen Entgelten für die Psychiatrie und Psychosomatik vor. Die Bezeichnung für das neue System lautet PEPP, diese Abkürzung steht für »Pauschalierende Entgelte für Psychiatrie und Psychosomatik«. Die Systementwicklung und jährliche Anpassung des Systems obliegt wie beim DRG-System dem InEK.

Im Jahr 2013 bestand erstmals die Möglichkeit, freiwillig nach dem neuen System abzurechnen. Auch 2014 ist die Teilnahme noch optional. Ursprünglich sollte ab 2015 die Abrechnung nach dem PEPP-System verbindlich werden. Durch das GKV-Finanzierungs- und Qualitätsweiterentwicklungsgesetz (GKV-FQWG) wurde die verpflichtende Abrechnung nach dem neuen System jedoch um zwei Jahre nach hinten verschoben, sodass das Wahlrecht auch noch in 2015 und 2016 besteht. Bis 2018 befindet sich das System in einer budgetneutralen Übergangsphase, sodass zunächst die nach den Vorgaben der BPflV ermittelten Budgets weiterhin garantiert werden. Ab 2019 tritt eine bis 2023 dauernde Konvergenzphase in Kraft, in der die krankenhausindividuellen Basisentgeltwerte schrittweise an einen einheitlichen Landesbasisentgeltwert angeglichen werden. Das Patientenklassifikationssystem beruht auf einer tagesbezogenen Kostenkalkulation, die in einer klinisch relevanten und nachvollziehbaren Weise die behandelten Krankenhausfälle in Bezug zum Ressourcenverbrauch der Fälle setzen soll. Jeder Datensatz wird wie bei den DRGs mithilfe eines Groupers eindeutig einer Fallgruppe zugeordnet.

Für das PEPP-System sind die Begriffe »Strukturkategorie«, »Basis-PEPP« und »PEPP« von elementarer Bedeutung. Eine Strukturkategorie (SK) wird vornehmlich über strukturelle Kriterien wie die behandelnde Fachabteilung definiert. Eine Basis-PEPP wird grundsätzlich durch eine definierte Liste von Diagnosen und Prozeduren ermittelt. Innerhalb einer Basis-PEPP unterscheiden sich die Pauschalen durch ihren Ressourcenverbrauch und werden anhand unterschiedlicher Faktoren, z. B. komplizierende Diagnosen, weitere Prozeduren oder Alter, differenziert. Eine Strukturkategorie setzt sich aus einem Buchstaben für den Behandlungsbereich sowie aus einem Zeichen für die Strukturgruppe zusammen. Behandlungsbereiche können »P« für vollstationär oder »T« für teilstationär sein. Die Strukturgruppen bilden mit »0« die Prä-PEPP, mit »K« die Kinder- und Jugendpsychiatrie, mit »P« die Psychosomatik und mit »A« die Psychiatrie ab. »F« steht für eine Fehler-PEPP. Beim dritten und vierten Zeichen wird die Diagnosegruppe angegeben. Aus dem fünften Zeichen lässt sich der Ressourcenverbrauch ersehen. Hat die Basis-PEPP keine Unterteilung, so ist dort wie im DRG-System ein »Z« angegeben. Für Fallgruppen mit unterschiedlichem Ressourcenverbrauch sind bis zu vier Stufen (Buchstaben »A« bis »D«) möglich. Mithilfe der Strukturkategorien will man den unterschiedlichen Kostenstrukturen der verschiedenen Behandlungsformen gerecht werden. Die Zuordnung erfolgt dabei auf Basis des Aufnahmegrundes (teilstationär oder vollstationär) sowie anhand des Fachabteilungsschlüssels. Wird ein Patient in der Fachabteilung Kinder- und Jugendpsychiatrie behandelt, erfolgt die Einordnung in die Strukturkategorie Kinder- und Jugendpsychiatrie. In die Strukturkategorie Psychosomatik fallen alle Fälle mit vollständigem oder überwiegendem Aufenthalt in der Fachabteilung Psychosomatik. Zur Strukturkategorie Psychiatrie zählen Behandlungen ohne die Strukturkategorie Kinder- und Jugendpsychiatrie und ohne Psychosomatik. Prä-PEPPs werden für besonders kostenintensive Fälle festgelegt. Ein solches Merkmal ist bspw. eine besonders umfangreiche Eins-zu-eins-Betreuung während des stationären Aufenthalts. Die Zuordnung zu Fehler-PEPPs basiert auf fehlerhaften oder nicht gruppierbaren Konstellationen. Reste-PEPP sind darüber hinaus für Fälle eingerichtet, die entweder nur eine neuropsychiatrische Nebendiagnose und keine entsprechende Hauptdiagnose oder gar keine neuropsychiatrische Diagnose aufweisen. Diese enden mit »98Z« bzw. »99Z« (vgl. Neumaier und Kuhn-Thiel 2013, S. 18 ff.).

Im PEPP-Entgeltkatalog werden für jede Fallgruppe die relativen Bewertungsgewichte pro Tag angegeben. Zur Berechnung des Tagesentgelts wird dieser Wert mit dem krankenhausindividuellen und später mit dem landeseinheitlichen Basisentgeltwert multipliziert.

Die Krankenhäuser erhalten jedoch nicht für jeden Tag das identische Entgelt, vielmehr liegt ein abgestufter degressiver Verlauf vor. Die durchschnittlichen Tageskosten von Patienten mit kurzen Liegezeiten fallen höher aus als die von Patienten mit längerer Verweildauer. Daher besteht die Möglichkeit, Bewertungsrelationen für bis zu fünf Vergütungsstufen in den Entgeltkatalog aufzunehmen. Als Abrechnungstag gelten ab dem Aufnahmetag alle Kalendertage ohne den Entlassungstag.

Zur Veranschaulichung der Bildung des Rechnungsbetrags dient nachfolgendes Beispiel:

Mittels des Groupers wurde bei einem Patienten die PEPP P003B ermittelt (»Erhöhter Betreuungsaufwand bei Erwachsenen, Eins-zu-eins-Betreuung mit sehr hohem Aufwand«). Die Verweildauer betrug 50 Tage, das krankenhausindividuelle Basisentgelt ist 300 €.

Für diese PEPP sind insgesamt drei Vergütungsstufen vorgesehen:

- Stufe 1: Verweildauertage 1 bis 21, Bewertungsrelation pro Tag von 2,9281
- Stufe 2: Verweildauertage 22 bis 39, Bewertungsrelation pro Tag von 1,3886
- Stufe 3: ab Verweildauertag 40, Bewertungsrelation pro Tag von 0,9822

Das Entgelt berechnet sich wie folgt:

- Vergütungsstufe 1: $21 \times 2{,}9281 \times 300\,€ = 18\,447{,}03\,€$
- Vergütungsstufe 2: $(39 - 21) \times 1{,}3886 \times 300\,€ = 7498{,}44\,€$
- Vergütungsstufe 3: $(50 - 39) \times 0{,}9822 \times 300\,€ = 3241{,}26\,€$

In Summe ergibt sich damit ein Rechnungsbetrag in Höhe von 29 186,73 €.

5   Ambulante Versorgung am Krankenhaus

Primäre Aufgabe eines Krankenhauses ist die stationäre Versorgung von Patienten. Trotz allem existieren zahlreiche Möglichkeiten für Kliniken, ambulant tätig zu werden. Hierunter fallen vor allem:

- Notfallbehandlungen (§ 76 SGB V)
- Ambulantes Operieren (§ 115b SGB V)
- Ambulante Behandlung bei Unterversorgung (§ 116a SGB V)
- Ambulante spezialfachärztliche Versorgung (§ 116b SGB V)
- Hochschulambulanzen (§ 118 SGB V)
- Psychiatrische Institutsambulanzen (§ 119 SGB V)

Zudem können Krankenhausärzte im Rahmen von Ermächtigungsambulanzen (§ 116 SGB V) ambulante Leistungen erbringen. Weiterhin bieten Chefärzte im Rahmen einer Chefarztambulanz oftmals in Form einer Privatambulanz ambulante Behandlungen für Privatpatienten an. Gesetzlich versicherte Patienten können in der Chefarztambulanz nur behandelt werden, sofern der Arzt für die Versorgung eine Ermächtigung hat. Bei Privatpatienten bestehen dagegen keine Einschränkungen. Sowohl bei der Ermächtigungsambulanz als auch bei einer Chefarztambulanz erfolgt die Leistungserbringung durch den Arzt selbst, während bei den anderen oben genannten Leistungen das Krankenhaus der Leistungsanbieter ist.

5.1   Institutsambulanzen

In der Praxis wird häufig der Begriff »Institutsambulanz« verwendet. Damit ist gemeint, dass für das Krankenhaus die Möglichkeit besteht, ambulante Leistungen zu erbringen. Ohne ausdrückliche Genehmigung ist nach § 76 Abs. 1 SGB V eine ambulante Notfallversorgung durch Krankenhäuser möglich. Ein Recht zur Erbringung und damit zur Abrechnung von Leistungen besteht nur im Notfall, nicht jedoch für Leistungen, die für Nichtnotfallpatienten erbracht wurden.

Ausnahmsweise ist eine ambulante Behandlung durch Krankenhäuser basierend auf § 116a SGB V dann möglich, wenn der Zulassungsausschuss eine Unterversorgung festgestellt hat.

Mit § 116b SGB V wird die Möglichkeit eröffnet, ambulante spezialfachärztliche Leistungen anzubieten. Die ambulante spezialfachärztliche Versorgung umfasst die Diagnostik und Behandlung komplexer, schwer therapierbarer Krankheiten, die je nach Krankheit eine spezielle Qualifikation, eine interdisziplinäre Zusammenarbeit und besondere Ausstattungen erfordern. Hierunter fallen beispielsweise:

- Schwere Verlaufsformen von Erkrankungen mit besonderen Krankheitsverläufen, z. B. in der Onkologie oder bei HIV/AIDS
- Seltene Erkrankungen und Erkrankungszustände mit entsprechend geringen Fallzahlen (z. B. Tuberkulose, Mukoviszidose)
- Hochspezialisierte Leistungen (z. B. Brachytherapie)

Der Gemeinsame Bundesausschuss legt Richtlinien über personelle und sachliche Anforderungen fest, die erfüllt sein müssen, um spezialfachärztliche Leistungen anbieten zu dürfen. Die beabsichtigte Erbringung ist gegenüber dem erweiterten Zulassungsausschuss (Landesausschuss nach § 90 Abs. 1 SGB V, erweitert um Vertreter der Krankenhäuser) anzuzeigen.

§ 117 SGB V erlaubt es Hochschulkliniken, innerhalb sog. Hochschulambulanzen ambulante Leistungen zu erbringen. Begründet ist dies dadurch, dass Medizinstudenten auch für eine spätere mögliche Tätigkeit als niedergelassener Arzt ausgebildet werden müssen. Der Zulassungsausschuss (§ 96 SGB V) ist daher verpflichtet, auf Verlangen von Hochschulkliniken diese zur ambulanten ärztlichen Behandlung zu ermächtigen. Die Ermächtigung ist so zu gestalten, dass die Hochschulambulanzen die Untersuchung und Behandlung in dem für Forschung und Lehre erforderlichen Umfang durchführen können.

Auf Basis von § 118 SGB V ist eine ambulante Leistungserbringung im Rahmen von psychiatrischen Institutsambulanzen möglich. Psychiatrische Krankenhäuser sind vom Zulassungsausschuss zur ambulanten psychiatrischen und psychotherapeutischen Versorgung der Versicherten zu ermächtigen. Die Behandlung ist auf diejenigen Versicherten auszurichten, die wegen Art, Schwere oder Dauer ihrer Erkrankung oder wegen zu großer Entfernung zu geeigneten Ärzten auf die Behandlung durch diese Krankenhäuser angewiesen sind. Allgemeinkrankenhäuser mit selbstständigen, fachärztlich geleiteten psychiatrischen Abteilungen mit regionaler Versorgungsverpflichtung sind zur psychiatrischen und psychotherapeutischen Behandlung von zwischen dem Spitzenverband Bund der Krankenkassen, der Deutschen Krankenhausgesellschaft und der Kassenärztlichen Bundesvereinigung definierten Gruppe von Kranken ermächtigt. Diese genannten Parteien legen in einem Vertrag die Gruppe psychisch Kranker fest, die wegen der Art, Schwere oder Dauer der Erkrankung einer ambulanten Behandlung durch die Allgemeinkrankenhäuser bedürfen. Dies gilt auch für psychosomatische Krankenhäuser und Allgemeinkrankenhäuser mit selbstständig, fachärztlich geleiteten psychosomatischen Abteilungen mit regionaler Versorgungsverpflichtung.

5.2   Ambulantes Operieren

Ambulantes Operieren hat zum Ziel, nicht notwendige vollstationäre Krankenhausbehandlungen zu vermeiden, um eine patientengerechte und wirtschaftliche Versorgung zu sichern. Die Krankenkassen, die Deutsche Krankenhausgesellschaft und die Kassenärztliche Vereinigung vereinbaren einen Katalog ambulant durchzuführender Operationen und stationsersetzender Maßnahmen (= Maßnahmen, durch die ein stationärer Aufenthalt im Krankenhaus überflüssig wird). Beispiele für ambulante Operationen sind Staroperationen am Auge oder Eingriffe am Meniskus.

Grundlagen des ambulanten Operieren sind § 115b SGB V sowie der AOP-Vertrag (Ambulantes Operieren und sonstige stationsersetzende Eingriffe im Krankenhaus). Krankenhäuser sind zum ambulanten Operieren in den Leistungsbereichen zugelassen, in denen sie auch stationäre Leistungen erbringen. Erforderlich ist lediglich eine Mitteilung an die zuständigen Landesverbände der Krankenkassen, die Verbände der Ersatzkassen, die Kassenärztliche Vereinigung sowie den Zulassungsausschuss. In dieser Mitteilung sind die entsprechenden abteilungsbezogenen Leistungsbereiche und einzelnen Leistungen, die in diesem Krankenhaus ambulant durchgeführt werden sollen, zu benennen. Die Krankenkassen unterliegen einem Kontrahierungszwang, sie können eine ambulante Operationstätigkeit von Krankenhäusern nicht untersagen.

5.3   Ermächtigungen und Chefarztambulanzen

Krankenhausärzte können zur Teilnahme an der vertragsärztlichen Versorgung ermächtigt werden, soweit sie über eine abgeschlossene Weiterbildung verfügen. Eine Zustimmung des Trägers der Klinik ist erforderlich. Die Ermächtigung ist zu erteilen, soweit und solange eine ausreichende ärztliche Versorgung der Versicherten ohne die besonderen Untersuchungs- und Behandlungsmethoden oder Kenntnisse des Arztes nicht sichergestellt werden kann. Im Rahmen einer Chefarztambulanz ist es dem Chefarzt folglich nur möglich, gesetzlich versicherte Patienten zu versorgen, wenn er über eine Ermächtigung verfügt. Liegt diese nicht vor, ist lediglich die Behandlung von Privatpatienten möglich, da hierfür keine Beschränkung der ambulanten Leistungserbringung besteht. Eine Ermächtigung ist stets personenbezogen und muss über die zuständige Kassenärztliche Vereinigung beantragt werden. Es gilt das Prinzip der höchst persönlichen Leistungserbringung.

5.4   Medizinische Versorgungszentren

Medizinische Versorgungszentren (MVZ) sind nach § 95 Abs. 1 SGB V fachübergreifende ärztlich geleitete Einrichtungen, in denen Ärzte als Angestellte oder Vertragsärzte tätig sind. Fachübergreifend ist eine Einrichtung dann, wenn in ihr Ärzte mit verschiedenen Facharzt- oder Schwerpunktbezeichnungen (z. B. Kardiologe und Gastroenterologe) tätig sind. Arbeiten ein fachärztlicher und ein hausärztlicher Internist im MVZ, gilt dies auch als fachübergreifend. Nicht erfüllt ist das Kriterium, wenn entweder nur Ärzte der hausärztlichen Arztgruppe tätig sind (Allgemeinärzte, praktische Ärzte, hausärztliche Internisten) oder wenn nur Ärzte und/oder Psychotherapeuten der psychotherapeutischen Arztgruppe mit überwiegender oder ausschließlicher psychotherapeutischer Tätigkeit der Einrichtung angehören.

Das MVZ muss ärztlich geleitet sein. In medizinischen Fragen hat der ärztliche Leiter weisungsfrei zu sein, weiterhin muss er im MVZ als Vertragsarzt oder angestellter Arzt tätig sein. Sind in dem MVZ Angehörige unterschiedlicher Berufsgruppen tätig, die an der vertragsärztlichen Versorgung teilnehmen (Ärzte und Psychotherapeuten), ist eine kooperative Leitung aus einem ärztlichen und einem psychotherapeutischen Leiter möglich. Als Gründer Medizinischer Versorgungszentren sind auch Krankenhäusern zugelassen (§ 95 Abs. 1a SGB V). Mögliche Rechtsformen sind die Personengesellschaft, die eingetragene Genossenschaft und die Gesellschaft mit beschränkter Haftung.

Durch Beteiligung oder Gründung eines Medizinischen Versorgungszentrums wird Krankenhäusern ein Marktzugang zur ambulanten Versorgung eröffnet. Ein MVZ kann deshalb als eine wettbewerbsorientierte strategische Geschäftseinheit eines Krankenhauses betrachtet werden, die dazu dient, eine Verbesserung der Wettbewerbsposition gegenüber den Mitbewerbern im stationären Bereich zu erreichen. Zur Gründung können entweder freie Sitze übernommen, Sitze käuflich erworben oder Ärzte, die einen Sitz mit einbringen, als Angestellte beschäftigt werden. Die unternehmerische Tätigkeit liegt beim MVZ, möglicherweise anfallende Gewinne können an den Krankenhausträger abgeführt werden.

Ein weiteres Ziel der Gründung oder Beteiligung an einem MVZ ist, dass der zunehmenden Ambulantisierung von Leistungen und der geforderten Verzahnung der Behandlung über die Sektorengrenzen hinweg besser Rechnung getragen werden soll. Dadurch wird einerseits der eintretende Nachfrageverlust durch den Wegfall bestimmter stationärer Leistungen teilweise kompensiert, andererseits kann eine patientenfreundliche und oftmals wirtschaftlichere Versorgung angeboten werden. Mit der Vernetzung von personellen und apparativen Strukturen soll eine Optimierung der Kostenstruktur erfolgen. Mithilfe von MVZs ist es denkbar, einen Teil der prä- und postoperativen Leistungen in das MVZ zu verlagern. Kostenintensive stationäre Behandlungstage werden so vermieden.

Unabhängig von teils bestehenden ökonomischen Interessen ist es oftmals auch ein Anliegen von Krankenhäusern, eine qualitativ hochwertige, ambulante Versorgung zu sichern, da diese insbesondere in ländlichen Regionen infolge des Ärztemangels ansonsten nicht dauerhaft gewährleistet werden kann.

MVZs sichern zudem Zuweisungen ab. Einer stationären Behandlung geht regelmäßig eine hausärztliche oder fachärztliche Behandlung voraus, die niedergelassenen Ärzte haben eine »Lotsenfunktion«. Ärzte eines von einem Krankenhaus betriebenen MVZ werden im Normalfall auch eine Behandlung im eigenen Krankenhaus empfehlen. Nach der stationären Behandlung ist eine Rückführung in den ambulanten Bereich problemlos gewährleistet, dies trägt zur Erlösabsicherung bei. Patienten können so über die eigentliche Leistung des Krankenhauses hinaus an dieses gebunden werden.

5.5   Vergütung

Die ambulanten Leistungen ermächtigter Krankenhausärzte sowie von ermächtigten Einrichtungen werden gem. § 120 Abs. 1 SGB V nach den für Vertragsärzte geltenden Grundsätzen aus der vertragsärztlichen Gesamtvergütung entlohnt. Die mit den Leistungen verbundenen allgemeinen Praxiskosten, die durch die Anwendung von ärztlichen Geräten entstehenden Kosten sowie die sonstigen Sachkosten sind mit den Gebühren abgegolten, soweit im Einheitlichen Bewertungsmaßstab (EBM) nichts Abweichendes bestimmt ist. Bei öffentlich geförderten Krankenhäusern ist die Vergütung um einen Investitionskostenabschlag von 10 % zu kürzen (§ 120 Abs. 3 Satz 2 SGB V). Die den ermächtigten Krankenhausärzten zustehende Vergütung wird für diese vom Krankenhausträger mit der Kassenärztlichen Vereinigung abgerechnet und nach Abzug der anteiligen Verwaltungskosten sowie der dem Krankenhaus entstehenden Kosten (Praxiskosten, sonstige Sachkosten) an die berechtigten Krankenhausärzte weitergeleitet. Zur Ermittlung der Kostenerstattung wird üblicherweise der DKG-NT (Deutsche Krankenhausgesellschaft – Normaltarif) verwendet. Für Notfallleistungen gilt ebenso der EBM unter Berücksichtigung des 10%igen Abschlags.

Hochspezialisierte Leistungen werden auf Basis des EMB mithilfe des regionalen Punktwerts vergütet. Bei öffentlich geförderten Krankenhäusern ist ein Investitionskostenabschlag in Höhe von 5 % vorzunehmen. Vorgesehen ist, eigene diagnosebezogene Gebührenpositionen im EBM zu entwickeln, auf deren Basis künftig eine Abrechnung erfolgen soll. Die Vergütung erfolgt direkt durch die Krankenkassen.

Die Leistungen der Hochschulambulanzen sowie der psychiatrischen Institutsambulanzen werden ebenso unmittelbar von der Krankenkasse vergütet. Die Vergütung wird von den Landesverbänden der Krankenkassen und den Verbänden der

Ersatzkassen gemeinsam und einheitlich mit dem Leistungserbringer vereinbart. Sie muss die Leistungsfähigkeit der psychiatrischen Institutsambulanz bei wirtschaftlicher Betriebsführung gewährleisten. Bei der Vergütung der Leistungen der Hochschulambulanzen soll eine Abstimmung mit den Entgelten für vergleichbare Leistungen erfolgen. Bei Hochschulambulanzen an öffentlich geförderten Krankenhäusern ist ein Investitionskostenabschlag zu berücksichtigen. Eine Pauschalierung der Vergütung ist möglich.

Ambulantes Operieren wird auf Basis von § 7 des AOP-Vertrags vergütet. Grundlage für die Vergütung ist die für den Standort geltende regionale Euro-Gebührenordnung nach § 87a Abs. 2 SGB V. Die Vergütung erfolgt außerhalb der morbiditätsorientierten Gesamtvergütung direkt durch die Krankenkassen. Sie wird im Regelfall mit folgenden Schritten bestimmt (vgl. Raab 2013, S. 26):

- Ermittlung der abrechnungsfähigen Positionen im Einheitlichen Bewertungsmaßstab (hierunter fallen die Hauptleistung, die prä- und postoperativen Leistungen sowie die Anästhesie)
- Bestimmung des Honorarvolumens (EBM-Punkt multipliziert mit Punktwert)
- Ermittlung der Vergütung für Laborleistungen
- Errechnung der Zwischenhonorarsumme anhand der vorgenannten Positionen
- Berechnung der Sachmittelpauschale (7 % der Honorarzwischensumme)
- Ergänzende Abrechnung der in § 9 des AOP-Vertrags aufgeführten Sachkosten, welche im Einzelfall mehr als 12,50 € kosten
- Ergänzende Abrechnung von Arzneimitteln, deren Einkaufspreis nach Lauertaxe je Behandlungsfall einen Wert von 40 € überschreiten (bezahlt wird der Apotheken-Einkaufspreis abzüglich 25 % zuzüglich der Umsatzsteuer)

Medizinische Versorgungszentren werden bei gesetzlich versicherten Patienten auf Basis des EBM vergütet. Der EMB bestimmt nach § 87 Abs. 2 SGB V den Inhalt der abrechnungsfähigen Leistungen und ihr wertmäßiges, in Punkten ausgedrücktes Verhältnis zueinander. Die Umrechnung in eine Euro-Gebührenordnung erfolgt mithilfe eines zwischen den Krankenkassen und den regional zuständigen Kassenärztlichen Vereinigungen vereinbarten regionalen Punktwerts. Dieser basiert auf einem bundesweit durch den Bewertungsausschuss (besteht aus jeweils drei Vertretern des GKV-Spitzenverbands und der Kassenärztlichen Bundesvereinigung) jährlich festgelegten Orientierungspunktwerts (im Jahr 2014: 10,13 Cent je Punkt). Die sich so ergebenden Werte sind die Grundlage für einen Großteil der erbrachten Leistungen. Die vollen Sätze werden vergütet, sofern das arztbezogene Regelleistungsvolumen nicht überschritten wird. Dieses ist die vom Arzt in einem Quartal maximal abrechenbare Leistungsmenge zum festen Regelpunktwert. Das Regelleistungsvolumen ergibt sich aus einer Pauschale in Euro, die der Arzt für einen Patienten unabhängig vom tatsächlichen Behandlungsbedarf je Quartal bekommt, multipliziert mit der Fallzahl des Arztes. Bei besonders hohen Fallzahlen werden für die erhöhten Fallzahlen nur abgestaffelte Pauschalen in die Berechnung des Regelleistungsvolumens des Arztes einbezogen. Das Budget des Arztes, innerhalb dessen volle Punktwerte bezahlt werden, kann noch durch qualifikationsgebundene Zusatzvolumina erhöht werden. Hierunter fallen spezialisierte Leistungen, die nur ein Teil der Ärzte erbringt (z. B. Bronchoskopie).

Manche Leistungen, z. B. Früherkennungsuntersuchungen, werden generell außerhalb des Regelleistungsvolumens zu festen Euro-Gebührenordnungssätzen vergütet. Darüber hinaus erhalten die Leistungserbringer Honorare für Vorwegabzüge (z. B. Ärztlicher Bereitschaftsdienst) nach festen Euro-Gebührenordnungssätzen.

Für Privatpatienten ist die Gebührenordnung für Ärzte Abrechnungsgrundlage (▶ Kap. 4.10.2).

6 Finanz- und Medizincontrolling

6.1 Abgrenzung und Aufgaben

Analog zu den Funktionen in anderen Wirtschaftsunternehmen erfüllt das *Finanzcontrolling* im Krankenhaus zahlreiche Aufgaben der Steuerung und Koordination. Diese finden sowohl innerhalb des Finanzbereichs selbst als auch in der Schnittstelle zwischen Medizinbetrieb, Verwaltung und Geschäftsführung bzw. Klinikleitung statt. Die Aufgaben des Finanzcontrollings im Krankenhaus lassen sich wie folgt zusammenfassen:

- Ableitung und Definition von Fachabteilungszielen (Unterzielen) aus den Gesamtzielen des Krankenhauses
- Gestaltung und Überwachung der finanziellen Jahres- und Mehrjahresplanung, insbesondere der Steuerung der mit den Kostenträgern vereinbarten Leistungsbudgets
- Etablierung geeigneter Hochrechnungsmethoden, einschließlich der Berücksichtigung etwaiger Mehr- und Mindererlösausgleiche
- Liquiditätsüberwachung einschließlich von Maßnahmen zur Liquiditätssicherung
- Koordination von Investitionsentscheidungen inkl. der Verwendung pauschaler Fördermittel und der Beantragung eventueller Einzelfördermittel
- Vorbereitung und Begleitung der jährlichen Entgeltverhandlungen des Krankenhauses mit den Kostenträgern
- Vorbereitung und Teilnahme an der jährlichen DRG-Nachkalkulation des InEK
- Informationsaufbereitung für die Geschäftsleitung und andere Interessensgruppen

Für ein Krankenhaus gelten verschiedene Sonderregelungen, die zum Teil in eigenen rechtlichen Normen, z.B. der Krankenhausbuchführungsverordnung (KHBV), geregelt sind. Diese berücksichtigen u. a. auch die Besonderheit der dualen Finanzierung von Krankenhäusern, welche z.B. buchhalterisch die Erstellung einer Fördermittelbilanz erforderlich machen.

Besondere Herausforderung des Finanzcontrollings im Krankenhaus ist die inhaltlich korrekte und für die Steuerung aussagekräftige Zusammenführung von Erlös- und Kostendaten mit den medizinischen Leistungsdaten, die im besten Fall in einer Kostenträgerrechnung mündet. Daneben unterscheidet man auch im Krankenhaus Kostenarten, die in der KHBV festgelegt sind, und Kostenstellen, welche definieren, wo Kosten angefallen sind (z.B. Normalstation, OP).

Das Finanzcontrolling ist in der Regel als eigene Abteilung bzw. als Bereich innerhalb des Finanz- und Rechnungswesens organisiert.

Ergänzend zu den Aufgaben des Finanzcontrollings kümmert sich das *Medizincontrolling* um die Bewertung und Steuerung von medizinischen Leistungen und Ablaufprozessen im Krankenhaus. Mit der Einführung des DRG-Systems sind die Herausforderungen für Krankenhäuser erheblich gestiegen. Zum einen müssen die medizinischen Leistungen vollständig und korrekt dokumentiert und kodiert werden, zum anderen zwingt die weitgehend pauschale DRG-Vergütung die Kliniken, die Verweildauer durch Prozessoptimierung konsequent zu optimieren.

Die Aufgaben des Medizincontrollings im Krankenhaus lassen sich wie folgt zusammenfassen:

- Optimierung der medizinischen Dokumentation (Qualität der Diagnosen- und Prozedurenkodierung, Verlaufsdokumentation)
- Vorbereitung und Begleitung von MDK-Prüfungen
- Verbesserung der internen Kommunikation zwischen Medizinbetrieb und Administration
- Analyse der Leistungsdaten und Bereitstellung von Auswertungen
- Funktion als interner Berater im ärztlichen Bereich (Budgetierung, Dokumentation, Leistungsplanung)
- Optimierung der EDV-Technologie (Implementierung med. Software, elektronische Datenerfassung/Kodierung und Bereitstellung)
- Durchführung komplexer Analysen (Leistungsspektrum, Wettbewerbssituation, medizinische Entwicklung)
- Unterstützung bei der Umsetzung gesetzlicher Vorgaben (Krankenhausstatistiken, externe Qualitätssicherung)

Das Medizincontrolling ist häufig als eigene Abteilung oder Stabsstelle organisiert und wird nicht selten von einem Arzt oder Pflegemanager (pflegerische Ausbildung in Verbindung mit betriebswirtschaftlicher Zusatzqualifikation) geleitet. Es bedarf einer umfassenden und übergreifenden Kompetenz im Bereich der Medizin, welche eine gute Orientierung in allen medizinischen Fachgebieten ermöglicht.

6.2   Berichtswesen

Das Berichtswesen im Krankenhaus ist eines der wichtigsten Steuerungsinstrumente im Finanz- und Medizincontrolling. Es unterscheidet unterschiedliche Ebenen.
Grundlage bildet der *Wirtschaftsplan mit damit verbundenen Monats- bzw. Quartalsberichten*. Die Planung umfasst neben einem an die Gewinn- und Verlustrechnung des Jahresabschlusses angelehnten Ergebnisplan einen Stellenplan

sowie einen Investitions- und Finanzplan. Je nach Planungsvorgehen ist der Wirtschaftsplan das Ergebnis einer detaillierten Personaleinsatzplanung und Sachkosteneinschätzung inkl. zu erwartenden Kostensteigerungen, z. B. durch Tarif- und/oder Preissteigerungen.

Weiteres zentrales Element ist die *Budgetvereinbarung inklusive eines Soll-Ist-Vergleichs von Leistungen und Erlösen*, dessen Großteil die Summe der zu erwartenden Relativgewichte ausmacht. Da für die meisten Krankenhäuser in der Realität die Entgeltverhandlungen erst unterjährig stattfinden, müssen im Rahmen der Wirtschaftsplanung zum Teil unsichere Annahmen getroffen werden, da nicht bekannt ist, ob zum Beispiel das geplante DRG-Leistungsvolumen mit den Kostenträgern überhaupt verhandelt werden kann.

Ergänzend dazu gibt es ein *DRG-Berichtswesen*, in dem ein Leistungscontrolling, ein Prozesscontrolling und ein Personal- und Sachkostencontrolling unterschieden werden können.

Das Leistungscontrolling beinhaltet die klassischen Kennzahlen der DRG-Leistungserbringung. Dies sind zunächst die Fallzahl, die Summe der Relativgewichte (Case Mix, kurz: CM) und der sog. Case Mix Index (CMI). Der Case Mix (CM) ist die Summe der von einem Krankenhaus oder einer Abteilung in einem bestimmten Zeitraum abgerechneten Relativgewichte. Werden die Effektivgewichte addiert, erhält man den effektiven CM. Der CM stellt die gewichtete Fallzahl dar: Jeder Fall geht nicht mit dem einheitlichen Faktor 1, sondern mit seiner Bewertungsrelation in die Berechnung ein.

Der Case Mix Index (CMI) beschreibt die durchschnittliche Schwere der Patientenfälle eines Krankenhauses bzw. einer Abteilung. Er wird als Quotient aus dem CM und der Anzahl der Fälle errechnet. Die Aussagekraft des CMI ist dadurch begrenzt, dass er lediglich einen Mittelwert der Fallschwere der behandelten Patienten darstellt. Über die Verteilung der verschiedenen Schweregrade sagt der CMI nichts aus. Aus dem CMI können zudem keine Schlussfolgerungen über die Wirtschaftlichkeit des Krankenhauses gezogen werden. Ein höherer CMI ist folglich kein Hinweis auf eine bessere Effizienz einer Klinik. Er ist lediglich ein Abbild der durchschnittlichen Fallschwere und damit des Ressourcenaufwands, der zur Behandlung der Fälle geleistet werden muss.

Beispiel: In einer Abteilung wurden 50 Patienten einer DRG A (Bewertungsrelation = 2,500), 30 Patienten einer DRG B (Bewertungsrelation = 2,100) und 20 Patienten einer DRG C (Bewertungsrelation = 1,400) behandelt. Der Case Mix beträgt: $50 \times 2,500 + 30 \times 2,100 + 20 \times 1,400 = 216$. Der Case Mix Index beträgt: $216/100 = 2,160$.

Die in der Abteilung behandelten 100 Patienten weisen einen gleich hohen Ressourcenverbrauch auf wie die Versorgung von 216 Patienten mit einer Bewertungsrelation von 1,0. Ein in der Abteilung behandelter Patient weist im Durchschnitt einen um 116 % höheren Ressourcenaufwand auf als die Behandlung eines »Standardpatienten« mit der Bewertungsrelation von 1,0.

73

Darüber hinaus haben sich weitere Kennzahlen etabliert:

- *Mittlere Verweildauer (MVD)*: wird durch die Division der Summe der Verweildauern der Patienten (jeweils ohne Entlassungstag) durch die Fallzahl ermittelt
- *MDK-Prüfquote*: drückt aus, wie viel Prozent der abgerechneten Fälle einer Periode einer Einzelfallprüfung des Medizinischen Dienstes der Krankenkasse unterzogen wurden

Eine Weiterentwicklung des Leistungscontrollings ist das Prozesscontrolling, mit dem man einen Bezug zwischen Leistungen (u. a. Case Mix, OP-Zeiten, Verweildauer) und Krankenhausprozessen darstellt. Beispielhaft sind zu nennen: präoperative Verweildauer, CM-Punkte je Belegungstag, OP-Minuten je CM-Punkt.

Auch im Sachkostencontrolling hat sich zunehmend durchgesetzt, den entstehenden Aufwand in Bezug zu den DRG-Leistungen zu setzen, Kennzahlen sind hier beispielsweise: medizinische Sachkosten, Kosten für Implantate bzw. Arzneimittelkosten je Case Mix-Punkt.

Im Personalbereich haben sich – neben den Case Mix-unabhängigen Kennzahlen »mittlere Personalkosten je Vollkraft« und »Vollkräfte je Bett« – in den letzten Jahren die Kennzahlen »CM-Punkte je Vollkraft Ärztlicher Dienst« und »Belegungstage je Vollkraft Pflege« etabliert.

6.3   Abteilungsergebnisrechnung

Um die auf Krankenhausebene festgelegten Gesamt- und Abteilungsziele sowie die vereinbarten Budgets steuern und erreichen bzw. einhalten zu können, sorgt eine *interne (Kosten-)Budgetierung* der einzelnen Abteilungen für eine flächendeckende Durchdringung und Transparenz in der Unternehmensführung. Diese kann in ihrer Weiterentwicklung in einer *Abteilungsergebnisrechnung* münden, welche eine mehrstufige, fachabteilungsbezogene Deckungsbeitragsrechnung darstellt. Das Ziel besteht darin, alle in einer bestimmten Periode im Krankenhaus angefallenen Kosten anhand von verursachungsgerechten Verteilungsschlüsseln den einzelnen Fachabteilungen zuzurechnen.

Hierzu ist eine mehrstufige Kostenstellenhierarchie notwendig, welche in Tabelle 6.1 dargestellt ist.

Im Rahmen eines mehrstufigen Verfahrens werden die Vorkostenstellen (nichtmedizinische bzw. medizinische Infrastruktur sowie innerbetriebliche Leistungsverrechnung (IBLV)) sukzessive auf die nachfolgenden Kostenstellen verteilt, bis alle Vorkostenstellen entlastet und sämtliche Kosten auf die Hauptkostenstellen verrechnet worden sind.

Hinsichtlich der verursachungsgerechten Verteilschlüssel stehen unterschiedliche Möglichkeiten zur Verfügung, z. B. Fallzahl, Verpflegungstage, Leistungspunkte, Anästhesieminuten, Intensivminuten, Quadratmeter.

Tab. 6.1: Kostenstellenhierarchie

Infrastruktur	Innerbetriebliche Leistungsverrechnung (IBLV)	Hauptkostenstellen
• Gebäude • Geschäftsführung • Kaufmännische Abteilungen • Haustechnik • Medizintechnik • Krankenpflegeschule • usw.	• Labor • Radiologie • Funktionsdiagnostik • Intensivstation • OP • usw.	• Chirurgie • Orthopädie • Kardiologie • Gastroenterologie • Gynäkologie • Neurologie • usw. Ausgliederung nicht relevanter Bereiche

Besondere Herausforderung stellen die Personalkosten dar, da es im medizinischen Bereich häufig vorkommt, dass ein Mitarbeiter für mehrere Kostenstellen (z. B. ein Arzt im OP, auf Intensivstation und auf Normalstation) tätig wird. Hierbei ist es erforderlich, den Tätigkeitsumfang der Mitarbeiter für die einzelnen Bereiche entweder anhand einer mitarbeiterbezogenen Zeiterfassung oder anhand von statistischen Unterlagen beziehungsweise Schätzungen zu ermitteln und dann anteilig denjenigen Kostenstellen zuzuordnen, für die die Mitarbeiter in der betrachteten Periode im Einsatz waren.

Schwierig bei der Abteilungsergebnisrechnung ist die Verteilung der DRG-Erlöse. Diese ist bei intern nicht verlegten Patienten noch leicht umzusetzen, da man die Erlöse vollständig der betreuenden Hauptkostenstelle zuordnen kann. Sobald an der Behandlung eines Patienten mehr als eine Fachabteilung beteiligt ist, stellt sich die Frage, wer welchen Anteil der DRG-Pauschale für seine erbrachte Behandlungsleistung erhält. Gängige Methode ist in vielen Kliniken, die Fälle grundsätzlich der entlassenen Fachabteilung zuzuordnen. Dies ist bei intern verlegten Patienten aber regelhaft nicht sachgerecht. Auch eine über die Verweildauer tagesgleiche Aufteilung der Erlöse an die behandelnden Hauptkostenstellen repräsentiert ebenfalls nicht den tatsächlich entstandenen Aufwand. Für die Lösung dieses Problems haben sich unterschiedliche Modelle etabliert, welche aber zu unterschiedlichen Ergebnissen führen (vgl. Rapp und Wahl 2007, S. 756 ff.).

Beispielhaft soll an dieser Stelle die Methode der aufwandskorrigierten Verweildauer (AKVD) vorgestellt werden (vgl. Sander 2006, S. 91 f.). Ausgangspunkt bildet dabei die Berechnung von sog. »Abteilungs-Case Mix-Indizes ohne interne Verlegungen«. Hierzu werden für jede Fachabtabteilung die abgerechneten, also effektiven Bewertungsrelationen ihrer nicht intern verlegten Patienten aufsummiert und durch die Anzahl der Behandlungsfälle dividiert. Dieser Abteilungs-CMI stellt den durchschnittlichen Behandlungsaufwand für die ausschließlich in dieser Abteilung behandelten Patienten dar. In einem nächsten Schritt werden für jeden intern verlegten Fall die sog. Äquivalenzverweildauern bestimmt, indem die fachabteilungsbezogenen Verweildauern je Fall mit dem jeweiligen Abteilungs-CMI bewertet werden. Die fachabteilungsbezogenen Äquivalenzverweildauern je Fall werden dann in Relation zur Gesamtsumme der Äquivalenzverweildauern eines Falles gesetzt, um den Gesamterlös prozentual auf die behandelnden Fachabteilungen aufteilen zu können.

Beispiel: Die AKVD-Methode ergibt für eine DRG mit effektiver Bewertungsrelation von 2,0 und einem Basisfallwert von 3000 € bei der Annahme von zwei internen Verlegungen angenommen das in Tabelle 6.2 dargestellte Bild.

Tab. 6.2: AKVD-Methode

Abteilung	Verweildauer (in Stunden)	CMI ohne interne Verlegungen	AKVD	CM-Anteil	CM AKVD	Zuzuordnender Anteil am Gesamterlös (in €)
Innere	100	1,0	100	19 %	0,374	1121
Chirurgie	50	1,2	60	11 %	0,224	673
Geriatrie	250	1,5	375	70 %	1,402	4206
Gesamt	400		535	100 %	2,000	6000

Nachdem die Kosten und Erlöse verursachungsgerechnet auf die einzelnen Fachabteilungen (Hauptkostenstellen) verrechnet worden sind, können dann die einzelnen Deckungsbeiträge je Fachabteilung dargestellt werden:

> Erlöse (stationäre/ambulante Leistungen, Wahlleistungen)
> – direkte Kosten (Personalkosten, med. Bedarf, sonstige Sachkosten)
> = **Deckungsbeitrag 1**
> – innerbetriebliche Leistungsverrechnung ILBV (OP, Radiologie, Funktionsbereiche usw.)
> = **Deckungsbeitrag 2**
> – Umlage der Infrastruktur (nichtmedizinisch/medizinisch)
> = **Deckungsbeitrag 3 (Ergebnis vor Abschreibungen und Zinsen, EBITDA)**
> – Abschreibungen, Zinsen, Steuern
> = **Gesamtergebnis (Gewinn/Verlust)**

Mit Bezug auf das Ziel von positiven Deckungsbeiträgen kann die Abteilungsergebnisrechnung auch als Form der Profitcenter-Rechnung gesehen werden. Jeweils ein Profitcenter (organisatorischer Teil eines Unternehmens, für den ein eigener Periodenerfolg ermittelt wird) bilden die bettenführenden Hauptkostenstellen.

6.4　Kostenträgerrechnung

Eine Weiterentwicklung der Abteilungsergebnisrechnung ist die komplexere Kostenträgerrechnung. Sie stellt hohe Anforderungen an die EDV- und Personalkapazitäten. Gleichzeitig bietet sie über die Abteilungsergebnisrechnung hinausgehende Vorteile für die operative Steuerung als auch die strategische Planung, da Auswertungen auf der einzelnen DRG-Ebene möglich werden. Dadurch gewährleistet die Kostenträgerrechnung eine hohe Transparenz über die Kosten- und Leistungsstruktur und erleichtert dem Krankenhaus, spezifische Deckungsbeiträge einzelner Therapien zu ermitteln, die wiederum die Basis für unternehmerische Entscheidungen bilden können.

Die Kostenträgerrechnung weist die zunächst in der Kostenartenrechnung erfassten, teilweise über die Kostenstellenrechnung weiter verrechneten Kosten für die einzelnen Kostenträger eines Unternehmens aus und klärt, wofür welche Kosten in welcher Höhe entstanden sind. In der Betriebswirtschaft werden als Kostenträger die betrieblichen Leistungen bzw. der Output, der den Güter- und Leistungsverzehr und damit die Kosten verursacht hat, bezeichnet. Im Krankenhaus gilt allgemein der Patient als Kostenträger.

Die Kostenträgerrechnung folgt einer einheitlichen Vorgehensweise, welche auch die Grundlage für die DRG-Kalkulation des Instituts für das Entgeltsystem im Krankenhaus (InEK) ist. Basis sind die mit den DRG-relevanten Leistungen in Verbindung stehenden DRG-relevanten Kosten eines Behandlungsfalls, die auf der Grundlage einer Vollkostenrechnung auf Ist-Kostenbasis kalkuliert werden. Diese Kosten werden auch als Rohfallkosten bezeichnet. Idealerweise ist der Bezugszeitraum der Kostenträgerrechnung ein abgeschlossenes Kalender-/Datenjahr in Form des Jahresabschlusses des Unternehmens.

Bei der Kalkulation werden »direkte« und »indirekte« Kostenstellen unterschieden. Direkte Kostenstellen erbringen hierbei Leistungen direkt am Patienten, z. B. Pflegestationen, Funktionsbereiche (OP, Funktionsdiagnostik). Indirekte Kostenstellen haben hingegen keinen direkten Patientenbezug. Die indirekten Kostenstellen lassen sich noch weiter aufteilen in die der medizinischen Infrastruktur (z. B. Apotheke, Zentralsterilisation) und die der nichtmedizinischen Infrastruktur (z. B. Verwaltung, Speiseversorgung, Energie).

Die Vorgehensweise der Kostenträgerrechnung folgt einem einheitlichen Schema (vgl. Deutsche Krankenhausgesellschaft et al. 2007, S. 11):

1. Bereinigung der Summensalden aus der Finanzbuchhaltung um periodenfremde und außerordentliche Aufwendungen bzw. nicht DRG-relevante Aufwandsarten (z. B. Investitionskosten, Zinsaufwendungen)

2. Zuordnung der nicht DRG-relevanten Aufwendungen zu einem hierfür einzurichtenden Ausgleichskonto (keine weitere Berücksichtigung bei der Kalkulation)

3. Die in den Kostenarten vorgenommenen Bereinigungen werden in gleichem Umfang in der Kostenstellenrechnung umgesetzt

4. Identifikation von Einzelkosten, die den Behandlungsfällen direkt zugeordnet werden können (z. B. Kosten für Blutprodukte, Implantate, Prothesen, teure Medikamente/Sachgüter)

5. Abgrenzung von Kostenstellen, die keine DRG-relevanten Kosten enthalten (z. B. ambulanter OP-Saal, Forschung und Lehre, Vermietungen)

6. Entlastung von gemischten Kostenstellen von den nicht relevanten Aufwendungen, die auf einer Abgrenzungskostenstelle gesammelt werden

7. Personalkostenverteilung: Die üblicherweise auf einer Sammelkostenstelle zugeordneten Personalkosten werden entsprechend des zeitlichen Einsatzes der Mitarbeiter auf die einzelnen direkten Kostenstellen verteilt.
   Beispiel: Ein Arzt mit 8-stündigem Arbeitstag arbeitet im Durchschnitt 4 Stunden im OP und 4 Stunden auf Station. Die Arztkosten werden zu je 50 % auf die Kostenstellen OP und Station verteilt.

8. Verteilung der indirekten Kostenstellen auf die direkten und abgegrenzten Kostenstellen; hierfür gibt es drei Verfahren:
   a. Innerbetriebliche Leistungsverrechnung: Alle Kosten der indirekten Kostenstellen werden anhand verursachungsgerechter Schlüssel vollständig auf die direkten Kostenstellen umgelegt
   b. Vereinfachtes Umlageverfahren: Die Kosten der nichtmedizinischen Infrastruktur werden auf einer Basiskostenstelle zusammengefasst und von dort im weiteren Verlauf über die Pflegetage auf die Behandlungsfälle verteilt
   c. Mischverfahren als Kombination aus a.) und b.)

9. Zuordnung der direkten Kostenstellen zu den Patienten, die Leistungen dieser Kostenstellen in Anspruch genommen haben (zentrales Anliegen der Kostenträgerrechnung). Die hierbei zugrunde liegenden Leistungsstatistiken sind vorher um nicht DRG-relevante Leistungen zu bereinigen (z. B. ambulante oder vorstationäre Leistungen)
   a. Für die je Kostenstelle vorhandenen Kostenarten werden Kalkulationssätze je Leistung ermittelt, die auf der Grundlage von verursachungsgerechten Bezugsgrößen gebildet wurden (z. B. Pflegetage für die Personalkosten des Ärztlichen Dienstes auf Normalstation und z. B. die OP-Minuten für die Personalkosten des Ärztlichen Dienstes im OP)
   b. Mithilfe dieser Kalkulationssätze werden die Kosten je Kostenartengruppe vollständig auf die Behandlungsfälle verteilt (vom Behandlungsfall empfangene Leistungen der Kostenstelle multipliziert mit Kalkulationssatz)
   c. Einzelkosten werden dem Behandlungsfall direkt und verursachungsgerecht zugeordnet

Nach Abschluss der Kostenzuordnung enthält der fallbezogene Datensatz die nach direkten Kostenstellen(gruppen) gegliederten Behandlungskosten des Patienten. Darüber hinaus erfolgt eine Aufteilung der Kosten nach Kostenartengruppen, was die klassische modulare Struktur der Kostenträgermatrix ergibt, die beispielhaft in Abbildung 6.1 dargestellt ist.

Für die einzelnen Fallgruppen im DRG-System werden die Kosten pro DRG verdichtet (Addition und Durchschnittsbildung aller individuellen Patientenkosten je DRG-Fallgruppe).

| Kostenbereich | Personalkosten | | | Sachkosten | | | ... | Summe |
| | Ärztlicher Dienst | Pflegedienst | Med./techn. Dienst | Arzneimittel | | Implantate / Transplantate | | |
	1	2	3	4a	4b	5	...	
1. Normalstation	248,8	434,9	18,6	31,5	1,1	0,0	...	1300,5
2. Intensivstation	68,2	128,5	1,9	14,4	0,8	0,0		329,2
4. OP-Bereich	2,9	0,0	2,2	0,1	0,0	0,1		11,2
5. Anästhesie	4,5	0,0	2,8	0,2	0,2	0,0		10,2
...	...	...	...	...	...	...	...	...
11. Übrige diagnostische und therapeutische Bereiche	42,4	2,0	95,0	1,6	0,0	0,0		205,5
Summe	444,1	565,4	224,3	49,5	5,4	0,2	...	2221,81

Abb. 6.1: Kostenarten-/Kostenstellenmatrix des InEK am Beispiel der DRG E66A (in Anlehnung an InEK 2013b)

Für das komplexe Verfahren der Kostenträgerrechnung lassen sich zusammenfassend die folgenden Erfolgsfaktoren definieren:

- Regelmäßige Überprüfung der Kostenartenbuchungen und kontinuierliche Stammdatenpflege für die Vielzahl an Kostenstellen
- Hohe Qualität und Kontinuität in der Leistungsdatenerfassung
- Definition verursachungsgerechter Umlageschemata mit jährlicher Überprüfung der Bezugsgrößen
- Leistungsfähige EDV-Abteilung

6.5 Entgeltverhandlungen

Die Entgeltverhandlungen im Krankenhausbereich basieren seit seiner Einführung auf dem DRG-Entgeltsystem. Das Erlösbudget eines Krankenhauses kann durch die Multiplikation des effektiven Case Mix mit dem Landesbasisfallwert ermittelt werden. Der Landesbasisfallwert wird jährlich auf Basis der allgemeinen Leistungs- und Kostenentwicklung durch die Selbstverwaltungspartner auf Landesebene, also die Landesverbände der Krankenkassen und die Landeskrankenhausgesellschaft, vereinbart. Dieser Basisfallwert ist der Preis für einen Basisfall, bei dem man von einem Relativgewicht von 1,0 ausgeht. Jedes Bundesland hat einen eigenen Landesbasisfallwert. Seit 2010 findet eine schrittweise Angleichung der Landesbasisfallwerte an einen Bundesbasisfallwert statt.

Jedes Jahr vereinbaren die Krankenkassen, die einen Belegungsanteil von mehr als 5 % im jeweiligen Krankenhaus aufweisen, mit jedem einzelnen Krankenhaus bzw. Krankenhausträger die Art und Menge der zu erbringenden Leistungen. Multipliziert mit dem jeweiligen Landesbasisfallwert für Krankenhausleistungen ergibt sich daraus das Jahresbudget des Krankenhauses für voll- und teilstationäre DRG-Leistungen. Daneben vereinbaren die Verhandlungspartner krankenhausindividuelle Entgelte, sonstige Leistungen wie neue Untersuchungs- und Behandlungsmethoden und diverse Zu- und Abschläge, die für das Budget ebenfalls relevant sind. Die Budgetverhandlungen sollen prospektiv sein, d. h. das Folgejahr betreffen. Damit sollen sowohl das Krankenhaus als auch die Krankenkassen eine Planungs- und Kalkulationssicherheit erhalten.

Diese jährlichen Budget- und Entgeltverhandlungen mit den Vertretern der Gesetzlichen Krankenkassen gehören zu den wichtigsten, aber auch anspruchsvollsten Aufgaben der Krankenhausführung, da sie den Großteil des möglichen Umsatzes der Klinik definieren.

Zu den Entgeltverhandlungen muss formal aufgefordert werden (§ 11 Abs. 3 KHEntG). In der Regel erfolgt im Vorfeld eine Terminabstimmung mit den Kostenträgern und dann die Übersendung der notwendigen Unterlagen mit Aufforderung zur Verhandlung. In vielen Regionen haben sich im Vorfeld auch sog.

Strukturgespräche mit einzelnen Kostenträgern etabliert, bei denen die geplanten Entwicklungen angesprochen werden.

Die im Rahmen der Entgeltverhandlungen vorzulegenden Unterlagen sind standardisiert. Grundlage bildet die Aufstellung der Entgelte und Budgetberechnung (AEB), die im Krankenhausentgeltgesetz (KHEntgG) geregelt ist. Die AEB-Daten und -Informationen dienen der Aufstellung der Art und Menge der Leistungen eines Krankenhauses und bilden die Grundlage für die Ermittlung des Krankenhausbudgets. Die AEB umfasst die folgenden Formulare:

- E1 bzw. E1plus: Aufstellung der Fallpauschalen für das Krankenhaus
- E2: Aufstellung der Zusatzentgelte für das Krankenhaus
- E3: Aufstellung der krankenhausindividuell verhandelten Entgelte (§ 6 KHEntgG), im Einzelnen:
  - E3.1: Aufstellung der fallbezogenen Entgelte
  - E3.2: Aufstellung der Zusatzentgelte
  - E3.3: Aufstellung der tagesbezogenen Entgelte
- B1: Gesamtbetrag und Basisfallwert nach § 3 KHEntgG für das Kalenderjahr 2003 oder 2004
- B2: Erlösbudget und Basisfallwert nach § 4 KHEntgG ab dem Kalenderjahr 2005

Im Einzelfall muss das Krankenhaus weitere Unterlagen vorlegen (§ 11 Abs. 4 KHEntG). Dies muss eine gemeinsame Anforderung aller Kostenträger sein, und der Nutzen muss hierbei den Aufwand deutlich übersteigen.

Im Rahmen der Verhandlungen werden mit den Kostenträgern auch zahlreiche Zu- und Abschläge verhandelt. Die wichtigsten unter ihnen sind die Erlösausgleiche und die Mehrleistungsabschläge.

Die Erlösausgleiche sind in § 4 KHEntgG definiert. Sie regeln wie damit umgegangen wird, wenn ein Krankenhaus das mit den Kostenträgern vereinbarte Budget für das jeweilige Jahr unter- oder überschreitet, d.h. dass die vereinbarte Leistungsmenge (in Anzahl, Schweregrad oder Art der Leistung) nicht mit der vorher verhandelten Menge übereinstimmt. Für die daraus erzielten Minder- oder Mehrerlöse wird ein Mehr- bzw. Mindererlösausgleich fällig. Das heißt, dass dem Krankenhaus nur anteilig die zu viel bzw. zu wenig erbrachten Mengen vergütet bzw. abgezogen werden. Für die Ermittlung der Mehr- und Mindererlösausgleiche werden das Erlösbudget und die Erlössumme zu einem Gesamtbetrag zusammengefasst.

Der aktuelle Mehrerlösausgleich beträgt i.d.R. 65 %, d.h. 65 % von zu viel erbrachten Leistungen muss an die Kostenträger im Folgejahr zurückgezahlt werden. Mit den dem Krankenhaus verbleibenden 35 % soll das Krankenhaus zumindest die variablen Kosten der Behandlung decken können. Ausnahmen regelt § 4 Abs. 3 KHEntgG. Mehrerlöse aus Zusatzentgelten für Arzneimittel und Medikalprodukte und aus Fallpauschalen für schwerverletzte, insbesondere polytraumatisierte oder schwer brandverletzte Patienten werden bspw. nur zu 25 % ausgeglichen. Für Fallpauschalen mit einem sehr hohen Sachkostenanteil sowie für teure Fallpauschalen mit einer schwer planbaren Leistungsmenge (insb. Transplantationen und Langzeitbeatmung) soll im Voraus durch die Vertragsparteien ein von den sonstigen Sätzen abweichender Ausgleich vereinbart werden.

Beispiel: Die »Klinik am Stadtpark« hatte für 2012 ein Volumen von 7400 Case Mix-Punkten verhandelt. Im Ist wurden allerdings 7500 Case Mix-Punkte erbracht. Die 100 zusätzlich erbrachten Punkte müssen grundsätzlich zu 65 % ausgeglichen, d. h. im Folgejahr 2013 an die Kostenträger zurückgezahlt werden. Dies entspricht – bei einem Basisfallwert in Höhe von 3000 € – einem Betrag in Höhe von 195 000 €. Dieser wird in den Budgetverhandlungen 2013 festgelegt und dann auf die im Jahr 2013 noch ausstehenden Rechnungen an die Kostenträger umgelegt (d. h. nicht als Einmalsumme gezahlt).

Der aktuelle Mindererlösausgleich beträgt i. d. R. 20 %, d. h. 20 % für nicht erbrachte Leistungen können vom Krankenhaus einbehalten werden, 80 % müssen an die Kostenträger zurückgezahlt werden. Mit dem Anteil, der dem Krankenhaus verbleibt, sollen die Fixkosten abgedeckt werden. Häufige Praxis in Budgetverhandlungen ist, dass Kostenträger den Mindererlösausgleich auf 0 % herunterhandeln, vor allem dann, wenn das Krankenhaus Budgetsteigerungen durchsetzen möchte.

Beispiel: Die »Klinik am Stadtpark« hatte für 2013 ein Volumen von 7500 Case Mix-Punkten verhandelt. Im Ist wurden allerdings 7400 Case Mix-Punkte erbracht. Von den 100 nicht erbrachten Punkten darf das Krankenhaus grundsätzlich 20 Punkte behalten. Dies entspricht – bei einem Basisfallwert in Höhe von 3000 € – einem Betrag in Höhe von 60 000 €. 80 Punkte (240 000 €) müssen an die Kostenträger zurückgezahlt werden. Dies wird in den Budgetverhandlungen 2014 festgelegt und dann auf die im Jahr 2014 noch ausstehenden Rechnungen an die Kostenträger umgelegt (d. h. analog zum Mehrerlösausgleich ebenfalls nicht als Einmalsumme gezahlt).

Seit einigen Jahren gibt es – zur Eindämmung von Leistungssteigerungen im Krankenhaus – einen sog. *Mehrleistungsabschlag*. Dieser wird von den Krankenhäusern und Krankenkassen vereinbart, wenn ein Krankenhaus sein Budget von einem auf das nächste Jahr steigern möchte. Die zusätzlichen Case Mix-Punkte werden dann dem Krankenhaus nicht voll bezahlt, sondern um den vereinbarten Mehrleistungsabschlag reduziert.

Für das Jahr 2011 galt ein gesetzlich festgelegter Abschlag in Höhe von 30 %. Für das Jahr 2012 konnten die Vertragsparteien die Höhe des Abschlags krankenhausindividuell verhandeln. Mit dem Psych-Entgeltgesetz (Psych-EntgG) vom 21.07.2012, das auch einige Sachverhalte im DRG-Bereich regelt, wurde für 2013 und 2014 der Mehrleistungsabschlag auf 25 % wieder gesetzlich festgelegt (§ 4 Abs. 2a KHEntgG). Ab 2015 möchte der Gesetzgeber die Mengensteuerung komplett neu regeln. Der Mehrleistungsabschlag ist ein einheitlicher Abschlag auf alle mit dem Landesbasisfallwert vergüteten Leistungen des Krankenhauses. Er wird in der Rechnung gesondert ausgewiesen.

Beispiel: Die »Klinik am Stadtpark« hatte für 2013 ein Volumen von 7500 Case Mix-Punkten verhandelt. Für 2014 verhandeln das Krankenhaus und die Krankenkassen ein Volumen von 7600 Punkten. Für die 100 Punkte, die über der Vereinbarung für 2013 liegen, muss das Krankenhaus einen Mehrleistungsabschlag in Höhe von 25 % in Kauf nehmen. Dies entspricht – bei einem Basisfallwert in Höhe von 3000 € – einem Betrag in Höhe von 75 000 € (25 Case Mix-Punkte × 3000 €).

Die gesetzliche Regelung zum Mehrleistungsabschlag sieht drei Ausnahmen von diesem Vergütungsabschlag vor. Er kommt nicht zur Anwendung

- bei zusätzlich vereinbarten Entgelten mit einem Sachkostenanteil von mehr als zwei Dritteln,
- bei Leistungszuwächsen durch zusätzliche Krankenhauskapazitäten, die durch die Krankenhausplanung oder das Investitionsprogramm des Landes begründet sind,
- und wenn dies in Einzelfällen zu nicht zumutbaren Härten führen würde.

Das Verhandlungsergebnis steht unter dem Zustimmungsvorbehalt der Landesverbände der Krankenkassen und des PKV-Landesausschusses (§ 18 Abs. 1 KHG). Die Zustimmung gilt als erteilt, wenn nicht innerhalb von zwei Wochen nach Vertragsschluss widersprochen wird.

Entgeltverhandlungen können über mehrere Tage verteilt stattfinden. Im Falle der (absehbaren) Nichteinigung hat jede Vertragspartei das Recht, eine sog. »Landesschiedsstelle« anzurufen (§§ 18, 18a KHG, § 13 KHEntG). Diese findet frühestens 6 Wochen nach schriftlicher Aufforderung zu Verhandlungen statt. Die Schiedsstelle setzt sich sowohl aus Vertretern von Krankenkassen und Vertretern von Krankenhäusern (in jeweils gleicher Anzahl) als auch aus einem neutralen Vorsitzenden (häufig ehemaliger Richter) zusammen. Die Mitglieder der Schiedsstelle sind weisungsungebunden. Es herrscht kein Amtsermittlungsgrundsatz und in der Regel werden nur die strittigen Teilfragen behandelt. Häufig endet eine Schiedsstelle mit einem Vergleich. Sollte dieser nicht zustande kommen, fällt der Vorsitzende einen verbindlichen Schiedsspruch.

Jede Vereinbarung (normale Verhandlung und auch Schiedsstelle) wird durch die zuständige Landesbehörde genehmigt (§ 14 KHEntG). Verwaltungsrechtlich ist vor dem Verwaltungsgericht eine Klage gegen diesen Genehmigungsbescheid (nicht gegen den Schiedsstellenspruch) möglich.

6.6 Instrumente des Medizincontrollings

6.6.1 Kodierrichtlinien

Nach Einführung des DRG-Systems haben sich Krankenhäuser zunächst zögerlich auf die neue Notwendigkeit einer möglichst vollständigen und detaillierten Dokumentation des medizinischen Leistungsgeschehens eingestellt. Musste vor Einführung des DRG-Systems in der Regel nur die Hauptdiagnose, ggf. die Hauptprozedur, erfasst werden, kommt es im Rahmen des seit 2003 sukzessive eingeführten Fallpauschalensystems darauf an, möglichst auch die Nebendiagnosen sowie weitere Prozeduren vollständig und detailliert zu erfassen.

Um die gesetzlich vorgegebene leistungsgerechte Vergütung der Krankenhäuser zu ermöglichen, ist es wichtig, dass vergleichbare Krankenhausfälle auch derselben DRG zugeordnet werden. Dazu müssen Diagnosen- und Prozedurenklassifikationen in einheitlicher Weise angewendet werden. Aus diesem Grund haben die Selbstverwaltungspartner bereits im Jahr 2001 Kodierrichtlinien verabschiedet, um möglichst auch in schwierigen Fällen eine eindeutige Verschlüsselung zu ermöglichen. Diese Richtlinien wurden seitdem in jedem Jahr weiterentwickelt und enthalten heute ca. 100 Regeln, welche in »Allgemeine Kodierrichtlinien für Krankheiten«, »Allgemeine Kodierrichtlinien für Prozeduren« und »Spezielle Kodierrichtlinien« gegliedert sind (vgl. InEK GmbH 2013d).

Die hierunter wohl wichtigsten Kodierrichtlinien sind die Definition der Hauptdiagnose und die Definition der Nebendiagnosen. Die Hauptdiagnose wird definiert als:

»Die Diagnose, die nach Analyse als diejenige festgestellt wurde, die hauptsächlich für die Veranlassung des stationären Krankenhausaufenthaltes des Patienten verantwortlich ist.« (InEK GmbH 2013d, S. 4)

Der Begriff »nach Analyse« bezeichnet die Evaluation der Befunde am Ende des stationären Aufenthalts, um diejenige Krankheit festzustellen, die hauptsächlich verantwortlich für die Veranlassung des stationären Krankenhausaufenthalts war. Die dabei evaluierten Befunde können Informationen enthalten, die aus der medizinischen und pflegerischen Anamnese, einer psychiatrischen Untersuchung, Konsultationen von Spezialisten, einer körperlichen Untersuchung, diagnostischen Tests oder Prozeduren, chirurgischen Eingriffen und pathologischen oder radiologischen Untersuchungen gewonnen wurden. Für die Abrechnung relevante Befunde, die nach der Entlassung eingehen, sind für die Kodierung heranzuziehen.

Die nach Analyse festgestellte Hauptdiagnose muss nicht der Aufnahmediagnose oder Einweisungsdiagnose entsprechen (Kodierrichtlinie D002 f Hauptdiagnose).

Hierzu nennt die Kodierrichtlinie DKR D002f folgendes Beispiel (vgl. InEK GmbH 2013d, S. 4):

Ein Patient litt am Morgen unter starkem Thoraxschmerz, wurde nach der Untersuchung durch den Notarzt per Rettungswagen zum Krankenhaus transportiert und dort in der Notambulanz untersucht. Anschließend wurde der Patient mit Verdacht auf Herzinfarkt auf der kardiologischen Station untergebracht. Im weiteren Verlauf bestätigte sich der Herzinfarkt. Während des stationären Aufenthalts wurden bis zur Entlassung die Diagnosen Diabetes mellitus, Koronarsklerose sowie Myokardinfarkt gestellt. Entscheidend für die Auswahl der Hauptdiagnose sind die Umstände der Aufnahme. Somit ist der Myokardinfarkt die Hauptdiagnose, weil dieser die Aufnahme hauptsächlich veranlasste.

Die Nebendiagnose ist definiert als:

»Eine Krankheit oder Beschwerde, die entweder gleichzeitig mit der Hauptdiagnose besteht oder sich während des Krankenhausaufenthaltes entwickelt.« (InEK GmbH 2013d, S. 8)

Für Zwecke der Kodierung müssen Nebendiagnosen als Krankheiten interpretiert werden, die das Patientenmanagement in der Weise beeinflussen, dass irgendeiner der folgenden Faktoren erforderlich ist:

- Therapeutische Maßnahmen
- Diagnostische Maßnahmen
- Erhöhter Betreuungs-, Pflege- und/oder Überwachungsaufwand

Bei Patienten, bei denen einer dieser erbrachten Faktoren auf mehrere Diagnosen (entweder Hauptdiagnose und Nebendiagnose(n) oder mehrere Nebendiagnosen) ausgerichtet ist, können alle betroffenen Diagnosen kodiert werden. Somit ist es unerheblich, ob die therapeutische(n)/diagnostische(n) Maßnahme(n) bzw. der erhöhte Betreuungs-, Pflege- und/oder Überwachungsaufwand auch in Bezug auf die Hauptdiagnose geboten waren (Kodierrichtlinie D003l Nebendiagnosen).

Beispiele für Nebendiagnosen sind unter anderem (vgl. Müller 2009, S. 58):

- Begleiterkrankungen (z. B. Diabetes, Hypertonie)
- Komplikationen (z. B. Thrombose, Embolie)
- Einschränkungen (z. B. Lähmungen, Amputationen)
- Erhöhte Pflege (z. B. Mobilisation, Demenz, Dekubitus)

Zur Veranschaulichung dient nachfolgendes Beispiel (vgl. Müller 2009, S. 58).

Ein Patient, der wegen einer Pneumonie stationär aufgenommen wird, hat zusätzlich Diabetes mellitus, weshalb das Pflegepersonal täglich den Blutzucker prüft und der Patient diabetische Kost erhält. Als Hauptdiagnose wird die Pneumonie kodiert, als Nebendiagnose wird Diabetes mellitus erfasst.

Die Deutschen Kodierrichtlinien gelten als rechtlich verbindliches Regelwerk für die Verschlüsselung von Krankenhausfällen.

Daneben haben sich aus der Kodierpraxis und laufenden Fragen weitere Kodierempfehlungen herausgebildet. Eine diesbezüglich wichtige Datenquelle verwaltet der Medizinische Dienst. Die MDK-Gutachter sind neben den Krankenhausärzten die am meisten betroffenen Anwender und daher auch entsprechend mit Unklarheiten und Interpretationsspielräumen bei der Kodierung konfrontiert. Die Erfahrungen der MDK-Ärzte werden kontinuierlich in eine länderübergreifende Datenbank mit Kodierempfehlungen eingebracht, deren Pflege der Sozialmedizinischen Expertengruppe der MDK-Gemeinschaft »Vergütung und Abrechnung« (SEG 4) übertragen wurde. Die Kodierempfehlungen stellen das Ergebnis eines fortlaufenden Diskussions- und Abstimmungsprozesses innerhalb der MDK-Gemeinschaft dar. Sie sind allerdings keine rechtsverbindlichen Vorgaben. Ziel dieser Empfehlungen ist eine bundesweit einheitliche Kodierung. Die Veröffentlichung fördert die Transparenz bezüglich der MDK-Begutachtungen und schafft damit mehr Verfahrenssicherheit für Krankenhäuser und Krankenkassen (vgl. www.mdk.de). Auf Seiten der Krankenhäuser hat sich auch eine entsprechende Gruppe gebildet, welche die SEG 4-Empfehlungen kritisch überprüft. Der Fachausschuss für ordnungsgemäße Kodierung und Abrechnung (FoKa) ist ein Ausschuss von Mitgliedern der Deutschen Gesellschaft für Medizincontrolling (vgl. http://foka.medizincontroller.de/index.php/Der_FoKA)

Darüber hinaus haben sich verschiedene Internetportale etabliert, welche Kodierenden Unterstützung bei Fragen anbieten. Das diesbezüglich größte kostenlose Diskussionsforum bietet die Internetseite mydrg.de mit derzeit über 80 000 Userbeiträgen zu Fragen rund um die Kodierung und das DRG-System.

6.6.2 Kodiermodelle

Zu Beginn des DRG-Systems haben viele Krankenhäuser darauf vertraut, dass die erforderlichen Tätigkeiten in ausreichendem Maß über die medizinische Leistungsdokumentation der Ärzte erfolgt. Dieses ärztliche Kodiermodell hat sich zunächst flächendeckend durchgesetzt. Hierbei dokumentieren die betreuenden Assistenzärzte im Laufe bzw. am Ende des stationären Aufenthalts die diagnostizierten und behandelten Diagnosen sowie die durchgeführten Prozeduren. Diese werden ergänzt durch einen kodierverantwortlichen Fach-/Oberarzt der Abteilung, der die entsprechenden Kodierungen stichprobenartig überprüft und als Ansprechpartner der Abteilung z.B. für Rückfragen bzw. MDK-Prüfungen zur Verfügung steht.

Dieses Modell birgt den Vorteil, dass die kodierverantwortlichen Ärzte einen unmittelbaren Bezug zum jeweiligen Erlös haben, den das Krankenhaus mit der Behandlung des Patienten erwirtschaftet. Darüber hinaus bestehen kurze Wege für Rückfragen sowie eine theoretisch rasche Abrechnung. Als Nachteil dieses Modells hat sich vor allem gezeigt, dass eine große Menge an Mitarbeitern auf dem aktuellen Stand gehalten werden muss. Durch die hohe weiterbildungsbedingte Fluktuation bei Assistenzärzten müssen zudem relativ häufig neue Mitarbeiter angelernt und in das jeweilige krankenhausspezifische System eingearbeitet werden. Darüber hinaus konnten viele Fälle aufgrund der medizinischen Arbeitsbelastung der Ärzte nicht zeitnah abgearbeitet werden, sodass es zu Abrechnungsrückständen und Liquiditätsproblemen bei den Krankenhäusern kam (vgl. Rapp 2010, S. 22).

Viele Krankenhäuser sind daher dazu übergegangen, die Kodiertätigkeit aus den Händen der (Assistenz-)Ärzte an andere Mitarbeitergruppen zu delegieren. Hierbei hat sich bereits in den letzten Jahren das Berufsbild der sogenannten Kodierfachkräfte etabliert. Dies sind speziell ausgebildete Mitarbeiter, meist mit pflegerischer Grundausbildung, welche für die Anwendung des DRG-Systems geschult sind. Diese dokumentieren die vom Krankenhaus erbrachten Leistungen der diagnostizierten und behandelten Diagnosen in der Gruppierungssoftware und führen den medizinischen Fallabschluss durch.

Man kann zwei unterschiedliche Vorgehensweisen unterscheiden:

Die eine Praxis orientiert sich an dem in Australien flächendeckend ausgebildeten Modell, die Fälle nach Entlassung anhand der vorhandenen Patientenakte zu kodieren. Diese Vorgehensweise ist tendenziell die schnellere Kodiermethode, hat aber den Nachteil, dass auf die Dokumentation an sich (z. B. fehlerhafte oder fehlende Informationen) und den Fallverlauf (z. B. Dauer des Aufenthalts) kein Einfluss mehr genommen werden kann. Nicht dokumentierte Leistungen können nicht abrechnungsrelevant kodiert und unnötige Verweildauerverlängerungen können durch Steuerung nicht mehr beeinflusst werden.

Viele Häuser haben sich daher für das zweite Modell entschieden, welches eine fallbegleitende Dokumentation vorsieht. Die Kodierfachkräfte sind zum Teil auch auf den Stationen eingesetzt, begleiten Visiten bzw. Pflegeübergaben und kodieren den Fall fortlaufend. Damit ist ein Einfluss auf schlechte oder unzureichende Dokumentation möglich, darüber hinaus kann die Verweildauer durch Beratung der Stationsärzte positiv beeinflusst werden. Auch unter Einführung von Kodierfachkräften lässt der Großteil der Krankenhäuser die im OP-Saal erbrachten Prozeduren aufgrund der medizinischen Komplexität weiterhin durch die operierenden Ärzte durchführen (vgl. Rapp 2010, S. 35).

6.6.3 MDK-Management

Der Medizinische Dienst der Krankenversicherung (MDK) ist der medizinische Beratungs- und Begutachtungsdienst für die Gesetzliche Kranken- und Pflegeversicherung. Er ist regional organisiert und besteht aus derzeit insgesamt 15 MDK-Arbeitsgemeinschaften. Die Aufgaben des MDK für die Krankenversicherung sind im 5. Sozialgesetzbuch (§ 275 SGB V) geregelt. Zu ihnen zählt u. a., medizinische und pflegerische Fragestellungen der Gesetzlichen Kranken- und auch Pflegekassen zu beantworten, damit eine leistungsrechtliche Entscheidung getroffen werden kann.

Es besteht für Krankenkassen eine gesetzliche Verpflichtung, den MDK bei wichtigen Leistungsentscheidungen mit einer Begutachtung zu beauftragen. Die Tätigkeit des Medizinischen Dienstes wird durch die Krankenkassen mit einem Finanzierungsanteil, welcher der jeweiligen Mitgliederzahl entspricht, finanziert. Jeweils die Hälfte der Kosten wird aus dem Budget der Gesetzlichen Krankenkassen und die andere Hälfte aus dem Budget der Gesetzlichen Pflegekasse finanziert. Insgesamt beschäftigt der MDK bundesweit ca. 7000 Mitarbeiter, davon ca. 1200 Ärzte.

Als Dachorganisation des MDK koordiniert der Medizinische Dienst des Spitzenverbandes Bund der Krankenkassen e. V. (MDS) die MDK-Gemeinschaft. Er hat verschiedene sozialmedizinische Expertengruppen (SEG) ins Leben gerufen hat, von denen u. a. die SEG IV »Vergütung und Abrechnung« für den Krankenhausbereich relevant ist.

Unter den im § 275 SGB V geregelten zahlreichen Aufgaben des MDK hat vor allem die Prüfung der Notwendigkeit und Dauer einer Krankenhausbehandlung für das Krankenhaus eine besondere Bedeutung. Hierbei wird grundsätzlich unterschieden zwischen der Einzelfallbegutachtung (§ 275 Abs. 1 SGB V) und der Stichprobenbegutachtung (§ 17c KHG). Bei der Einzelfallbegutachtung erfolgt eine Prüfung von Voraussetzungen, Art und Umfang der Leistung sowie – bei Auffälligkeiten – der ordnungsgemäßen Abrechnung.

Bei der Stichprobenbegutachtung wird eine größere Strukturprüfung ähnlich gelagerter Fälle vorgenommen. Die Stichprobenprüfung stellt derzeit noch den wesentlich kleineren Teil der Gesamtprüfungen dar.

Die Einzelfallprüfung besteht insgesamt aus drei Stufen. Zunächst hat das Krankenhaus die Verpflichtung, die Abrechnungsdaten eines Falls nach § 301 SGB V elektronisch an die Krankenkasse zu übermitteln. Je nach Landesvertrag (§ 112 Abs. 2 Nr. 2 SGB V) ist bei Fragen zur Abrechnung zusätzlich ein entsprechender Kurzbericht an die Krankenkasse zu übermitteln, welcher Stellung zur Notwendigkeit und Dauer einzelner Krankenhausfälle beinhaltet. Dies ist derzeit in den Bundesländern Bayern, Rheinlandpfalz, Nordrhein-Westfalen und Niedersachsen der Fall.

An die Krankenkassen dürfen in keinem Falle konkrete Behandlungsunterlagen übermittelt werden sowie ebenfalls keine darüber hinaus gehenden medizinischen Daten über Patienten.

§ 301 SGB V regelt, welche Daten vom Krankenhaus an die Krankenkasse übermittelt werden müssen (sog. § 301-Datensatz). Dies sind

- nach § 301 Abs. 1 Nr. 3: Tag, Uhrzeit, Grund der Aufnahme sowie Einweisungsdiagnose und Aufnahmediagnose, voraussichtliche Dauer der Krankenhausbehandlung,
- nach § 301 Abs. 1 Nr. 5: Bezeichnung der aufnehmenden Fachabteilung, bei Verlegung die weiterbehandelnde Fachabteilung und
- nach § 301 Abs. 1 Nr. 6: Datum und Art der im jeweiligen Krankenhaus durchgeführten Operationen sowie sonstige Prozeduren.

Die zweite Stufe stellt die Einschaltung des MDK zur gutachterlichen Stellungnahme durch die Krankenkasse dar, sofern diese trotz der durch das Krankenhaus übermittelten Daten weiterhin Fragen zu Art und Umfang der stationären Behandlung hat. Dazu sind dem MDK nach § 276 Abs 1 Satz 1 SGB V diejenigen zur Begutachtung erforderlichen Unterlagen vorzulegen, die vom Krankenhaus der Krankenkasse zur Verfügung gestellt worden sind, also insbesondere die Angaben nach § 301 SGB V; vom Versicherten überlassene Unterlagen sind bei dessen Zustimmung zur Verfügung zu stellen (§ 276 Abs 1 Satz 2 SGB V).

Die dritte Stufe stellt eine Sachverhaltserhebung durch den MDK im Auftrag der Krankenkasse dar. Diese beinhaltet ein Begehungsrecht des MDK vor Ort sowie die komplette Akteneinsicht, die allerdings einem geregelten Ablauf unterliegt.

Das dreistufige Vorgehen wurde durch das BSG-Urteil vom 22.04.2009 bestätigt (AZ: B 3 KR 24/07R).

Insgesamt hat das Bundessozialgericht mit Urteil vom 16.05.2012 (AZ: B 3 KR 14/11R) entschieden, dass die MDK-Prüfung innerhalb von sechs Wochen nach Rechnungseingang für alle Fälle ab dem 01.04.2007 eingeleitet werden muss. Die Prüfung ist zeitnah durchzuführen, damit dem Krankenhaus die Gelegenheit gegeben werden kann, möglichst zeitnah und fallbezogen die Fragen des MDK zu beantworten. Seit 2007 gilt auch die Regelung, dass die Krankenkasse dem Krankenhaus eine Aufwandspauschale zu entrichten hat, falls die Prüfung nicht zu einer Minderung des Abrechnungsbetrags führt. Diese beträgt aktuell 300 € pro Prüfung.

Gesetzlich ist auch geregelt (§ 275 SBG V Abs. 5), dass die Ärzte des Medizinischen Dienstes bei der Wahrnehmung ihrer medizinischen Aufgaben nur ihrem ärztlichen Gewissen unterworfen sind, sie sind insbesondere nicht berechtigt, in die ärztliche Behandlung einzugreifen.

Die Prüfbeauftragung des Medizinischen Dienstes durch die Krankenkassen hat sich in den vergangenen Jahren verändert. Zu Beginn des DRG-Systems stand noch die Überprüfung der korrekten Hauptdiagnosen bzw. Nebendiagnosen im Vordergrund, derzeit stellen vor allem die primäre Fehlbelegungsprüfung mit Bezug auf die untere Grenzverweildauer (ca. 43 %) sowie die sekundäre Fehlbelegungsprüfung in Bezug auf die obere Grenzverweildauer (ca. 19 %) die häufigsten Prüfgründe dar. Erst dann folgt die Prüfung der Hauptdiagnose (ca. 18 %) sowie die korrekte Kodierung der Nebendiagnosen (ca. 16 %; vgl. Thieme und Schikarski 2013).

Die mittlere Prüfquote für Einzelfallprüfungen im Jahr 2012 betrug 12 %. Somit stellt das Thema der MDK-Prüfungen einen erheblichen Managementaufwand für die jeweiligen Krankenhäuser dar. Im Schnitt muss mit einem Aufwand von ca. 60–70 min pro Fall gerechnet werden. Im Jahr 2012 führten ca. 42 % der MDK-Prüfungen zu einer Erlösminderung für das Krankenhaus (vgl. Thieme und Schikarski 2013).

Für den Fall, dass das Krankenhaus mit einem MDK-Gutachten und der darauf basierenden Entscheidung der Krankenkasse nicht einverstanden ist, kann ein Widerspruch eingelegt und um ein Zweitgutachten gebeten werden, zu dem allerdings keine rechtliche Verpflichtung besteht. Wird das Zweitgutachten von der Krankenkasse verweigert oder fällt es ebenfalls zu Ungunsten des Krankenhauses aus, bleibt nur der Weg eines Sozialgerichtsverfahrens. Dieser Weg wird nur bei ca. 1 % der MDK-Prüfungen gewählt. Insgesamt kann man für das Jahr 2012 davon ausgehen, dass von den 18,6 Mio. Krankenhausrechnungen 91,3 % beanstandungsfrei gezahlt wurden, für 8,7 % der Rechnungen ergab sich eine Gesamtrückzahlung in Höhe von 1,941 Mrd. €, respektive 3,05 % der Gesamtausgaben der GKV für Krankenhäuser. Aufwandspauschalen erhielten die Kliniken in Höhe von 517,4 Mio. € (vgl. Thieme und Schikarski 2013).

Eine Herausforderung für die Krankenhausorganisation ist, sowohl im Rahmen der Dokumentation der Patientenbehandlung als auch bei der späteren Abrechnung und MDK-Prüfung die Abläufe so zu definieren und einzuhalten, das Erlösminderungen abgefangen werden können.

Probleme ergeben sich hierbei häufig schon bei der Dokumentation. Viele aufwandsrelevante Sachverhalte werden nur unzureichend bzw. unvollständig dokumentiert. Dies sind z. B. die Pflegedokumentation bzw. die Visitenverläufe, aus denen die Nebendiagnosen abgeleitet werden können. Hinzu kommt, dass das DRG-System im Rahmen seiner Weiterentwicklung viele Elemente eingeführt hat, die eine sehr detaillierte Dokumentation fordern.

Dies sind z. B. die Dokumentation intensivmedizinischer Behandlungen (intensivmedizinischer Komplexbehandlung), die Dokumentation pflegerelevanter Patienten (Pflegekomplexmaßnahmen-Score (PKMS-Kodierung)) sowie diverse Komplexbehandlungen (z. B. multimodale Schmerztherapie).

Bei vielen MDK-Prüfungen stellt sich als Problem heraus, dass die Patientendokumentation lückenhaft ist und aus diesem Grunde Erlösminderungen resultieren. Diese können von zweierlei Art sein:

Zum einen können einzelne stationäre Behandlungstage aus der Gesamtbetrachtung herausgestrichen werden, an denen keine stationäre Behandlungsnotwendigkeit vorliegt. Zum anderen können kodierte Haupt- oder Nebendiagnosen infrage gestellt werden und es kann durch eine im Nachgang zu korrigierende Neugruppierung eine abweichende Fallgruppierung resultieren.

Krankenhäusern ist zu empfehlen, das MDK-Management professionell zu organisieren. Diese Organisation beinhaltet das Führen einer Datenbank, in der jeder einzelne MDK-Fall dokumentiert und der weitere Verlauf festgehalten wird. Darüber hinaus ist der Prozessablauf einer MDK-Anfrage genau zu detaillieren, beginnend bei Empfang und Prüfung der Anfrage bis hin zur ärztlichen Stellungnahme und Begründung. Die Organisation des MDK-Managements kann sowohl beim Medizin- als auch beim Finanzcontrolling angesiedelt werden.

7 Personalmanagement

7.1 Personalbedarfsplanung

Mit der Personalbedarfsbestimmung ermittelt ein Krankenhaus, wie viele Mitarbeiter es mit welcher Qualifikation zu welcher Zeit an welchen Orten benötigt (vgl. Naegler 2011, S. 113). Unterschieden wird zwischen qualitativer und quantitativer Personalplanung. Die *quantitative* Planung bestimmt die Anzahl der künftig benötigten Arbeitskräfte, mit der *qualitativen* Planung wird ermittelt, über welche Kenntnisse und Fähigkeiten diese Mitarbeiter verfügen sollten. Die Personalkosten machen ca. 60 % der gesamten Kosten der Krankenhäuser aus, sodass Kliniken bestrebt sind, den geringstmöglichen Personalbestand zu ermitteln, mit dem die Aufgaben in der festgelegten Qualität noch erledigt werden können. Es muss sichergestellt sein, dass die Arbeiten nur von denjenigen Mitarbeitern ausgeführt werden, die dazu formal berechtigt sind. Bei der qualitativen Personalbedarfsermittlung geht es folglich nicht nur um die Frage, ob eine Arbeitskraft eine Tätigkeit ausführen kann, sondern immer auch darum, ob sie dazu berechtigt ist, die Aufgabe durchzuführen. Vom Grundsatz her dürfen Gesundheits- und Krankenpfleger zum Beispiel Infusionen anhängen und Blut abnehmen, Krankenpflegehelfer dagegen nicht. Kerneinflussfaktor auf den Personalbedarf ist das Leistungsprogramm eines Krankenhauses, also die Menge und die Art der zu erbringenden Leistungen. Zum Teil ist der Personalbedarf jedoch nicht unmittelbar von den Tätigkeiten abhängig, bspw. wenn bestimmte Mindestbesetzungen vorzuhalten sind (etwa im Nachtdienst auf Pflegestationen oder im Bereitschaftsdienst der Ärzte). Ferner beeinflussen interne Faktoren wie die betrieblichen Abläufe und die bauliche und technische Struktur den Bedarf an Mitarbeitern maßgeblich.

- Beispiel 1: In einer Funktionsabteilung eines Krankenhauses wird ein Großteil der Voruntersuchungen von stationären Patienten auf den Vormittag terminiert. Auch die ambulanten Patienten werden größtenteils zu diesem Zeitpunkt einbestellt. Die Produktivität der Mitarbeiter ist daher nicht optimal, da es am Nachmittag immer wieder zu Leerzeiten kommt. Am Vormittag ist die Belastung jedoch besonders hoch, sodass sich die Mitarbeiter trotzdem überlastet fühlen. Mit einer besseren Verteilung der Patienten über den Tag wäre es möglich, mit weniger Mitarbeitern die gleiche Leistungsmenge zu erbringen. Die unzureichende Organisation führt daher zu einem höheren notwendigen Personalbedarf.

- Beispiel 2: Ältere Krankenhäuser leiden oftmals unter einer nicht mehr am heutigen Behandlungsprozess orientierten baulichen Struktur. Dies führt unter anderem zu höheren Wegezeiten, die wiederum bei der Bestimmung des Personalbedarfs zu berücksichtigen sind.
- Beispiel 3: Moderne Geräte sind in der Handhabung häufig einfacher als ältere Geräte. Die sich daraus ergebende Zeitersparnis führt zu einem niedrigeren Bedarf an Vollzeitkräften.

Nachfolgend werden die vier Methoden (Arbeitsplatzmethode, Kennzahlen-/Anhaltszahlenmethode, Leistungseinheitsrechnung sowie erlösorientierter Ansatz) zur Ermittlung des quantitativen Stellenbedarfs dargestellt. Ziel ist es, die notwendige Anzahl an Vollzeitkräften (VK) zu bestimmen. Eine Vollzeitkraft entspricht dem Zeitwert, den ein Mitarbeiter mit 100 % Beschäftigungsgrad innerhalb eines definierten Zeitraums (z. B. Jahr) erbringt. Weist ein Vollzeitmitarbeiter pro Jahr bspw. eine Nettojahresarbeitszeit von 1640 Stunden auf (siehe nachfolgende Berechnung), so entspricht eine Vollzeitkraft einem Zeitwert von 1640 Stunden im Jahr, zwei Vollzeitkräfte einem Zeitwert von 3280 Stunden im Jahr usw.

Grundlage der Personalbedarfsermittlung ist die Bestimmung der Zeit, die ein Vollzeitmitarbeiter dem Krankenhaus zur Verfügung steht. Man unterscheidet zwischen Brutto- und Nettojahresarbeitszeit, deren Berechnung nachfolgend dargestellt ist (▶ Tab. 7.1). Im Beispiel wird von einem Mitarbeiter mit einer 40-Stunden-Woche ausgegangen (8 Stunden pro Tag in einer 5-Tage-Woche). Ausgehend von 365 potenziellen Arbeitstagen verbleiben unter Abzug von Samstagen und Sonntagen effektiv nur 250 Arbeitstage, sodass sich 2000 Stunden (250 Tage × 8 Stunden pro Tag) an Bruttojahresarbeitszeit errechnen.

Tab. 7.1: Brutto- und Nettojahresarbeitszeit

	Tage	Stunden
Jahr	365	2920
Samstage und Sonntage	104	832
Feiertage, die nicht auf Samstage oder Sonntage fallen	11	88
Bruttojahresarbeitszeit	250	2000
Fehltage (z. B. 18 %)	45	360
Nettojahresarbeitszeit	205	1640

Die Werte für das Jahr (365 bzw. im Schaltjahr 366 Tage) sowie für Samstage und Sonntage sind bundesweit einheitlich, Unterschiede ergeben sich bei den Feiertagen, die nicht auf Samstage oder Sonntage fallen. Die Anzahl weicht von Bundesland zu Bundesland voneinander ab, was bei der Berechnung berücksichtigt werden muss.

Mitarbeiter fehlen dem Krankenhaus zusätzlich wegen Urlaub, Krankheit, Fortbildung und sonstigen Ausfällen (z. B. Mutterschutz). Bei diesen Werten ergeben sich teils große Differenzen zwischen einzelnen Krankenhäusern. Für die Krankheitstage können entweder Erfahrungswerte des eigenen Hauses aus der Vergangenheit angesetzt werden oder aber branchenübliche Durchschnittswerte. Zudem ist bei der Berechnung darauf Wert zu legen, dass sich die Krankheitstage, aber auch die Fortbildungstage zwischen den Berufsgruppen teils erheblich unterscheiden. Im Ärztlichen Dienst sind bspw. die Ausfallzeiten wegen Krankheit im Vergleich zum Reinigungsdienst deutlich niedriger, dafür regelmäßig die Zahl der Fortbildungstage höher. Fehlzeiten sollten zudem stundenmäßig erfasst werden, da ansonsten Teilzeit- und Vollzeitkräfte fälschlicherweise als gleichgewichtet in die Berechnung mit eingehen. Fehlt eine Vollzeitkraft an einem Tag, so geht das komplette Arbeitspotenzial eines Tages verloren (z. B. 8 Stunden), bei einer Halbtagsangestellten, die nur vier Stunden am Tag arbeitet, fehlen nur vier Stunden, sodass dieser Fehltag auch nur mit dem Faktor 0,5 berücksichtig werden darf. Unterschiede zwischen den Betrieben gibt es zudem bei der Stundenzahl pro Tag. Ist anstelle einer 40-Stunden-Woche etwa eine 38-Stunden-Woche vereinbart, so beträgt die tägliche Arbeitszeit nicht 8 Stunden, sondern nur 7,6 Stunden.

Nachdem die Nettoarbeitszeit, also die Zeit, die eine Vollzeitkraft dem Krankenhaus pro Jahr tatsächlich zur Verfügung steht, ermittelt wurde, wird in einem nächsten Schritt der Personalbedarf in Stunden für den zu berechnenden Bereich bestimmt.

Bei der *Arbeitsplatzmethode* geht man davon aus, dass ein bestimmter Arbeitsplatz zu definierten Zeiten mit einer festgelegten Menge an Mitarbeitern besetzt sein muss. Die Berechnung erfolgt anhand folgender Formel:

Anzahl der Arbeitsplätze × Zahl der Schichten pro Tag × Zahl der Tage × Zeit je Schicht

Beispiel: Der Empfang in einem Krankenhaus soll ganzjährig mit einem Mitarbeiter 24 Stunden am Tag besetzt sein (drei Schichten à 8 Stunden). Es errechnet sich:

1 × 3 Schichten pro Tag × 365 Tage × 8 Stunden je Schicht = 8760 Stunden

Zur Bestimmung der benötigten Anzahl an Vollzeitkräften teilt man in einem nächsten Schritt die benötigten Stunden (8760) durch die Stunden, die eine Vollzeitkraft leistet (1640 Stunden):

8760 Stunden / 1640 Stunden je VK = 5,34 VK

Um eine Stelle im ganzen Jahr rund um die Uhr zu besetzen, werden folglich 5,34 VK benötigt.

Die Arbeitsplatzmethode kann schnell und unkompliziert durchgeführt werden. Sie berücksichtigt aber das konkrete Leistungsgeschehen nur unzureichend, bestehende Ineffizienzen bspw. wegen schlechter Organisation, werden nicht berücksichtigt. Die Methode ist deshalb nur für Bereiche geeignet, in denen unabhängig vom tatsächlichen Arbeitsanfall bestimmte Mindestbesetzungen eingehalten werden müssen, etwa wegen rechtlichen Vorgaben (z. B. Mindestbesetzung im Nachtdienst) oder internen Anforderungen (bspw. 24-Stunden-Besetzung der Pforte). Ist dies nicht der Fall, sollte auf Methoden zurückgegriffen werden, die das Leistungsgeschehen stärker mit in die Berechnung einbeziehen. Eine dieser Methoden ist die *Leistungseinheitsrechnung*, bei der der Zeitaufwand je Leistungseinheit (z. B. pflegerische Aufnahme) sowie deren Häufigkeit pro Jahr ermittelt werden.

> Beispiel: Beträgt die Zahl der pflegerischen Aufnahmen pro Jahr 12 000 bei einem Zeitaufwand von 20 Minuten je Aufnahme, so errechnet sich:
>
> *12 000 Leistungen × 20 Minuten je Leistung / 60 Minuten pro Stunde
> = 4000 Stunden*
>
> Hieraus ergibt sich folgender Bedarf an Vollzeitkräften:
>
> *4000 Stunden / 1640 Stunden je VK = 2,44 VK*
>
> Mit den 2,44 VK lassen sich die 12 000 pflegerischen Aufnahmen pro Jahr bewältigen.

Will man den Personalbedarf für einen Bereich (z. B. Station) ermitteln, müssen alle anfallenden Tätigkeiten bestimmt und mit Zeitwerten hinterlegt werden. Die Methode ist folglich sehr genau, aber auch sehr aufwändig. Die unzureichende Erfassung von Aufgaben oder der Ansatz falscher Zeitwerte führen unweigerlich zu falschen Ergebnissen und damit zur Unter- oder Überbesetzung des betrachteten Bereichs.

Mithilfe der *Anhaltszahlen-/Kennzahlenmethode* kann eine schnelle Abschätzung des benötigten Personalbedarfs vorgenommen werden. Die genaue Berechnung der Nettoarbeitszeit ist nicht erforderlich, ebenso ist es nicht notwendig, den Bedarf in Stunden zu ermitteln. Definiert wird das Leistungsresultat in Relation zur Leistungsfähigkeit des Mitarbeiters, also bspw. 1 Arzt auf 12 im Durchschnitt belegte Betten in der Inneren Medizin oder 1 Mitarbeiter im ärztlichen Schreibdienst je 4000 stationären Behandlungsfällen.

> Beispiel: Sind in der Abteilung Innere Medizin bspw. im Schnitt 120 Betten belegt, so sind dafür
>
> *120 Betten / 12 Betten je Arzt = 10 Ärzte*
>
> vorzuhalten.

Bei dieser Methode wird von einem durchschnittlichen Aufwand ausgegangen, weicht ein Krankenhaus davon nach oben oder unten ab (z. B. aufwändigere Patienten), so kommt es zu einer Über- oder Unterdeckung an Mitarbeiterstellen. Ebenso werden individuelle Behandlungsstrategien sowie räumliche, apparative und organisatorische Gegebenheiten (z. B. Baustruktur und daraus entstehende Wegezeiten) nicht berücksichtigt. Branchenübliche Anhaltszahlen sind daher stets dahingehend zu hinterfragen, ob aufgrund von krankenhausindividuellen Spezifika nicht eine Anpassung der Anhaltszahl nach oben oder unten erfolgen muss.

Die *erlösorientierte Methode* untersucht, wie viele Mitarbeiter man sich bei den für den Planungszeitraum vorgesehenen Fällen leisten kann. Ausgangspunkt ist die Erlösverteilung innerhalb der Kalkulation des Instituts für das Entgeltsystem im Krankenhaus (InEK). Für die einzelnen DRGs wird ausgewiesen, wie viele Kosten in den einzelnen Kostenarten (z.B. Personalkosten im Ärztlichen Dienst) in den Kostenstellen (z.B. Normalstation) angefallen sind. Auf Grundlage der geplanten Leistungen kann ermittelt werden, wie viel Budget in den einzelnen Personalbereichen zur Verfügung steht.

Beispiel: Für eine DRG konnten aus den Kalkulationsdaten des InEK folgende Daten entnommen werden:

Kostenstellengruppe	Kalkulationskosten des InEK
Normalstation	2100 €
Intensivstation	2000 €
Dialyseabteilung	0 €
OP-Bereich	3900 €
Anästhesie	1100 €
Kreißsaal	0 €
Kardiologische Diagnostik/Therapie	70 €
Endoskopische Diagnostik/Therapie	20 €
Radiologie	180 €
Labor	550 €
Übrige diagnostische therapeutische Bereiche	230 €
Summe	**10 150 €**

Die Bewertungsrelation der DRG beträgt 3,5, sodass sich ein Kalkulationsbasisfallwert von 10150 € / 3,5 = 2900 € ergibt. Ein Krankenhaus geht im kommenden Jahr von 350 Fällen dieser DRG aus und kalkuliert mit einem effektiven CMI dieser Fälle von 3,85. Zur Ermittlung der gegenfinanzierten Vollkräftestellen wird in sechs Schritten vorgegangen:

1. Zunächst sind die Kostenstellen zu definieren, die für die betrachtete DRG als Kernleistungen definiert werden. Bei diesen Kostenbestandteilen wird angenommen, dass diese unabhängig von der Verweildauer sind, also auch eine Unter- oder Überschreitung von Verweildauergrenzen zu keinen Kostenveränderungen führen. Im vorliegenden Fall werden der OP-Bereich, die Anästhesie sowie die kardiologische Diagnostik/Therapie als

95

Kernleistungen festgelegt. Insgesamt betragen die Kosten dieser Bereiche gemäß DRG-Kalkulationsmatrix

$$3900\,€ + 1100\,€ + 70\,€ = 5070\,€$$

2. Für alle anderen Kostenstellen ist aufgrund des Abweichens des effektiven CMI (3,85) von dem relativen CMI (3,5) ein Korrekturfaktor I zu bestimmen. Hierzu wird als Erstes der relative CMI der Kernleistungen und der relative CMI der weiteren Leistungen bestimmt:

CMI (Kernleistungen) = DRG-InEK-Kosten Kernleistungen / Kalkulationsbasisfallwert

$$= 5070\,€ / 2900\,€ = 1,748$$

CMI (weitere Leistungen) = CMI (Gesamt) – CMI (Kernleistungen)

$$= 3,500 - 1,748 = 1,752$$

Mit den errechneten Daten kann in einem zweiten Schritt der Korrekturfaktor I wie folgt berechnet werden:

$$\text{Korrekturfaktor I} = \frac{\text{CMI (effektiv)} - \text{CMI (Kernleistung)}}{\text{CMI (weitere Leistungen)}} \quad \frac{3,850 - 1,748}{1,752} = 1,200$$

3. Mithilfe des Korrekturfaktors I können nunmehr die Kosten der weiteren Leistungen aus der Kostenaufstellung an den effektiven Case Mix Index angepasst werden:

Kostenstellengruppe	Kosten mit Korrekturfaktor I
Normalstation	2100 € × 1,2 = 2520 €
Intensivstation	2000 € × 1,2 = 2400 €
Dialyseabteilung	0 €
OP-Bereich	3900 €
Anästhesie	1100 €
Kreißsaal	0 €
Kardiologische Diagnostik/Therapie	70 €
Endoskopische Diagnostik/Therapie	20 € × 1,2 = 24 €
Radiologie	180 € × 1,2 = 216 €
Labor	550 € × 1,2 = 660 €
Übrige diagnostische/therapeutische Bereiche	230 € × 1,2 = 276 €
Summe	**11 166 €**

Hinweis: Die Differenz von 11166€ zur rechnerischen Bestimmung der Summe als Produkt aus effektivem CMI und Kalkulationsbasisfallwert (3,85 × 2900€ = 11165€) basiert auf der Rundung des Korrekturfaktors auf 1,2.

4. Im nächsten Schritt sind die Daten noch an den tatsächlichen Landesbasisfallwert des Krankenhauses anzupassen. Beträgt dieser bspw. 3190€, so errechnet sich der Korrekturfaktor II wie folgt:

Tatsächlicher Basisfallwert / Kalkulationsbasisfallwert =
3190€ / 2900€ = 1,1
Es ergibt sich somit folgende abschließende Kostenmatrix:

Kostenstellengruppe	Kosten mit Korrekturfaktoren I und II
Normalstation	2520€ × 1,1 = 2772€
Intensivstation	2400€ × 1,1 = 2640€
Dialyseabteilung	0€
OP-Bereich	3900€ × 1,1 = 4290€
Anästhesie	1100€ × 1,1 = 1210€
Kreißsaal	0€
Kardiologische Diagnostik/Therapie	70€ × 1,1 = 77€
Endoskopische Diagnostik/Therapie	24€ × 1,1 = 26,40€
Radiologie	216€ × 1,1 = 237,60€
Labor	660€ × 1,1 = 726€
Übrige diagnostische/therapeutische Bereiche	276€ × 1,1 = 303,60€
Summe	12282,60€

5. Möchte man nunmehr die zur Verfügung stehenden Budgets bspw. für den Ärztlichen Dienst auf Normalstation ermitteln, muss der prozentuale Anteil dieser Kosten aus der ursprünglichen Kostenmatrix an den Gesamtkosten der Normalstation errechnet werden. Die Gesamtkosten betrugen 2100€. Angenommen in der Ausgangsmatrix des InEK sind die Kosten des Ärztlichen Diensts mit 210€ angegeben, so beträgt der prozentuale Anteil der Personalkosten des Ärztlichen Diensts 210€ / 2100€ = 0,1. Mithilfe dieses Faktors kann das Budget des Ärztlichen Diensts auf Normalstation endgültig bestimmt werden:
Endgültige Kosten auf Normalstation je Fall × prozentualer Anteil des Ärztlichen Diensts auf Normalstation × Fallzahl =

$$2772€ \text{ je Fall} \times 0,1 \times 350 \text{ Fälle} = 97020€$$

6. Als Letztes kann das Budget in Vollzeitkräftestellen umgerechnet werden. Betragen die Kosten je Vollzeitkraft im Ärztlichen Dienst bspw. 77 616 €, so stehen

$$97\,020 \in / 77\,616 \in je\ VK = 1,25\ VK$$

für die Behandlung der 350 Patienten der betreffenden DRG zur Verfügung.

Problematisch bei der Methode ist die Verteilung der Erlöse, wenn verschiedene Bereiche (z. B. medizinische Fachbereiche) an der Versorgung beteiligt waren.

Beispiel: Ein Patient der betrachteten DRG wurde sowohl in der federführenden Fachabteilung A als auch zum Teil in der Fachabteilung B behandelt. Für alle Patienten der DRG-Fallgruppe geht die Klinik von einer durchschnittlichen Verweildauer von 9,7 Tagen aus. Hiervon verbringt der Patient im Schnitt 0,7 Tage auf der Intensivstation. Grundlage für die Berechnung sind die Kosten, die für die Tätigkeiten des Ärztlichen Diensts auf Normalstation anfallen. Relevant sind daher nur 9,7 Tage – 0,7 Tage = 9,0 Tage. Gemäß obiger Berechnung erhält das Krankenhaus hierfür 277,20 € je Fall an Personalkostenbudget für den Ärztlichen Dienst auf Normalstation. Pro Tag errechnet sich somit ein Betrag von 277,20 € / 9 Tage = 30,80 € pro Tag. Dieser Betrag wird der Fachabteilung B für jeden Tag, den sie einen Patienten mit der betreffenden DRG schwerpunktmäßig behandelt hat, zu Lasten der Fachabteilung A gutgeschrieben.

Neben der Aufteilung des Erlöses auf die behandelnden Bereiche sind zudem Konsiliarleistungen oder Kosten von Honorarärzten zu berücksichtigen. Deren Aufwendungen sind vom ermittelten Personalkostenbudget abzuziehen, nur das verbleibende Restbudget steht für die Stellen noch zur Verfügung.

Als Letztes ist zu berücksichtigen, dass Krankenhäuser auch Erlöse aus erbrachten Leistungen beziehen, die nicht in den DRG-Entgeltbereich fallen (z. B. ambulante Leistungen, Wahlleistungen). Für die erbrachten Leistungen ist der jeweilige Zeitbedarf der betrachteten Personalgruppe (z. B. Ärztlicher Dienst auf Normalstation) zu ermitteln und mit den Personalkosten je Vollzeitkraft zu bewerten. Die so errechnete Anzahl an Vollzeitstellen ist zusätzlich zur Verfügung zu stellen.

Beispiel: Für Leistungen außerhalb des DRG-Entgeltbereichs erbringt der Ärztliche Dienst einer Fachabteilung 2214 Stunden. Eine Vollzeitkraft hat eine Nettojahresarbeitszeit von 1640 Stunden. Zusätzlich erhält die Abteilung:

$$2214\ Stunden / 1640\ Stunden\ je\ Vollzeitkraft = 1,35\ VK$$

Kritisch an der erlösorientierten Personalbedarfsbestimmung ist, dass Grundlage der Berechnung die durchschnittlichen Kosten der an der InEK-Kalkulation teilnehmenden Krankenhäuser sind. Die Kosten entsprechen damit dem in diesen

Kliniken erreichten Effizienzgrad, sodass bestehende Wirtschaftlichkeitsspielräume bei Verwendung der InEK-Matrix nicht berücksichtigt werden. Ein höherer oder niedrigerer tatsächlicher Bedarf an Stellen gegenüber der Bezugsbasis kann sich zudem aus kaum beeinflussbaren Faktoren (z. B. bauliche Struktur und daraus resultierende Wegezeiten) ergeben.

Ferner führen im Durchschnitt höhere Kosten je Vollzeitkraft dazu, dass den betreffenden Häusern weniger Stellen zur Verfügung stehen als Kliniken mit niedrigeren Personalkosten. Teure Krankenhäuser müssten ihre höheren Kosten durch eine höhere Arbeitsproduktivität ausgleichen, was in der Praxis nicht immer möglich ist.

7.2   Personaleinsatzplanung

Bei der Personaleinsatzplanung befinden sich Krankenhäuser im Spannungsfeld zwischen den Interessen des Krankenhauses und den Wünschen der Mitarbeiter. Krankenhäuser müssen 24 Stunden am Tag ihre Leistungen zur Verfügung stellen, während die Arbeitskräfte bspw. erwarten, dass eine Vereinbarkeit von Familie und Beruf gewährleistet wird. Neben Vollzeitarbeitsplätzen bieten Kliniken Teilzeitarbeitsplätze an, die in die tägliche Einsatzplanung zu integrieren sind. Um die Leistungsfähigkeit rund um die Uhr zu gewährleisten, wird auf Schichtmodelle, Bereitschaftsdienste und Rufbereitschaften zurückgegriffen. Bei *Schichtarbeitsmodellen* werden die 24 Stunden des Tages auf verschiedene Zeitabschnitte (Schichten) verteilt, z. B. in einem Dreischichtmodell. Ein Beispiel wäre der Frühdienst, Spätdienst und Nachtdienst in der Pflege. Vorgesehen sind regelmäßig Übergabezeiten zwischen den Schichten (Zeiten, zu denen Mitarbeiter von zwei Schichten im Haus sind), um Informationen weitergeben zu können.

Im Unterschied zur Vollarbeit, wie sie im Schichtdienst praktiziert wird, liegt *Bereitschaftsdienst* (= Vordergrunddienst) vor, wenn der Arbeitnehmer sich an einer vom Arbeitgeber bestimmten Stelle innerhalb oder außerhalb des Betriebs aufhalten muss, um erforderlichenfalls unverzüglich die Arbeit aufnehmen zu können. Während des Bereitschaftsdiensts kann der Mitarbeiter seine Zeit weitgehend frei gestalten und kann in Zeiten ohne Inanspruchnahme auch ruhen. Er muss jedoch immer in der Lage sein, unverzüglich seine Arbeit aufzunehmen. Arbeitszeitrechtlich ist die gesamte Bereitschaftszeit als Arbeitszeit zu werten und nicht nur die Zeit der zeitlichen Inanspruchnahme.

Rufbereitschaft (= Hintergrunddienst) liegt vor, wenn der Arbeitnehmer sich auf Anordnung des Arbeitgebers außerhalb der regelmäßigen Arbeitszeit an einer dem Arbeitgeber anzuzeigenden Stelle aufzuhalten hat, um auf Abruf die Arbeit aufzunehmen. Der Arbeitnehmer kann sich an einer beliebigen Stelle (z. B. zu Hause) aufhalten, die Entfernung zur Klinik darf jedoch nicht so groß sein, dass der Einsatz im Bedarfsfall gefährdet wäre. Der Mitarbeiter muss die Arbeitsstätte lediglich in einer angemessen Zeit erreichen können. Was eine angemessene Zeit ist, ist gesetzlich nicht bestimmt. Der Arbeitnehmer muss die Möglichkeit haben, sich um persönliche und familiäre Angelegenheiten zu kümmern (z. B. Freunde treffen, an kulturellen Veranstaltungen teilnehmen). Dies ist bei einer zeitlichen Vorgabe von 20 Minuten zwischen Abruf und Arbeitsaufnahme nach Auffassung des Bundesarbeitsgerichts nicht möglich, da bei einer solchen Zeitvorgabe der Arbeitnehmer faktisch gezwungen ist, sich in unmittelbarer Nähe zum Arbeitsplatz aufzuhalten, um die Arbeit bei Bedarf fristgerecht aufnehmen zu können; dies ist mit Rufbereitschaft nicht zu vereinbaren (vgl. BAG 31.01.2002, 6 AZR 214/00). Bei der Rufbereitschaft zählt nur die Zeit der tatsächlichen Beanspruchung als Arbeitszeit.

In der Regel handelt es sich bei den Bereitschaftsdienst leistenden Ärzten um Assistenzärzte in der Weiterbildung zum Facharzt. Die Sicherstellung der fachärztlichen Versorgungsqualität wird durch einen rufbereitschaftshabenden Facharzt (i. d. R. Oberarzt) gewährleistet, auf den im Bedarfsfall vom Bereitschaftsarzt zurückgegriffen werden kann.

Weitere in Kliniken praktizierte Arbeitszeitmodelle sind die Gleitzeit und die variable Arbeitszeit. Bei der *Gleitzeit* werden im Regelfall eine Rahmenarbeitszeit und eine Kernarbeitszeit vereinbart. Die Kernarbeitszeit legt den spätestmöglichen Beginn sowie das frühestmögliche Ende der Tätigkeit fest, während die Rahmenzeit den frühestmöglichen Start und die spätestmögliche Beendigung regelt. Für den medizinischen Schreibdienst kann beispielhaft vereinbart werden, dass alle Mitarbeiter in der Zeit von 8.30 Uhr bis 15.00 Uhr anwesend sein müssen (Kernarbeitszeit) und die Rahmenarbeitszeit von 6.30 Uhr bis 19.00 Uhr ist. Die Arbeitszeiten vor und nach der Kernarbeitszeit sind dem einzelnen Mitarbeiter überlassen, er muss nur sicherstellen, dass er insgesamt im Durchschnitt die vereinbarte Wochenarbeitszeit einhält. Zu beachten sind ferner die Regelungen des Arbeitszeitgesetzes (tägliche Höchstarbeitszeit, einzuhaltende Pausen etc.). *Variable* Arbeitszeiten entsprechen einer Gleitzeit ohne Kernzeit. Da das Leistungsgeschehen im Krankenhaus eine Präsenz zu gewissen Zeiten oftmals voraussetzt, findet man in der Praxis nur in Ausnahmefällen variable Arbeitszeitmodelle. Im medizinischen und pflegerischen Bereich finden im Regelfall Schichtmodell oder Bereitschaftsdienstlösungen Anwendung. Gleitzeitlösungen setzen voraus, dass es zu einer klaren Absprache über Aufgabenverteilung und zeitliche Präsenz vor Ort kommt. Nur so kann sichergestellt werden, dass im Krankenhaus 24 Stunden am Tag medizinisches und pflegerisches Personal zur Verfügung steht. Da der Koordinationsaufwand hierfür sehr groß ist, unterbleiben im Normalfall solche Lösungen in diesen Bereichen und werden vor allem bei administrativ tätigen Mitarbeitern eingesetzt. Die am weitest gehende Form der Arbeitszeitflexibilisierung ist die *Vertrauensarbeitszeit*. Die Lage und die Verteilung der Arbeitszeit werden hierbei vom Mitarbeiter eigenständig festgelegt. Eine formale Arbeitszeiterfassung und Anwesenheitskontrolle findet nicht statt. Das Erreichen von mit dem Vorgesetzten abgestimmten Zielen und das Einhalten von Terminvorgaben werden vom Beschäftigten eigenverantwortlich organisiert.

7.3 Rechtliche Grundlagen

Krankenhäuser müssen in ihrer Personalarbeit eine Vielzahl rechtlicher Regelungen berücksichtigen. Grundsätzlich unterscheidet man zwischen individuellem und kollektivem Arbeitsrecht. Das *individuelle Arbeitsrecht* regelt das Arbeitsverhältnis zwischen der Klinik und dem einzelnen Mitarbeiter. Typischerweise werden wichtige Rechte und Pflichten (z. B. Arbeitszeit, Gehalt, Urlaubsanspruch) in einem Arbeitsvertrag geregelt. Er ist ein schuldrechtlicher gegenseitiger Austauschvertrag, durch den sich der Arbeitnehmer zur Leistung abhängiger Arbeit und das Krankenhaus zur Zahlung einer Vergütung verpflichtet. Der Arbeitsvertrag ist eine besondere Art des Dienstvertrags, der den Vorschriften der §§ 611–630 des Bürgerlichen Gesetzbuchs (BGB) unterliegt. Der Abschluss von Arbeitsverträgen ist grundsätzlich formfrei. Das Nachweisgesetz schreibt jedoch eine vom Arbeitgeber zu unterzeichnende Niederschrift der wesentlichen Vertragsbestimmungen binnen eines Monats vor, wenn kein schriftlicher Arbeitsvertrag vorliegt. Zudem sind Kliniken verpflichtet, den wesentlichen Inhalt eines Ausbildungsvertrags schriftlich niederzulegen.

Das *kollektive Arbeitsrecht* bezieht sich auf rechtliche Regelungen zwischen allen Mitarbeitern und dem Krankenhaus als Arbeitgeber. Wichtige Regelungen sind:

- *Tarifvertragsgesetz*: Das Tarifvertragsrecht stellt die Basis für die Schaffung von Gewerkschaften und damit auch von Tarifverträgen dar. Im Tarifvertragsgesetz sind bspw. die Pflichten der beteiligten Tarifparteien geregelt (z. B. Friedenspflicht).
- *Betriebsverfassungsgesetz*: Es regelt die Mitwirkungsmöglichkeiten der Mitarbeiter ab einer bestimmten Betriebsgröße (z. B. Mitbestimmungsrechte wie Beginn und Ende der täglichen Arbeitszeit oder Pausenregelungen sowie Unterrichtungs- und Beratungsrechte wie Kündigungsanhörungen).
- *Arbeitszeitgesetz:* Es begrenzt unter anderem die maximale Länge der täglichen Arbeitszeit, setzt Mindestruhepausen während der Arbeitszeit und Mindestruhezeiten zwischen Beendigung und Wiederaufnahme der Arbeit sowie die Arbeitsruhe an Sonn- und Feiertagen fest. Zudem sind Schutzvorschriften zur Nachtarbeit enthalten.
- *Mutterschutzgesetz*: Es regelt bspw. Beschäftigungsverbote und die Unzulässigkeit von Kündigungen während der Schwangerschaft bis zum Ablauf von vier Monaten nach der Entbindung.
- *Schwerbehindertengesetz*: Darin sind etwa Vorgaben zum besonderen Kündigungsschutz für Schwerbehinderte sowie zum Anspruch auf eine Woche bezahlten Zusatzurlaub enthalten.
- *Kündigungsschutz*: Die Regelungen finden sich im BGB sowie im Kündigungsschutzgesetz. Enthalten sind Kündigungsfristen, Arten und Zulässigkeit von Kündigungen.

7.4   Personalentwicklung

Zentraler Leistungsträger im Krankenhaus ist das Personal. In Deutschland zeigt sich bereits heute ein zunehmender Mangel an gut ausgebildeten Ärzten sowie medizinischem und pflegerischem Personal. Die Qualität der Krankenhausversorgung hängt vor allem vom Aus- und Fortbildungsniveau der Angehörigen der Gesundheitsberufe und ihren angemessenen Arbeits- und Arbeitsschutzbedingungen ab.

Mit dem Begriff Personalentwicklung können verschiedene Maßnahmen zusammengefasst werden, welche der beruflichen Qualifizierung von Mitarbeitern in Organisationen dienen. Die Personalentwicklung beinhaltet alle planmäßigen personen-, stellen- und arbeitsplatzbezogenen Maßnahmen zur Ausbildung, Erhaltung, Weiterentwicklung oder Wiedererlangung der beruflichen Qualifikation. Voraussetzung für Personalentwicklung ist die Potenzialbeurteilung. Das Leistungs- und Lernpotenzial von Mitarbeitern und Gruppen von Mitarbeitern muss erkannt werden.

Aus Sicht des Beschäftigten stellt Personalentwicklung einen Anreiz dar, da sie dem Bedürfnis vieler Arbeitnehmer nach persönlicher Entfaltung und Erhaltung der eigenen beruflichen Fähigkeiten entgegenkommt.

Ziele von Personalentwicklungsmaßnahmen können vielfältig sein. Aus Krankenhaussicht sind dies beispielsweise die Kompetenzerweiterung von Mitarbeitern, die qualitative und quantitative Sicherung des Personalbestands oder die Erhöhung von Problembewusstsein, Arbeitszufriedenheit oder Identifikation mit dem Unternehmen. Aus Mitarbeitersicht lassen sich als Ziele die Erhöhung der Arbeitszufriedenheit und beruflichen Chancen, die Befähigung zur Übernahme höherwertiger Tätigkeiten, die Erhöhung der Autonomie und Chancen zur Selbstverwirklichung oder auch einfach die Freude am Lernen und an der eigenen Weiterentwicklung zusammenfassen.

Die Personalentwicklung kennt zahlreiche Instrumente, welche in Tabelle 7.2 zusammenfassend dargestellt sind.

Die Koordination der Personalentwicklung im Krankenhaus kann zentral von der Personalabteilung erfolgen. Aufgrund hoher berufsspezifischer Aspekte, zahlreicher Interaktionen unterschiedlicher Berufsgruppen und spezifischer rechtlicher Vorgaben ist eine Einbeziehung aller Führungskräfte im Krankenhaus aber für den Erfolg der Maßnahmen entscheidend. Die Nachhaltigkeit kann über ein System von Mitarbeiterjahresgesprächen und Zielvereinbarungen erreicht werden. Regelmäßige Mitarbeiterbefragungen (z.B. Great Place to Work®) helfen dabei, den Erfolg und die Wirkung auf die Mitarbeiter zu überprüfen.

Bei allen Maßnahmen zur Personalentwicklung sind u. U. bestehende betriebsverfassungsrechtliche Mitbestimmungsrechte des Betriebsrats bzw. der Mitarbeitervertretung zu beachten. Diese können beispielsweise bei Personalfragebögen, Beurteilungsgrundsätzen, der personellen Auswahl, Organisationsuntersuchungen, allgemeinen Fragen der beruflichen Fort- und Weiterbildung, Grundsätzen über die Durchführung von Gruppenarbeit oder der Personalplanung bestehen.

Tab. 7.2: Maßnahmen und Instrumente der Personalentwicklung (in Anlehnung an Sonntag 2000, S. 192)

Ansatz	Intention	Maßnahme und Instrument
Arbeitsstrukturaler Ansatz	Schaffung von Lern- und Entwicklungspotenzialen in der Arbeit	Qualitätszirkel, Gruppenarbeit, Jobrotation, Projektarbeit, Verbesserung der Arbeitsbedingungen (Vereinbarkeit Beruf und Familie)
Individuelle Anleitung	Festigung des Wissens durch unmittelbare Ausübung im Funktionsfeld	Planmäßige Unterweisung, Beratung durch den Vorgesetzten, Führen eines »Logbuchs«
Situativ erfahrungsbezogene Ansätze	Förderung expertenähnlichen Handlungswissens	Interaktion zwischen Lernendem und Experten (Meister-Lehrling-Verhältnis), Mentorenprogramme
Computergestützte mediale Ansätze	Erhöhung des Aktivierungspotenzials, Förderung des explorativen Lernens	Planspiele, Simulationen, Computer Based Trainings
Trainingsbezogene Ansätze	Förderung von Problemlösefähigkeiten, Verhaltensmodifikation	Kompetenz- und Verhaltenstrainings, Definition von Serviceversprechen (z.B. Vorstellen mit Namen und Funktion beim Patienten, Anklopfen bei Eintritt in Zimmer, Beschwerdeannahme) und Algorithmen für deren Einhaltung
Integrative Ansätze	Förderung arbeitsplatzbezogenen Lernens	Dezentrale betriebliche Lernortsysteme, Beispiel: Projekt »Gesundheits- und Krankenpflegeschüler leiten eine Station«

Eine besondere Herausforderung im Krankenhaus stellt der Mehrschichtbetrieb innerhalb der meisten Berufsgruppen dar. Durch die Vorgaben des Arbeitszeitgesetzes kommt es zu häufig wechselnden Team- und Schichtbesetzungen und diskontinuierlichen Tätigkeitsbedingungen. Auch die vor allem im ärztlichen Bereich anzutreffende hohe Fluktuation erschwert eine nachhaltige Personalentwicklungsstruktur.

7.5 Fort- und Weiterbildung

7.5.1 Allgemeines

Die Begriffe Fort- und Weiterbildung werden häufig synonym verwendet, obwohl Sie im Medizinbetrieb unterschiedliche Sachverhalte beschreiben. *Fortbildungen* dienen dazu, die durch Ausbildung bzw. berufliche Tätigkeit erworbenen Kenntnisse und Fertigkeiten zu erhalten und zu erweitern. Gerade im Gesundheitswesen sind Fortbildungen aufgrund ständig neuer Erkenntnisse in der Medizin sehr wichtig. Durch Fortbildungen werden keine neuen Abschlüsse erworben, es wird meist nur die erfolgreiche Teilnahme bescheinigt.

Demgegenüber haben *Weiterbildungen* das Ziel einer zusätzlichen (formalen) Qualifizierung, um sich beruflich weiterzuentwickeln. Die Weiterbildung endet mit einer (oft staatlichen) Prüfung und führt zu einer neuen bzw. ergänzenden Berufsbezeichnung.

Aus Sicht des Krankenhausträgers hat ein funktionierendes Fort- und Weiterbildungsmanagement vor allem den Vorteil, sich im Wettbewerbsumfeld als attraktiver Arbeitgeber zu positionieren und die Mitarbeiter dauerhaft zu halten. Für die beiden größten Berufsgruppen im Krankenhaus, den Pflegedienst und den Ärztlichen Dienst, werden die Strukturen der Fort- und Weiterbildung in den folgenden Kapiteln dargestellt.

7.5.2 Pflegedienst

Fortbildungen im Bereich der Pflege sind meist ergänzende Bildungsmaßnahmen im beruflichen oder allgemeinbildenden Bereich, für die keine rechtliche Verpflichtung besteht und zunächst jeder Mitarbeiter im Pflegedienst selbst verantwortlich ist. Im Vordergrund steht der Erhalt der Qualifikation durch Anpassung an (medizinische) Neuerungen. Einige Fortbildungen zielen auf bessere Interaktion und Kooperation im (therapeutischen) Team ab. Ihr Umfang kann zwischen wenigen Stunden und mehreren Tagen bzw. Blockveranstaltungen variieren. Beispielhaft zu nennen sind Fortbildungen im Bereich des Wundmanagements, des Schmerzmanagements, der Aktivierenden Pflege, des Stressmanagements, der Kommunikation, der Kodierung usw.

Im Bereich der Weiterbildung in der Pflege gibt es grundsätzlich zwei Wege: Bei der ersten Variante bleiben nach erfolgreichem Bestehen die Pflegekräfte direkt am Patienten tätig, allerdings in einer anderen Funktion. Die häufigsten Weiterbildungen in diesem Bereich sind der sog. »Stationsleiterkurs« sowie diverse spezifische Fachweiterbildungen.

Der Stationsleiterkurs führt zum formalen Abschluss als »Staatlich geprüfte Fachkraft zur Leitung einer Pflege- und Funktionseinheit«. Er kann berufsbegleitend absolviert werden und umfasst 960 Theoriestunden und 400 Stunden Praktika.

Die Fachweiterbildung wiederum ist eine fachspezifische Entwicklung und stellt das Analogon zum »Meister« im Handwerk dar. Die häufigsten Fachweiterbildungen im Krankenhausbereich sind die Fachpflegekraft für den Endoskopie- und Operationsdienst, für Anästhesie- und Intensivpflege, für Nephrologie, für Palliativ- und Hospizpflege, für klinische Geriatrie und für onkologische Pflege. Auch diese Weiterbildungen werden berufsbegleitend über einen Zeitraum von circa zwei Jahren absolviert.

Bei der zweiten Variante streben die Pflegekräfte nach erfolgreicher Weiterbildung eine Tätigkeit außerhalb der erlernten Pflege am Patienten an.

Hierbei findet sich am häufigsten die Weiterbildung zur Hygienefachkraft. Sie überwacht die Krankenhaushygiene und die krankenhaushygienischen Maßnahmen und berät – neben dem Krankenhaushygieniker und den hygienebeauftragten Ärzten – den Ärztlichen Direktor eines Krankenhauses.

Auch Studiengänge an Hochschulen, z. B. Pflegemanagement, Pflegewissenschaft, Pflegepädagogik, Gesundheitsmanagement, Betriebswirt im Gesundheitswesen, sind weit verbreitet. Nach Abschluss streben die Absolventen meist Positionen im Management (z. B. Pflegedienstleitung) an.

7.5.3 Ärztlicher Dienst

Anders als bei der Pflege besteht im ärztlichen Bereich eine rechtliche Verpflichtung zur regelmäßigen Fortbildung. Der Gemeinsame Bundesausschuss (G-BA) hat auf Basis des § 95d SGB V verbindliche Regelungen über die Fortbildungspflicht von Ärzten getroffen. Auch für in Krankenhäusern angestellte Ärzte besteht eine Fortbildungsverpflichtung. Diese ist in einer Vereinbarung des G-BA vom 01.01.2006 zur Fortbildung der Fachärzte im Krankenhaus geregelt. Demnach gelten die Pflicht zur Fortbildung und deren Nachweis – unabhängig von ihrem Status – für alle angestellten Fachärzte in zugelassenen Krankenhäusern.

Die Fortbildung ist über das sog. Continuing Medical Education (CME) organisiert, ein aus dem angloamerikanischen stammenden Konzept einer »kontinuierlichen berufsbegleitende Fortbildung«. Nach diesem Konzept müssen Fachärzte innerhalb von fünf Jahren 250 Fortbildungspunkte und damit das Fortbildungszertifikat der zuständigen Ärztekammer erwerben. Als geeignet für die Fortbildung werden folgende Fortbildungsformen betrachtet (vgl. 107. Deutscher Ärztetag 2004):

- Mediengestütztes Eigenstudium (Fachliteratur, audiovisuelle Lehr- und Lernmittel, strukturierte interaktive Fortbildung)
- Teilnahme an Fortbildungsveranstaltungen (Kongresse, Seminare, Übungsgruppen, Kurse, Kolloquien, Qualitätszirkel)
- Klinische Fortbildung (Hospitationen, Fallvorstellungen)
- Curricula (Weiterbildungskurse, die nach der Weiterbildungsordnung für eine Weiterbildungsbezeichnung vorgeschrieben sind, Zusatzstudiengänge)

Als Nachweis für eine absolvierte Fortbildung erhalten die Teilnehmer je nach Anspruch der Veranstaltung bis maximal acht Fortbildungspunkte (CME-Punkte). Krankenhausärzte haben eine Nachweispflicht gegenüber ihrem Arbeitgeber. Sanktionen sind aber bislang für den Bereich der angestellten Ärzte nicht vorgesehen.

Von der kontinuierlichen ärztlichen Fortbildung ist die ärztliche Weiterbildung abzugrenzen, die zum Ziel hat, dass Ärzte nach ihrer Approbation (berufsbegleitend) weitergehende Kenntnisse und Fertigkeiten für definierte ärztliche Tätigkeiten sowie diagnostische und therapeutische Eingriffe erwerben. Basis hierfür sind die Weiterbildungsordnungen der jeweiligen Landesärztekammern, welche eng an die Musterweiterbildungsordnung der Bundesärztekammer angelehnt sind.

Nach der letzten großen Revision im Jahr 2003 (sog. »neue Weiterbildungsordnung«) ist die ärztliche Weiterbildung in drei Stufen gegliedert:

1. Facharzt: Die Ärztekammer vergibt nach Prüfung der Weiterbildung bei befugten Ärzten in einem Fachgebiet den Titel eines Facharztes, beispielsweise Facharzt für Allgemeinmedizin, Facharzt für Neurologie, Facharzt für Urologie oder Facharzt für Anästhesiologie. In manchen Fachgebieten können dabei verschiedene Facharzttitel erworben werden, etwa in der Chirurgie (Facharzt für Gefäßchirurgie, Facharzt Allgemein- und Viszeralchirurgie u. a.). Die Weiterbildungszeit zum Facharzt dauert je nach Fachgebiet 4 bis 6 Jahre. Die Weiterbildungszeit und die Weiterbildungsinhalte sind durch die Weiterbildungsordnung der Landesärztekammern geregelt.

2. Schwerpunkt: Ein Schwerpunkt gibt eine Spezialisierung innerhalb eines Fachgebiets an; Beispiel: Facharzt für Frauenheilkunde mit der Schwerpunktbezeichnung »Spezielle Geburtshilfe und Perinatalmedizin«.

3. Zusatzbezeichnung: Die Zusatzbezeichnungen können von Ärzten verschiedener Gebiete erworben werden. Sie unterscheiden sich in Ausbildungsumfang und -voraussetzungen deutlich. Beispiele sind die Zusatzbezeichnungen Notfallmedizin, Akupunktur, Diabetologie u. a. Die Zusatzbezeichnung ersetzt die vormalige Fachkunde und andere Weiterbildungsbezeichnungen.

Die Weiterbildungsordnung schreibt mindestens einmal jährlich stattfindende Personalgespräche und das Führen eines Logbuchs vor.

Frühere Weiterbildungsordnungen sahen noch den Erwerb einer Fachkunde für bestimmte Untersuchungsmethoden vor (z. B. Röntgen, Bronchoskopie, Laboruntersuchungen). Fakultative Weiterbildungen wurden zum Beispiel in der Inneren Medizin für klinische Geriatrie und Intensivmedizin durchgeführt und bescheinigt. Es handelt sich hierbei gewissermaßen um »kleine Schwerpunkte«. Fachkunden und fakultative Weiterbildungen sind zwar weiterhin gültig, werden aber nicht mehr ausgestellt. Zum Teil sind sie in Zusatzweiterbildungen aufgegangen.

Entscheidendes Kriterium für die Attraktivität eines Krankenhaus ist es, über welche Weiterbildungsermächtigungen die leitenden Ärzte verfügen. Die Ermächtigungen werden nach definierten Kriterien durch die jeweils zuständige Landesärztekammer vergeben und werden immer personenbezogen (also z. B. für den beantragenden Chefarzt) ausgestellt. Sie orientieren sich an den erbrachten Leistungen einer Abteilung und werden nicht selten nur für einen Teil der notwendigen Gesamtweiterbildungszeit ausgestellt. Dies ist der häufigste Grund für ärztliche Fluktuation. Ein breites und tiefes Spektrum an Weiterbildungsermächtigungen ist daher auch für den Krankenhausträger von großem Interesse und wird meist bereits auf der Homepage der Klinik ausführlich dargestellt.

7.6   Konsil- und Honorarverträge

Der Honorararzt ist ein Facharzt, der in medizinischen Einrichtungen zeitlich befristet auf Honorarbasis tätig ist. Er ist vom Konsiliararzt und vom Belegarzt abzugrenzen. Aufgrund des Ärztemangels sehen sich viele Kliniken gezwungen, auf die Dienste externer Ärzte zuzugreifen. Die sind beispielsweise Anästhesisten, die im OP unterstützen, oder Internisten, die in der Notaufnahme eines Krankenhauses aushelfen.

Die Kliniken stellen die Honorarärzte regelmäßig nicht an, sondern beschäftigen sie als freie Mitarbeiter. Tatsächlich sind die Honorarärzte aber oft von der Klinik wirtschaftlich abhängig und damit scheinselbstständig und sozialversicherungspflichtig (vgl. Scholl-Eickmann, AMK 7/11, 18). Kommt die Rentenversicherung im Rahmen einer Betriebsprüfung nach § 28p SGB IV zu dem Ergebnis, dass es sich um eine scheinselbstständige Tätigkeit handelt, fordert sie die Sozialversicherungsbeiträge der letzten vier Jahre von der Klinik nach sowie für drei Monate von dem Honorararzt. Entscheidend für die Selbstständigkeit des Honorararztes ist hierbei nicht der Inhalt des Vertrags, sondern das Gesamtbild der tatsächlichen Verhältnisse, welches anhand folgender Kriterien festgemacht wird:

* Freie Verfügbarkeit der eigenen Arbeitskraft
* Freie Verfügbarkeit über die Dienstzeiten
* Übernahme eines unternehmerischen Risikos
* Selbstständigkeit und Weisungsfreiheit

In Rechtsprechung und Literatur war umstritten, ob das Krankenhaus die Leistungen des Honorararztes gegenüber den Krankenversicherungen abrechnen kann. Das BSG vertrat die Auffassung (BSG 28.2.07, B 3 KR 17/06 R), dass wenn niedergelassene Ärzte Leistungen gegenüber den stationär aufgenommenen Patienten erbringen, ohne im Krankenhaus angestellt zu sein, sie keine Krankenhausärzte seien. Damit handele es sich auch nicht um Leistungen des Krankenhauses, sondern um solche des niedergelassenen Arztes, die der Krankenhausträger aber nicht gegenüber den Krankenkassen abrechnen kann. Seit 2013 wurde aber das Krankenhausentgeltgesetz (§ 2 Abs. 1 S. 1 KHEntgG) dahingehend geändert, dass Krankenhausleistungen, insbesondere ärztliche Behandlungen, auch durch nicht fest angestellte Ärzte erbracht werden und demnach auch von der Klinik gegenüber dem Kostenträger abgerechnet werden können.

Die Vergütung von Honorarärzten, welche häufig ausschließlich in dieser Funktion und nicht zusätzlich als niedergelassene Vertragsärzte tätig sind, erfolgt meist auf Basis einer Stundenvergütung. Erbrachte Stunden im Regel- bzw. Bereitschaftsdienst werden mit einem definierten Stundensatz entlohnt. Die Einsatzzeiten werden vom jeweiligen leitenden Arzt der Abteilung bzw. der Geschäftsführung definiert.

Vom Honorararzt abzugrenzen ist der Konsiliararzt. Konsiliarärzte werden in der Regel hinzugezogen, wenn sie Spezialisierungen aufweisen, die im Krankenhaus nicht vertreten sind. Die Tätigkeit kann auch die Mitbehandlung eines Patienten vor, während und nach dem Krankenhausaufenthalt umfassen. Diese Ärzte sind ebenfalls Konsiliarärzte, sind keine Angestellten des Krankenhauses und daher an keine Weisungen gebunden.

Als häufige Konsiliararzt-Konstellation findet sich auch, dass ein niedergelassener Vertragsarzt im Rahmen einer zulässigen Nebentätigkeit im Auftrag des Krankenhauses komplexere Eingriffe an Patienten des Krankenhauses durchführt. Dieses Modell findet sich verbreitet in den Bereichen Orthopädie und Kardiologie. Hierbei sind vom Krankenhaus zahlreiche hier nicht im Detail zu behandelnde rechtliche Anforderungen zu beachten, vor allem in der Abgrenzung zu einem Belegarzt. Der Belegarzt hat vertraglich zugesicherte Belegbetten in dem jeweiligen Krankenhaus und behandelt »eigene«, im Rahmen seiner niedergelassenen Tätigkeit identifizierte und eingewiesene Patienten. Im Gegensatz zum Belegarzt schließt der Konsiliararzt auch keine Behandlungsverträge direkt mit den Patienten ab. Die Leistungen werden auf Basis von Dienstverträgen gem. § 611 BGB erbracht, die Ärzte stehen weder in einem Arbeits- noch in einem arbeitnehmerähnlichen Verhältnis zum Krankenhaus (vgl. Münzel und Zeiler 2010, S. 91). Für diese stationären Patienten rechnet das Krankenhaus die reduzierte DRG für Belegabteilungen ab; der Belegarzt wiederum seine ärztliche Behandlung gegenüber der kassenärztlichen Vereinigung. Anders beim Konsilarzt: Dieser rechnet direkt gegenüber dem Krankenhaus ab, das wiederum die komplette Hauptabteilungs-DRG gegenüber den Krankenkassen fakturieren kann. Die Vergütung für konsiliarärztliche Leistungen wird im Regelfall leistungsabhängig auf Basis der GOÄ oder mit einer zu verhandelnden prozentualen DRG-Beteiligung vom Konsiliararzt gegenüber dem Krankenhaus abgerechnet.

8 Prozess- und Fallmanagement

8.1 Definition und Abgrenzungen

8.1.1 Prozesse im Krankenhaus

Prozesse im Krankenhaus sind Abfolgen von medizinischen Leistungen in logischem Zusammenhang mit dem Ergebnis einer Gesamtleistung, die von Patienten und niedergelassenen Ärzten nachgefragt wird. Sie werden in Form von Abläufen dargestellt, die beschreiben, wie und durch welche Arten von Tätigkeiten die jeweilige Aufgabe erfüllt wird. Die Aufgabenerfüllung ist im Krankenhaus in der Regel immaterieller Art. Ausgangspunkt des Prozesses bildet die Patientenanforderung beziehungsweise der Zeitpunkt, an dem Menschen oder Sachmittel erstmalig aktiv werden. Das Prozessende wird durch das Ergebnis der Dienstleistung zu einem definierten Zeitpunkt bestimmt.

Die prozessorientierte Organisation ist dadurch gekennzeichnet, dass der Ablauf von Prozessen den zentralen Schwerpunkt der Organisationsgestaltung bildet. Die Prozessorganisation wird als ein Zusammenspiel von Teilprozessen entlang der Wertschöpfungskette gesehen. Die organisatorische Analyse geht von Handlungsvorgängen aus, die Organisation ist eine integrative Struktur in sich abgeschlossener Prozesssegmente. Die Organisationsstrukturen im Krankenhaus weisen oft eine starke Fragmentierung auf und sind traditionell funktional orientiert. Häufig finden sich unkoordinierte Abläufe sowie eine hohe Anzahl von Schnittstellen im Patientenbehandlungsprozess. Eine Übertragung der Prozessorientierung auf die Krankenhauslandschaft findet erst seit wenigen Jahren statt und wurde insofern auch noch nicht in bestehende Managementsysteme eingebettet.

Der Zeitraum von der Aufnahme bis zur Entlassung eines Patienten stellt einen Gesamtprozess dar, der sich in mehrere Teilprozesse zerlegen lässt. Ein besonderes Charakteristikum des Krankenhauses ist hierbei, dass an den meisten Prozessen unterschiedliche Personen sowohl innerhalb einer medizinischen Fachabteilung, z.B. Ärzte und Krankenpflegekräfte, als auch bereichsübergreifend, z.B. Normalstation, OP, Intensivstation, beteiligt sind. Es besteht ein zielorientierter Zusammenhang, der sich u.a. aus den gesetzlichen Anforderungen, medizinischen Leitlinien, der Patientenerwartung und dem Leitbild des Krankenhauses ergibt.

Grundsätzlich kann im Krankenhaus eine Unterscheidung von Kern- und Supportprozessen erfolgen. Als Kernprozesse kann man den Ablauf aller Tätigkeiten der Mitarbeiter und die hierzu notwendigen Sachmittel bezeichnen, sofern sie unmittelbar der Verbesserung des Gesundheitszustands der Patienten durch Diagnostik und Therapie dienen. Kernprozesse tragen in sehr hohem Maße zur Zielerreichung bei und bilden die Grundlage der Geschäftstätigkeit. Sie haben eine hohe Patientenorientierung. Man nennt sie auch Schlüsselprozesse, da sie eine wesentliche Funktion im Rahmen der Leistungserstellung haben. Support-prozesse wiederum unterstützen den Ablauf der Kernprozesse, z. B. in Form von Bereitstellung von Sachmitteln durch den Einkauf, Zubereitung von Speisen in der Küche, Reinigung der Zimmer und übrigen Bereiche, Patiententransport oder Abrechnung. Als praxisbewährte Methode hat sich die Unterteilung der Kern-prozesse der Krankenhausbehandlung in Teilprozesse, sogenannte Behandlungs-phasen, etabliert. Bei dieser Differenzierung werden Prozessbausteine aus sich wiederholenden Handlungsfolgen gebildet. Der Aufenthalt eines Patienten lässt sich in die fünf Behandlungsphasen Aufnahme, Diagnostik, Operation/Therapie, Pflege und Entlassung gliedern. Vereinfacht kann dies auf die drei Phasen Auf-nahmemanagement, Behandlungsmanagement und Entlassungsmanagement ag-gregiert werden.

8.1.2 Abteilungsorientierung im Krankenhaus

Viele Krankenhäuser sind traditionell nicht prozess-, sondern abteilungsorien-tiert organisiert, was bedeutet, dass jede medizinische Fachabteilung, z. B. Innere Medizin, Chirurgie, Orthopädie, Urologie, ihre eigene, meist historisch gewach-sene Organisation der Patienteneinbestellung und Aufnahme hat bis hin zu eige-nen OP-Sälen und fest zugeordneten Bettenbereichen oder Stationen (▶ Abb. 8.1).

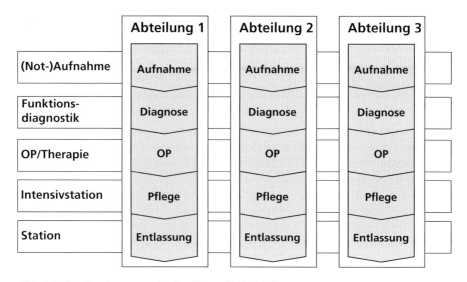

Abb. 8.1: Krankenhausorganisation (Rapp 2013, S. 25)

Eine klinikübergreifende patienten- oder fallorientierte Steuerung findet in der Regel nicht statt, was regelmäßig zu erheblichen Ablaufstörungen führt, die sich beispielhaft wie folgt skizzieren lassen:

• In der Patientenaufnahme entstehen Belastungsspitzen und lange Wartezeiten (sog. 9-Uhr-Phänomen, d. h. alle Patienten kommen mangels Koordination montagmorgens um 9.00 Uhr ins Krankenhaus); Gleiches gilt für Funktionsbereiche und Radiologie.

• Vielfach wird die medizinisch-ärztliche Aufnahme geplanter (Elektiv-)Patienten über die Notaufnahme organisiert, was zu einer deutlichen Wartezeit sowohl von Notfall- als auch den geplanten Patienten sowie einer Belastung des Personals in diesem Bereich führt.

• Auf den Stationen kommt es zu erheblichen Störungen im Ablauf, die sich zum Teil dadurch ausdrücken, dass neue Patienten unvorbereitet und unangekündigt – zum Teil während Arbeitsspitzen (Essensausgabe, Visitenzeit, Übergabe) – auf die Station kommen, häufig verbunden mit Wartezeiten auf ein freies Bett oder den Stationsarzt durch überlappende Präsenz entlassener und neu aufgenommener Patienten. Über den gesamten Tag verteilte unterschiedliche Visitenzeiten sowie fehlende Organisation eines fachärztlichen »Back-up« für die Stationsärzte führen zu weiteren unnötigen Problemen. Unzufriedene Patienten, eine unnötige Verweildauerverlängerung und Spannungen zwischen den Berufsgruppen lassen sich so kaum vermeiden.

• Im Rahmen der ärztlichen Betreuung finden sich vielfach weitere Zeitverzögerungen durch eine späte ärztliche Aufnahme und Anästhesieaufklärung, die zum Teil erst nach Ende des OP-Programms stattfinden. Konsekutiv verschieben sich präoperativ noch notwendige Untersuchungen auf den Bereitschaftsdienst bzw. den nächsten Tag.

• Über das Gesamtkrankenhaus sind aufgrund mangelnder Abstimmung zwischen den Abteilungen die Stationen unterschiedlich belegt, zum Teil gering, zum Teil mit Einschiebebetten überbelegt. Dies führt u. a. zu zeitaufwändiger Suche nach freien Bettenkapazitäten und zu einer hohen Zahl hausinterner Patientenverlegungen zwischen den Stationen.

• Im OP-Bereich lassen sich regelhaft weitere Probleme identifizieren, z. B. kurzfristige Verschiebungen von Eingriffen (z. B. wegen fehlender Befunde o. ä.), Fehlen von definierten und ausreichenden Notfallkontingenten (dadurch z. T. mehrfaches Verschieben von Elektivpatienten), ärztlicherseits nicht korrekte Klassifizierung von Notfalleingriffen, um Patienten am selben Tag operieren zu können, ohne Eingriffe absagen zu müssen, und klassischerweise organisatorische Verzögerungen beim OP-Beginn (z. B. gesamtes Team wartet auf den Chirurgen, der noch mit der Frühbesprechung oder der Stationsvisite beschäftigt ist).

• Auch im Rahmen des Entlassungsprozesses lassen sich die Nachteile einer abteilungsbezogenen Organisation erkennen, z. B. durch uneinheitliche und späte Definition des Entlassungszeitpunkts nicht verbindlich am Vormittag, eine verzögerte Antragstellung für poststationäre Versorgung, z. B. Anschlussheilbehandlung, erst kurz vor Entlassung, was u. U. eine Verlängerung des Krankenhausaufenthaltes mit sich bringt. Probleme von Angehörigen der Patientenweiterversorgung nach Entlassung (Problem beginnt häufig schon bei der Abholung aus dem Krankenhaus) sind aufgrund mangelnder Kommunikation und uneinheitlicher Abläufe eher die Regel als die Ausnahme.

8.1.3   Fallmanagement

Aufgrund der geschilderten Ablaufprobleme sowie der zunehmenden Herausforderungen für Krankenhäuser, die sich unter anderem aus der Einführung des DRG-Systems ergeben haben, gehen Krankenhäuser zunehmend dazu über, sich stärker mit den medizinischen und organisatorischen Abläufen im Krankenhaus auseinanderzusetzen. Hieraus hat sich die Disziplin des Fallmanagements entwickelt, das sich wie folgt definieren lässt:

»Fallmanagement im Krankenhaus verbessert – insbesondere durch eine schnittstellenoptimierte und patientenbezogene Prozessorientierung (Aufnahme-, Behandlungs- und Entlassungsmanagement) sowie durch den Einsatz unterschiedlicher Berufsgruppen und Strukturen – die Organisation und Koordination der Patientenbehandlung mit den Ziel, die Verweildauer und die Kosten eines Krankenhausaufenthalts zu reduzieren, die Patienten-, Angehörigen- und Mitarbeiterzufriedenheit zu steigern und damit insgesamt die Wirtschaftlichkeit der Klinik bei positiver Außenwirkung nachhaltig zu erhöhen.« (vgl. Rapp 2013, S. 19)

Die idealtypische, patienten- und prozessorientierte Struktur ist schematisch in Abbildung 8.2 dargestellt.

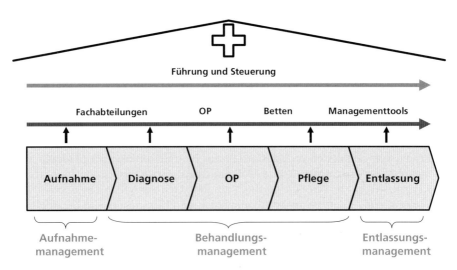

Abb. 8.2: Idealtypische patienten- und prozessorientierte Struktur (Rapp 2013, S. 22)

In den Krankenhäusern ist das Fallmanagement unterschiedlich organisiert. In den letzten Jahren hat sich dies in der Erweiterung bestehender sowie in der Ausprägung neuer Organisationsstrukturen etabliert:

- Sozialdienst
- Entlassungsmanagement
- Case Management
- Überleitungspflege
- Fallbegleitung
- Kodierassistenz
- Primäre Pflege

Die einzelnen Tätigkeiten werden zum Teil von Mitarbeitern bestehender Berufsgruppen (Verwaltung, Pflegedienst, Ärzte), zum Teil von eigenen, neuen Berufsgruppen (z. B. »Case Manager«) und auch von externen Kooperationspartnern durchgeführt.

8.2 Aufnahmemanagement

Das *Aufnahmemanagement* im Krankenhaus fasst alle Aktivitäten rund um die Patientenaufnahme und Bettenbelegung zusammen. Dies ist zum einen die Vorbereitung eines stationären Aufenthalts inklusive notwendiger Vordiagnostik, zum anderen die Organisation der konkreten physischen Aufnahme des Patienten.

Im Rahmen des Aufnahmemanagements setzt sich zunehmend ein Integriertes Aufnahmekonzept durch. Dieses sieht neben einer patientenfreundlichen Belegungssteuerung die Zusammenführung aller Aufnahmeprozesse an einer zentralen Stelle, die Realisierung der medizinischen und administrativen Aufnahme in einem Arbeitsgang und an einem Ort sowie die organisatorische Trennung der Patientenströme in Not- und Elektivaufnahme vor.

Inhaltlich besteht das Integrierte Aufnahmekonzept aus drei Bausteinen: einem zentralen Belegungsmanagement als zentraler Stelle der Betten- und Belegungssteuerung, der elektiven Patientenaufnahme, welche für die Betreuung von elektiven und dringenden Patienten zuständig ist, und der Notaufnahme, durch welche die Notfallpatienten versorgt werden.

Die Aufgabe des *zentralen Belegungsmanagements* ist die Terminierung aller Patienten für Aufnahmeuntersuchung, stationäre Aufnahme und geplante Eingriffe sowie die Bettenbelegungsplanung für alle Abteilungen des Krankenhauses. Für das gesamte Krankenhaus wird die Terminplanung der stationären Aufnahme eines Patienten und die Bettendisposition kombiniert von einer Stelle durchgeführt. Für Elektivpatienten wird zudem die notwendige Operation terminiert. Dabei erfolgt ein Abgleich zwischen verfügbaren Bettenressourcen und OP-Kapazitäten. Dadurch sollen unterschiedliche Belegungen einzelner Stationen oder Schwankungen in der OP-Auslastung vermieden werden. Die einzelnen medizinischen Fachabteilungen verzichten mit der Einführung des zentralen Belegungsmanagements auf eigene Terminkalender.

Das zentrale Belegungsmanagement vergibt an jeden Elektivpatienten einen konkreten Termin mit Uhrzeit, zu dem er sich im Krankenhaus vorstellen soll. So werden Spitzen im Aufkommen von Patienten im Aufnahmebereich vermieden. Bei diesem Termin erhält der Patient entweder eine sog. vorstationäre Untersuchung, die als Erstkontakt den Aufenthalt vorbereiten soll, oder er wird direkt stationär aufgenommen. Im Rahmen der Terminierung wird für aufzunehmende Patienten zudem ein Bett und OP-Platz reserviert. Daneben kümmert sich das zentrale Belegungsmanagement bei Notfallpatienten, welche direkt über die Notaufnahme aufgenommen werden, innerhalb der Regelarbeitszeit kurzfristig um einen Bettplatz. Für die Bereitschaftsdienstzeiten erstellt das zentrale Belegungsmanagement eine Liste der offenen Bettenkapazitäten im Haus. Über eine Verfahrensanweisung wird festgelegt, nach welcher Priorisierung die Betten von der Notaufnahme belegt werden können.

Mit Einführung des zentralen Belegungsmanagements wird vielfach auch die Bettenzuteilung an die medizinischen Fachabteilungen innerhalb des Krankenhauses geändert. Auf Basis einer umfassenden Analyse erhält jede Fachabteilung sog. Kernbereiche, die das zentrale Belegungsmanagement primär belegt. Für den Fall, dass diese Kapazitäten nicht ausreichen, werden die Patienten auf angrenzende Zimmer verteilt. Dadurch teilen sich mehrere medizinische Fachabteilungen bestimmte Zonen auf den Stationen, die sog. fließenden Bereiche. Dies erlaubt eine optimale Bettennutzung. In Zeiten voller Ressourcenauslastung können Patienten ausnahmsweise auch außerhalb der eigenen in Bereichen anderer medizinischer Fachabteilungen untergebracht werden.

Das zentrale Belegungsmanagement arbeitet ausschließlich auf Grundlage von Verfahrens- und Arbeitsanweisungen, sog. Organisationshandbüchern. Hierin sind alle Grundregeln für die Belegung eindeutig niedergelegt. Die Aufnahmeentscheidung selbst verbleibt immer bei den Ärzten der jeweiligen Abteilung. Das zentrale Belegungsmanagement wird erst nach dieser Entscheidung tätig. Hier finden keine medizinischen Gespräche statt, es ist allein für die Terminkoordination zuständig und kann auf diesbezügliche Wünsche des niedergelassenen Arztes direkt reagieren. Somit ersetzt das zentrale Belegungsmanagement auch nicht den Kontakt der Krankenhausärzte zum niedergelassen Mediziner, welcher den Patienten stationär einweist. Fachgespräche erfolgen weiterhin auf dieser Ebene.

Die *elektive Patientenaufnahme* ist eine Organisationseinheit, welche für die Aufnahme von elektiven Patienten zuständig ist und die administrative und die medizinische Patientenaufnahme kombiniert. Viele Krankenhäuser gehen dazu über, die in der Regel bestehende rein administrative Patientenaufnahme komplett abzuschaffen. In der elektiven Patientenaufnahme finden sich mehrere Behandlungsräume, die eine Patientenuntersuchung und -befragung ermöglichen.

Die Terminierung für die elektive Patientenaufnahme erfolgt durch das zentrale Belegungsmanagement. Wie in einer Arztpraxis werden die Patienten mit definiertem Termin einbestellt. Es wird angestrebt, dass die meisten Patienten zunächst lediglich vorstationär gesehen werden. Dabei werden sie untersucht, administrativ und medizinisch aufgenommen und über die bevorstehende Behandlung aufgeklärt. Gegebenenfalls werden auch schon vorbereitende diagnostische Maßnahmen, z. B. Bildgebung, durchgeführt. Danach gehen die Patienten wieder nach Hause und kommen im Optimalfall erst am OP-Tag zur eigentlichen stationären Aufnahme. Durch die verkürzte Verweildauer werden medizinisch unnötige Liegetage vermieden und dem Patienten werden Wartezeiten auf die Behandlung oder einen Operationstermin erspart.

Die Aufnahme des Patienten erfolgt gemeinsam durch einen Facharzt der jeweiligen medizinischen Fachabteilung und eine unterstützende Arzthelferin. Diese führt die administrative Aufnahme inklusive der Erfassung der Stammdaten beim Patienten durch und unterstützt den Arzt bei der Erstdiagnostik. Von ihr wird auch die Anmeldung von notwendiger Funktionsdiagnostik eingeleitet, z. B. Computertomografie, Echokardiografie, Langzeit-Elektrokardiogramm. Falls Vor- oder Fremdbefunde fehlen, werden diese von der Arzthelferin bei vorbehandelnden Ärzten oder im Archiv des Krankenhauses angefordert. Die Arzthelferin ist zudem eine wichtige Schnittstelle zum zentralen Belegungsmanagement und den Stationen. Der Facharzt wiederum, der festgelegte Zeiten in den Räumen der elektiven Patientenaufnahme abdeckt, führt die medizinische Anamnese und Erstuntersuchung bei den Patienten durch und bestimmt die Aufnahmediagnose. Er legt die durchzuführende Diagnostik fest, z. B. Elektrokardiogramm, Labor, Röntgen oder Ultraschall, und führt die Untersuchungen zum Teil selbst durch. Zudem trifft er weitere Anordnungen für den Aufenthalt des Patienten. Falls der Patient operiert werden muss, findet in der elektiven Patientenaufnahme auch seine rechtlich notwendige Aufklärung über den Eingriff statt. Während seiner Zeit in der elektiven Patientenaufnahme steht der Arzt zudem anderen Fachabteilungen als Berater sowie niedergelassenen Ärzten für telefonische Anfragen zur Verfügung. Bei zu operierenden Patienten findet im Anschluss an den Kontakt zu dem Facharzt der jeweiligen medizinischen Fachabteilung eine Untersuchung und Begutachtung durch einen Arzt der Anästhesie statt. Er prüft die Operationsfähigkeit, führt die Narkoseaufklärung durch und trifft gegebenenfalls weitere medizinische Anordnungen zur Vorbereitung der Operation.

Wesentlicher Vorteil der Koordination der Patienten durch die elektive Patientenaufnahme ist die Schaffung von reibungslosen Abläufen auf den jeweiligen Stationen. Dadurch, dass die fachärztliche Begutachtung inklusive der Behandlungsplanung und der Anordnungen für die Station bereits dort abgeschlossen wurden, kann das zuständige Pflegepersonal nach Ankunft des Patienten auf der Station sofort mit der patientenorientierten Arbeit beginnen. Hierzu zählen unter anderem das Stellen der Medikamente, die Vorbereitung gegebenenfalls weiterer notwendiger Untersuchungen oder die Bestellung spezieller Kostformen. Das bisherige Warten auf einen Stationsarzt, der vor allem in operativen Abteilungen in der Regel erst am Nachmittag nach Abschluss des OP-Programms eine Aufnahmeuntersuchung und Visite durchführen konnte, entfällt. So wird bereits am Aufnahmetag (Warte-)Zeit eingespart. Durch die analog einer Arztpraxis getaktete Einbestellung in die elektive Patientenaufnahme kommen Patienten nicht mehr gleichzeitig, sondern gestaffelt auf die Stationen. Dies erleichtert die Erstbetreuung durch die Mitarbeiter der Pflege deutlich.

Die *Notaufnahme* im Krankenhaus ist der zentrale Knotenpunkt für die Erstbetreuung von Notfallpatienten. Durch die Schaffung einer elektiven Aufnahme kann eine strikte Trennung zwischen Notfall- und Elektivpatienten umgesetzt werden, was zu einer deutlichen Wartezeitverkürzung führt. Insgesamt finden sich für Notaufnahmen zwei unterschiedliche Konzepte in den Krankenhäusern. Zum einen gibt es klassisch ein Nebeneinander von Fachambulanzen, z. B. Innere, Chirurgie, Gynäkologie usw., die von den jeweiligen Abteilungen des Krankenhauses eigenständig organisiert werden. Hier entstehen nicht selten Schnittstellen- und Zuständigkeitsprobleme. Zum anderen setzt sich zunehmend das – eher symptomorientierte, ganzheitliche – Konzept der interdisziplinären Notaufnahme durch, die dadurch gekennzeichnet ist, dass sie rund um die Uhr die einzige Anlaufstelle eines Krankenhauses für alle medizinischen Notfälle ist. Zum Teil sind interdisziplinäre Notaufnahmen als eigenständige Abteilungen mit einem eigenen ärztlichen Leiter (häufig Anästhesist) organisiert.

Vereinzelt finden sich angegliedert an die Notaufnahme sog. Aufnahmestationen, in denen Patienten zur Erstdiagnostik ein bis mehrere Tage verbleiben. Im Zuge der zunehmenden Verweildauerverkürzung werden diese Strukturen aber zunehmend zugunsten von Überwachungsplätzen in der Notaufnahme, die eine Betreuung von maximal 6 bis 8 Stunden ermöglichen, abgeschafft.

Vermehrt findet man auch in deutschen Notaufnahmen das Konzept einer medizinischen Triagierung. Nach dem Eintreffen in der Notaufnahme und der Erstaufnahme des Patienten führt eine zuständige und speziell geschulte Pflegekraft anhand von Leitsymptomen wie »Lebensgefahr«, »Schmerzen«, »Blutverlust« oder »Bewusstsein« eine Ersteinschätzung zur Dringlichkeit und Behandlungspriorität durch. Hieraus werden maximale Wartezeiten definiert und die Behandlung der Patienten gesteuert. Ein hier international etabliertes Verfahren ist das Manchester-Triage-System (MTS).

8.3 Behandlungsmanagement

Unter *Behandlungsmanagement* werden alle Aktivitäten zusammengefasst, die während des stationären Aufenthalts erfolgen und die der Behandlung und Betreuung des Patienten dienen. Hierzu zählen diagnostische und therapeutische Maßnahmen (u. a. auch spezielle Diagnostik, Operationen, Interventionen), Betreuungs- und Überwachungsmaßnahmen, aber auch Maßnahmen zur Steuerung und Optimierung der Verweildauer.

116

8.3.1 Stationsorganisation

Auf der Station arbeiten mit der Pflege und den Ärzten zwei zentrale Berufsgruppen im Krankenhaus eng neben- und miteinander. Hieraus resultieren mitunter Schnittstellenprobleme in Abhängigkeit von der Güte der Prozessabläufe. Krankenhäuser sind bei der Stationsorganisation um verschiedene Kernelemente bemüht, die im Alltag aber immer wieder zu Problemen führen:

- Die Definition einheitlicher ärztlicher Visitenzeiten ermöglicht eine konsequente Begleitung der Visite durch eine Pflegekraft.
- Eine Abstimmung zur gemeinsamen Nutzung der Patientenunterlagen (Patientenakte, Patientenkurve) vermeidet das Suchen von Unterlagen und Zeitverzögerungen in der Bearbeitung.
- Die Schaffung verbindlicher Regelungen für Angehörige (z. B. Sprechzeiten, Angehörigensprechstunde) erleichtert die Strukturierung von ärztlichen und pflegerischen Abläufen.
- Eine klare Regelung für den Zeitpunkt von Patientenentlassungen (z. B. »zwischen 10 und 12 Uhr«) mit damit verbundenen definierten Abläufen für den Schreibdienst erleichtert die Stationsorganisation und Transportlogistik sowie die Neubelegung der Patientenzimmer.
- Die koordinierte, möglichst EDV-gestützte Organisation der Funktionsbereiche sowie des Hol- und Bringdiensts entlastet die Stationsabläufe.

Der ärztliche Bereich ist in der Regel als Einschichtbetrieb so organisiert, dass eine Station von einem oder mehreren Assistenzärzten, den sog. Stationsärzten, betreut wird. Diese sind häufig noch keine Fachärzte, sondern Ärzte in der Weiterbildung. Für jede Station ist im Hintergrund ein Oberarzt bzw. Facharzt zuständig (Facharztstandard), mit dem der Stationsarzt die notwendigen medizinischen Abstimmungen in Bezug auf die Patientenversorgung vornimmt. Zum Teil finden Oberarztvisiten ein- bis mehrfach pro Woche entweder physisch am Patienten oder in Form einer sog. »Kurvenvisite« statt. In vielen Abteilungen hat sich eine mindestens wöchentlich stattfindende Chefarztvisite etabliert. Stationsärzte sind u. a. zuständig für die Durchführung der täglichen Visiten, die Anordnung von medizinisch notwendigen Maßnahmen, die Gesprächsführung mit Angehörigen und die ärztliche Basisversorgung der Patienten, z. B. in Form von Blutentnahmen, dem Legen von venösen Zugängen, dem Wechseln von Verbänden. Häufig haben Assistenzärzte neben der Stationsarbeit zusätzliche Aufgaben, die außerhalb der Station wahrgenommen werden müssen, z. B. Assistieren im OP, Durchführen von Funktionsuntersuchungen (z. B. Ultraschall) oder Ableisten des Tagdiensts in der Notaufnahme. Aus diesem Grund sind sie häufig nur zeitweise auf Station.

Nachts ist pro Abteilung je ein Ärztlicher Bereitschaftsdienst vor Ort, kleinere Krankenhäuser haben zum Teil fachübergreifende Bereitschaftsdienste. Rechtlich gesehen muss jede Fachabteilung zusätzlich einen sog. fachärztlichen Hintergrunddienst stellen, der in der Regel als Rufdienst mit einer maximal 20-minütigen Einsatzlatenz organisiert ist.

Die Pflege arbeitet regelhaft in einem Dreischichtbetrieb – Früh-, Spät- und Nachtdienst – zum Teil in Kombination mit Zwischendiensten. Jede Station wird von einer Stationsleitung geführt, die an eine Abteilungs- bzw. Ebenenleitung oder direkt an die Pflegedienstleitung berichtet.

Im Bereich der Pflege sind unterschiedliche Organisationsformen zu finden. Klassisch ist organisatorisch eine Funktionspflege, d. h. eine Zergliederung aller anfallenden Tätigkeiten in Einzeltätigkeiten, welche jeweils einzelnen Mitarbeitern zugeordnet werden, oder eine Bereichspflege, bei der eine Pflegekraft, meist zusammen mit einer weiteren Person, eine überschaubare Anzahl Patienten nach deren individuellen Bedürfnissen betreut und pflegt, umgesetzt. Funktions- und Bereichspflege werden häufig kombiniert mit einem sog. Qualifikationsmix, d. h. einem Personaleinsatz von nicht ausschließlich 3-jährig examiniertem Pflegepersonal, sondern auch von 1-jährig Examinierten und Pflegehelfern.

Das Konzept der primären Pflege hingegen ist eine personal- und qualifikationsintensive Form der Bezugspflege, bei dem jedem Patienten eine definierte Pflegeperson zugeordnet wird, die Verantwortung für die Aufnahme des Patienten, die Pflegeplanung und somit für den gesamten Pflegeprozess bis hin zur Entlassungsplanung hat. Ist diese Pflegekraft nicht im Haus, vertritt eine zugeordnete Pflegekraft, die sich hierbei aber strikt an die Vorgaben der primären Pflegekraft hält und nur im medizinischen Ausnahmefall davon abweicht.

In vielen Krankenhäusern werden zudem unterstützend Stationssekretärinnen eingesetzt, welche die Pflege administrativ entlasten und z. B. für das komplette Ablagemanagement, die Telefonannahme sowie Betreuung von Angehörigen zuständig sind. Vereinzelt finden sich auch bereits sog. Arztsekretärinnen, die bei der Strukturierung des ärztlichen Arbeitstags entlastend mitwirken.

8.3.2 OP-Organisation

Innerhalb des Behandlungsmanagements nimmt die OP-Organisation eine zentrale Rolle ein. Vielfach ist der OP die kritische Größe, deren konsequente Optimierung häufig scheitert, was nicht selten mit schlecht organisierten Abläufen mit unzufriedenen Patienten und frustrierten Mitarbeitern einhergeht.

Im Bereich des OPs arbeiten mehrere Berufsgruppen eng miteinander. Die Ärzte der sog. schneidenden Fächer (z. B. Chirurgie, Orthopädie, Gynäkologie, Urologie) sind verantwortlich für die Lagerung des Patienten und die Durchführung der chirurgischen Maßnahmen, die von einem bis mehreren Operateuren durchgeführt werden, von denen mindestens einer ein Facharzt ist. Unterstützt werden sie hierbei von der Berufsgruppe der OP-Pflege, die für das Instrumentieren inkl. Vorbereitung (Rüsten) und Nachbereitung (u. a. Instrumentenzählung), die Unterstützung bei der Lagerung sowie diverse Springertätigkeiten zuständig ist. Für die Narkose des Patienten zeichnen sich die im OP tätigen Anästhesisten verantwortlich. Diese machen die Narkoseein- und -ausleitung und übernehmen die permanente Überwachung des Patienten während der Narkose. Unterstützt werden Sie von Mitarbeitern der Anästhesiepflege, die auch die Überwachung im sog. Aufwachraum übernehmen. In den letzten Jahren haben sich neue Berufsgruppen im OP etabliert, u. a. der operationstechnische Assistent (OTA), der anästhesietechnische Assistent (ATA) oder der Chirurgie-Assistent (CA). Für die sterile Aufbereitung im OP ist die Sterilisationsabteilung (Steri) zuständig, die sich in der Regel räumlich direkt an den Reinraumbereich angegliedert befindet. Hier arbeiten fachkundige Mitarbeiter (z. B. Sterilisations-assistenten).

Grundlage für eine erfolgreiche OP-Organisation ist die Erstellung eines für alle Beteiligten verbindlichen OP-Statuts, das die wesentlichen Regeln zusammenfassen sollte. Diese umfassen nicht nur allgemeine Verhaltensregeln, sondern auch konkrete Definitionen für das OP-Planungsteam, die Programmplanung, die Öffnungs- und Betriebszeiten, die Personaleinsatz- und -abwesenheitsplanung sowie das Konfliktmanagement.

Um später verwendbare Auswertungen durchzuführen, sind viele Krankenhäuser dazu übergegangen, verbindliche OP-Prozesszeiten festzulegen, die im EDV-System dokumentiert werden. Als gängige Aufteilung finden sich jeweils folgende Zeitpaare:

- Ein-, Ausschleusen des Patienten (Patientendurchlaufzeit, Anästhesiologiezeit)
- Beginn/Ende Narkose (Reine Anästhesiezeit)
- Beginn Rüstleistung/Ende Nachrüstleistung (Materialbereitstellungszeit, Patientenbindungszeit OP-Pflege)
- Anästhesiefreigabe an Chirurg (häufig auch: Freigabe zur Lagerung)/Anästhesiefreigabe zum Transfer Aufwachraum (AWR) von Säule (Säulenzeit)
- Freigabe Anästhesie (häufig auch: Abwaschbereitschaft)/Ende operative Maßnahmen
- Perioperative Zeit, Bindungszeit Operateur; inkl. Nachbereitung, Dokumentation
- Schnitt/Ende Naht (Operationszeit, Netto-Bindungszeit Operateur/chirurgischer Assistent)
- Beginn Saalreinigung/Ende Saalreinigung (Reinigungszeit)
- Beginn AWR/Ende AWR (Patientendurchlaufzeit Nachsorgeeinheiten, Bindungszeit Anästhesiepflege AWR)

Auch etabliert haben sich das Freilassen von Notfallkapazitäten im OP-Programm sowie die Kategorisierung von zu operierenden Patienten nach definierten Notfallkategorien, die beispielhaft wie folgt aussehen:

- Kategorie 1: vitaler Notfall, Versorgung sofort in nächstem frei werdenden Saal
- Kategorie 2: hohe Dringlichkeit, Versorgung innerhalb von 2–3 Stunden
- Kategorie 3: aufgeschoben und dringlich, Versorgung innerhalb von 6–24 Stunden, aber nicht verdrängend für geplante Eingriffe
- Kategorie 4: elektiv dringende Patienten, die in einem Zeitfenster von 2–3 Tagen operiert werden müssen, nicht verdrängend für geplante Eingriffe
- Kategorie 5: rein elektiv, frei planbar

Zentrale Kenngrößen im OP sind die OP-Auslastung bzw. Netto-Saalnutzungs-zeit (d.h. die Anteile der Schnitt-Naht-Zeiten an der Gesamtbetriebszeit) sowie die durchschnittliche Wechselzeit (d.h. die durchschnittliche Naht-Schnitt-Zeit). Da der OP in der Regel die teuerste Kostenstelle im Krankenhaus ist, versuchen viele Krankenhäuser, die OP-Zeiten und -Abläufe zu optimieren. Um insbesondere die Wechselzeiten zu verbessern, befinden sich in prozessorientierten OP-Konzepten neue Strukturelemente wie eine perioperative Behandlungseinheit, eine Holding Area, eine zentrale Einleitung sowie eine zentrale Rüstzone.

Eine *perioperative Behandlungseinheit (POBE)* bzw. *Holding Area* ermöglicht es, Patienten frühzeitig in die Nähe des OPs zu verbringen. Dieser Bereich befindet sich in der Nähe des Einschleusungsbereichs, aber außerhalb des Rein-raumbereichs. Dies erleichtert zunächst den Abruf der Patienten. Darüber hinaus können Aufgaben, die traditionell von den Stationen erbracht werden, z.B. die Überprüfung der Vollständigkeit der Unterlagen und notwendigen Untersuchung oder die Durchführung von OP-Vorbereitungen (Rasur, Prämedikation), dort entlastet und OP-nah verlagert werden. Die POBE unterscheidet sich von der reinen Holding Area durch die zusätzliche Arztbesetzung. Zusätzlich können hier anästhesiologische Vorbereitungen durchgeführt werden, z.B. Anlage von Venenzugang, arterieller Blutdruckmessung, Regionalanästhesie-Katheter sowie präoperative Gabe von Medikamenten. Durch ein solches Organisationsmodell wird es möglich, Patienten, die am OP-Tag aufgenommen werden, direkt in der POBE (ruhige Abläufe auf der Station (Entlassungen, Visiten), keine Patienten-kreuzungen) zu empfangen. Die Gabe der Prämedikation in der POBE führt auch dazu, dass präoperativ kaum noch Patiententransporte durch examinierte Pflege-kräfte durchgeführt werden müssen. Ebenso entfallen durch verzögerten Transport entstehende Wartezeiten auf Patienten im OP dadurch weitgehend.

Bei der Umsetzung von *Rüstzonen* wird der Sterilflur so aufgeweitet, dass er für die überlappende Vorbereitung der Instrumententische genutzt werden kann. Das Decken der Instrumententische findet häufig noch im OP-Saal statt und kann erst nach der Reinigung erfolgen. Mit Rüstzonen können Prozessschritte parallel erfolgen, was die Wechselzeit deutlich minimiert. Durch eine *zentrale Einleitung* werden die traditionellen Einleitungsräume vom jeweiligen OP-Saal abgekoppelt und bei gleichzeitiger Verringerung der Zahl der Einleitplätze gruppenweise zusammengefasst. Dies ermöglicht u.a. den optimierten Personaleinsatz in der Anästhesie.

8.3.3 Delegation ärztlicher Tätigkeiten

Aufgrund des zunehmenden Ärztemangels bei gleichzeitiger Arbeitsverdichtung gehen Krankenhäuser zunehmend dazu über, die Arbeitsverteilung zwischen dem ärztlichen und pflegerischen Arbeitsfeld zu ändern, um die Abläufe auf den Stationen, in den Funktionsbereichen und im OP zu vereinfachen. Hierbei ist es möglich, dass Ärzte Aufgaben an nichtärztliche Mitarbeiter delegieren können. Was im Einzelnen delegationsfähig ist, kann sich zum einen aufgrund des Ausbildungscurriculums von (neuen) Berufsbildern (z. B. Gefäßassistent, Physician Assistent, operations-technischer Assistent (OTA)) ergeben, oder aus einer Orientierung am geltenden »medizinischen Standard«. Letzterer Punkt ist insofern problematisch, da er interpretationsfähig ist und nicht klärt, welche Tätigkeiten tatsächlich unter einen Arztvorbehalt fallen, d. h. ausschließlich durch einen (Fach-)Arzt zu erbringen sind. Dies ist eine rechtliche Grauzone. Rechtlich gesehen unterscheidet man die Anordnungsverantwortung, die Durchführungsverantwortung, das Organisationsverschulden und das Übernahmeverschulden.

Bei der Anordnungsverantwortung hat der Delegierende die Verantwortung für die richtige Auswahl des Adressaten inkl. einzuhaltender Sorgfaltspflichten im Hinblick auf Überprüfung und Überwachung. Die Durchführungsverantwortung bezieht sich auf den Durchführenden, der für eine korrekte Durchführung verantwortlich ist und auch persönlich bei fehlerhafter Ausführung haftet. Organisationsverschulden meint, dass Handlungen einer Hilfskraft einer übergeordneten Stelle, z. B. dem Arbeitgeber, zuzurechnen sind. Vom Organisationsverschulden abzugrenzen ist das Übernahmeverschulden, das denjenigen trifft, der eine Maßnahme übernimmt, ohne die dafür notwendigen Fachkenntnisse zu haben.

Um diese rechtlichen Probleme zu vermeiden, stimmen Krankenhäuser die zu delegierenden Aufgaben in der Regel mit der zuständigen Haftpflichtversicherung ab. Auch wird meist eine von allen Beteiligten unterschriebene schriftliche Festlegung der zu übertragenden Tätigkeiten getroffen und der Patient darüber dokumentiert aufgeklärt.

8.4 Entlassungsmanagement

Mit *Entlassungsmanagement* sind Prozesse gemeint, die die Entlassung eines stationären Patienten vorbereiten oder erleichtern. Hierzu zählen auch die Schnittstellen zu nachstationären Versorgungsbereichen, z. B. Rehakliniken.

Entlassungsmanagement muss die konkreten Vorbereitungen der physischen Patientenentlassung von der Organisation nachstationär erforderlicher Versorgungsangebote unterscheiden.

Um die zügige Entlassung von Patienten zu gewährleisten, müssen mehrere Faktoren zusammenspielen. Es muss gewährleistet sein, dass der Arztbrief am Morgen der Entlassung früh fertig geschrieben und vor allem auch unterschrieben ist. Auf Blutentnahmen am Entlassungstag sollte – sofern medizinisch vertretbar – möglichst verzichtet werden, die Visite sollte früh morgens stattfinden. Angehörige sollten frühzeitig darüber informiert werden, dass zu entlassende Patienten morgens abzuholen sind. Die Krankenkasse übernimmt die Kosten für Fahrten einschließlich der Krankentransporte, wenn sie im Zusammenhang mit bestimmten Leistungen der Krankenkasse aus zwingenden medizinischen Gründen notwendig sind (§ 60 Abs. 1 SGB V).

Für das überleitende Versorgungsmanagement haben insbesondere größere Krankenhäuser eine eigene Struktur zur Pflegeüberleitung etabliert. Diese kümmert sich um die strukturellen und organisatorischen Maßnahmen zur Gewährleistung der poststationären Versorgung. Sie umfasst dabei die Kontrolle, die Moderation und die Begleitung der als Prozess verstandenen Überleitung des Patienten in ein neues Umfeld.

Eine weitere wichtige organisatorische Einheit ist der Sozialdienst. Hierbei handelt es sich um eine Form der Sozialarbeit, in der Patienten über Leistungen verschiedener Unterstützungsangebote informiert und bei deren Inanspruchnahme auf Wunsch begleitet werden. Oft geht es auch um Formen und Kosten der weiteren ambulanten oder stationären Versorgung, wobei einen Schwerpunkt Beratungsleistungen bilden. Anders als bei der Pflegeüberleitung gibt es für die Einrichtung eines Sozialdienstes gesetzliche Grundlagen: § 112 SGB V sowie die jeweiligen Krankenhausgesetze der Bundesländer.

Wichtiges Element im Entlassungsmanagement ist die Vorbereitung einer nachfolgenden Rehabilitation. Aufgrund der komplexen Regelungen und Fristen entstehen für das Krankenhaus erhebliche Herausforderungen. Als Anschlussrehabilitation oder auch Anschlussheilbehandlung (AHB) werden stationäre und auch ganztägige ambulante medizinische Rehabilitationsleistungen bezeichnet, die im Rahmen eines definierten AHB-Indikationskatalogs innerhalb von 14 Tagen nach einer stationären Krankenhausbehandlung beginnen. Das Krankenhaus ist in der Verantwortung zu prüfen, ob die behandelte Hauptdiagnose in den AHB-Indikationskatalog fällt und eine entsprechende Anschlussheilbehandlung erforderlich ist. Die kurzen stationären Verweildauern führen dazu, dass zum Zeitpunkt der medizinischen Entlassungs- und Verlegungsfähigkeit häufig noch keine finale Antragsbearbeitung vorliegt, die aber für eine Kostenübernahme des zuständigen Renten- oder Krankenversicherungsträgers zwingend erforderlich ist. Der Antrag auf AHB muss daher sehr zeitnah, möglichst schon zu Beginn des stationären Aufenthalts und möglichst direkt an den zuständigen Kostenträger gestellt werden.

Der Gesetzgeber hat im Übrigen ab 2007 für Versicherte der Gesetzlichen Krankenversicherung einen gesetzlichen Anspruch auf ein Versorgungsmanagement im Sozialgesetzbuch unter § 11 Abs. 4 SGB V verankert:

> »Versicherte haben Anspruch auf ein Versorgungsmanagement insbesondere zur Lösung von Problemen beim Übergang in die verschiedenen Versorgungsbereiche. Die betroffenen Leistungserbringer sorgen für eine sachgerechte Anschlussversorgung des Versicherten und übermitteln sich gegenseitig die erforderlichen Informationen. Sie sind zur Erfüllung dieser Aufgabe von den Krankenkassen zu unterstützen. In das Versorgungsmanagement sind die Pflegeeinrichtungen einzubeziehen; dabei ist eine enge Zusammenarbeit mit Pflegeberatern und Pflegeberaterinnen nach § 7a des Elften Buches zu gewährleisten [...].« (§ 11 Abs. 4 SGB V)

9 Marketingmanagement

9.1 Notwendigkeit von Marketing

Gegenüber Marketingaktivitäten von Krankenhäusern besteht oftmals eine große Skepsis. Nachfolgend sind einige Beispiele aufgeführt, die gegen Krankenhaus-Marketing vorgebracht werden (vgl. Papenhoff und Platzköster 2010, S. 18):

- Wir sind in einem regionalen Markt tätig, ca. 80 % der Patienten kommen aus einem Fahrzeitumkreis von 20–30 Minuten. Innerhalb des regionalen Markts haben wir ohnehin bereits einen hohen Bekanntheitsgrad.
- Unsere beschränkten Budgets führen dazu, dass wir sowieso schon mehr Patienten haben als geplant. Noch höhere Patientenzahlen können wir gar nicht stemmen.
- Ein aufwändiger Internetauftritt lohnt sich nicht. Wir haben doch eh fast nur ältere Patienten und diese informieren sich nicht über das Internet. Zudem sind viele davon Notfälle, die sich die Klinik sowieso nicht aussuchen können.
- Wir wollen unseren Patienten nicht mehr Medizin als nötig verkaufen, wozu also Marketing?
- Marketing betreiben wir doch schon. Es gibt Broschüren, eine Homepage, ferner machen wir Patientenzufriedenheitsbefragungen.

Auf den ersten Blick mögen diese Argumente gegen Krankenhaus-Marketing vielleicht noch verständlich erscheinen, bei einer genaueren Betrachtung fällt jedoch auf, dass die dargestellten Sichtweisen sehr kurzfristig ausgerichtet sind. Ein hoher Bekanntheitsgrad sichert etwa keinesfalls eine ausreichende Belegung eines Krankenhauses. Bekannt sein heißt nicht automatisch gut sein, ein Krankenhaus kann folglich nur erfolgreich sein, wenn es die Bedürfnisse seiner Patienten kennt und diese zu deren Zufriedenheit erfüllt oder die Erwartungen sogar übertrifft. Innerhalb des Marketings müssen Krankenhäuser daher analysieren, wie sie von den Patienten wahrgenommen werden, hierzu zählen beispielsweise die zentralen Stärken (z. B. medizinische Kompetenz in einzelnen Fachgebieten), aber auch markante Schwächen aus Sicht des Patienten (z. B. schlechtes Essen). Entscheidend ist stets die Sicht der Patienten und nicht die Eigeneinschätzung des Krankenhauses. Ist die Leistung nach Meinung des Hauses positiv (z. B. gute medizintechnische Ausstattung), kommt dies jedoch so nicht bei den Patienten an (Krankenhaus genießt den Ruf, ausstattungstechnisch nicht auf dem neuesten Stand zu sein), so ist dies ein Indiz für ein bestehendes Kommunikationsproblem, welches mithilfe der Kommunikationspolitik gelöst werden sollte.

Beschränkte Budgets stellen kurzfristig vielfach ein Hemmnis dar, um weitere Patienten anzuwerben. Es darf jedoch nicht außer Acht gelassen werden, dass ein kurzfristig hoher Patientenzustrom keine Garantie für eine langfristig ausreichende Auslastung darstellt. Daher müssen Aktivitäten ergriffen werden, die langfristig den Zustrom von Patienten sichern. Weiterhin sind bestehende Budgets für die Zukunft durchaus verhandelbar. Im Rahmen einer Spezialisierung kann es daher sinnvoll sein, weitere Patienten zu gewinnen, wenn diese positive betriebswirtschaftliche Ergebnisse abwerfen. Andere, weniger lukrative Felder könnten zurückgefahren werden. Diese Strategien sind selbstverständlich immer vor dem Hintergrund der bestehenden Versorgungsverträge hinsichtlich ihrer Realisierbarkeit zu überprüfen.

Ältere Patienten werden das Internet nicht so umfangreich nutzen wie die jüngere Generation. Aus der These, dass es sich bei Patienten zudem vielfach um Notfälle handle, die sowieso keine Wahl hinsichtlich des Krankenhauses hätten, abzuleiten, dass ein Krankenhaus keine Homepage benötige, führt jedoch in die Irre. Kinder oder Enkel recherchieren häufig für ihre Eltern bzw. Großeltern im Netz, wenn es um die Auswahl einer geeigneten Klinik geht. Ebenso haben niedergelassene Ärzte als Einweiser ein großes Interesse an den auf einer Homepage gebotenen Informationen. Übersehen werden darf überdies nicht, dass viele Leistungen nicht zwangsläufig Notfälle sein müssen, exemplarisch seien die zahlreichen Implantationen von Hüft- oder Knieendoprothesen genannt. Selbst im Falle eines Notfalls wird sich der Patient selbst oder, wenn er es selbst nicht mehr kann, die Angehörigen dafür einsetzen, dass der Rettungsdienst eine bestimmte Klinik anfährt bzw. diese meidet.

Der vierten Aussage, dass man dem Patienten doch nicht mehr verkaufen möchte als nötig, liegt ein grundlegendes Missverständnis von Marketing zugrunde. Marketing wird mit Verkaufen und vielmehr noch mit »unnötigem Mehrverkauf« gleichgesetzt. Besonders in der Medizin sollte es im Marketing nicht darum gehen, Nachfrage nach unnötigen Leistungen zu generieren. Ziel sollte es sein, den Patienten durch sachliche Information in die Lage zu versetzen, so weit wie möglich eigenverantwortlich Entscheidung darüber zu treffen, welche Leistungen er haben möchte, wenn es verschiedene Behandlungsmöglichkeiten gibt. Transparenz ist dafür eine wichtige Grundvoraussetzung, welche wiederum durch Marketingaktivitäten geschaffen werden kann. Information und nicht der Verkauf von Leistungen sollte im Mittelpunkt der Aktivitäten stehen, dies ist unter anderem auch eine Anforderung der rechtlichen Rahmenbedingungen des Krankenhausmarketings, die später in diesem Kapitel noch dargestellt werden.

Auch die letzte These, man habe doch schon Broschüren, eine Homepage und Patientenzufriedenheitsbefragungen, verkürzt die Sichtweise des Marketings auf eine sehr kurzfristige Perspektive. Der Werkzeugkasten des Marketings beinhaltet weit mehr als nur die drei genannten Instrumente der Kommunikationspolitik. Übersehen werden etwa die strategischen Ansätze innerhalb des Marketings, also Fragen nach Entwicklungen im Krankenhausmarkt, in der Gesellschaft, der Politik usw. Ohne eine langfristige strategische Ausrichtung, die auf einer vorausschauenden Planung basiert, können Krankenhäuser auf lange Sicht nicht erfolgreich sein.

9.2 Rechtliche Rahmenbedingungen

Krankenhäuser sind bei ihren Marketingaktivitäten deutlich begrenzter, als dies Industrieunternehmen sind. Wesentliches Ziel der Einschränkungen, denen Krankenhäuser unterliegen, ist es, den Patienten zu schützen. Von besonderer Bedeutung sind in diesem Zusammenhang folgende drei Regelwerke:

- Ärztliches Berufsrecht (MBO)
- Heilmittelwerbegesetz (HWG)
- Gesetz gegen den unlauteren Wettbewerb (UWG)

9.2.1 Ärztliches Berufsrecht

Das ärztliche Berufsrecht ist in der Musterberufsordnung für Ärzte (MBO) geregelt, welche unter anderem Regelungen zur beruflichen Kommunikation mit dem Patienten festlegt. Die für Ärzte relevanten Regelungen finden sich in den Berufsordnungen der Landesärztekammern wieder. Um große Unterschiede in den Landesberufsordnungen zu vermeiden, wurde eine Musterberufsordnung geschaffen, nach der sich die einzelnen Ordnungen der Länder richten. Die Regelungen sind für Ärzte verbindlich, da sie Zwangsmitglied im Kammerverband sind.

Einschlägig ist § 27 MBO, welcher erlaubte Information von berufswidriger Werbung abgrenzt. Zweck dieser Vorschrift ist die Gewährleistung des Patientenschutzes durch sachgerechte und angemessene Information und die Vermeidung einer dem Selbstverständnis der Ärzte zuwiderlaufenden Kommerzialisierung des Arztberufs. Erlaubt sind den Ärzten nur sachliche berufsbezogene Informationen, berufswidrige Werbung ist dagegen untersagt. Als berufswidrig wird insbesondere eine anpreisende, irreführende oder vergleichende Werbung angesehen. Ärzte dürfen eine solche Werbung auch durch andere nicht veranlassen, noch dürfen sie eine solche dulden. Berufswidrig ist etwa eine besonders nachdrückliche Form der Werbung, unter welche bspw. Blickfangwerbung oder die Verwendung von Superlativen fallen.

Nachfolgendes Beispiel zeigt, dass die Grenze zwischen zulässiger und unzulässiger Werbung oftmals sehr eng ist (vgl. DKG 2014, S. 43):

> Die Werbung eines Zahnarztes in einer Tageszeitung mit den Slogans »Strahlend weiße Zähne? Bleachen!«, »Parodontose? Vorbeugen/Heilen!« und »Feste Zähne für immer? Implantate!« ist nach der Rechtsprechung des OLG

Hamburg vom 24.04.2003 (3 U 199/02) nicht zulässig. Bei der Werbung steht nach Auffassung des Gerichts nicht die sachliche Information über die Behandlungsmethoden im Vordergrund, sondern das Anwerben von Patienten. Die kurzen Slogans haben keinen Informationswert für die Patienten, vielmehr rufen sie den Informationsbedarf erst hervor. So kann der Patient etwa nicht erkennen, was »Bleachen« überhaupt ist, vielmehr kann er sich darüber dann erst in der Praxis des Arztes näher informieren.

Unproblematisch sind Angaben von nach der Weiterbildungsordnung erworbenen Bezeichnungen (z. B. Facharzt für Innere Medizin) oder organisatorische Hinweise (z. B. Urlaubszeiten und Angaben zur Vertretung).

Das standesrechtliche Werbeverbot richtet sich zwar primär an Ärzte, Krankenhäuser sind jedoch aus Gründen der Fürsorge dazu verpflichtet, das Standesrecht einzuhalten, sodass ihre Ärzte nicht in Konflikt mit diesem geraten. Enthalten folglich Marketingmaßnahmen eines Krankenhauses zugleich einen Bezug auf die Person eines Arztes, müssen die Einschränkungen der Berufsordnung berücksichtigt werden.

Krankenhäusern wird jedoch bezüglich der Marketingaktivitäten seit Langem ein wesentlich größerer Spielraum zugebilligt als niedergelassenen Ärzten. Dies hat das BVerfG bereits im Jahr 1985 festgestellt (BVerfG, Beschluss vom 19.11.1985, 1 BvR 38/78, NJW 1986, S. 1536). Kliniken, die neben der ärztlichen Behandlung noch weitere Leistungen wie Unterbringung und Verpflegung anbieten, arbeiten mit größerem personellen und sachlichen Aufwand und sind daher zur Sicherung ihrer Existenz darauf angewiesen, auf ihr Angebot aufmerksam zu machen. Daher ist es nach Ansicht des BVerfG notwendig, Kliniken hinsichtlich Werbung anders zu behandeln als niedergelassene Ärzte.

In den letzten Jahren lässt sich ein genereller Trend hin zu einer Lockerung der Beschränkung der Werbemöglichkeiten für Ärzte erkennen. So wurden in den letzten Revisionen der MBO jeweils Lockerungen vorgenommen, die einerseits der Liberalisierung in der Rechtsprechung Rechnung tragen und andererseits das Recht des Patienten auf Transparenz über das Leistungsangebot der Ärzte stärken. Für die Zukunft ist mit einer weiteren Reduzierung der Einschränkungen zu rechnen.

9.2.2 Heilmittelwerbegesetz

Das Heilmittelwerbegesetz (HWG) hat zum Ziel, den fachunkundigen Patienten vor unsachgemäßer oder nicht zu durchschauender Beeinflussung zu schützen (vgl. DKG 2014, S. 5). Unterschieden werden muss zwischen Werbung für Fachkreise und Publikumswerbung (»Laien«). Fachkreise sind Angehörige von Heil- und Heilhilfsberufen (z. B. Krankenpfleger, Physiotherapeuten). § 11 HWG bezieht sich bspw. explizit nur auf Werbung außerhalb der Fachkreise, sodass es für Krankenhäuser wichtig ist, eine klare Trennung zwischen Inhalten für Fachleute und Laien vorzunehmen. Von Bedeutung ist dies etwa bei der Klinikhomepage, bei der zwischen Inhalten für Fachpublikum und Laien unterschieden werden sollte. Die sicherste Form der Trennung stellen zugangsgeschützte Bereiche dar, zu denen nur mit Passwort und nach vorheriger Prüfung des »Fachstatus« Zutritt gewährt wird.

Krankenhäuser müssen generell ihre Maßnahmen dahingehend überprüfen, ob es sich um zulässige oder unzulässige Werbung handelt. Die allgemeine Darstellung der Leistungsfähigkeit eines Krankenhauses, ohne den Bezug zu bestimmten Leistungen herzustellen, ist generell als unkritisch anzusehen. Es bleibt jedoch das Problem, dass der Übergang zwischen zulässiger und unzulässiger Werbung oftmals fließend ist, sodass sich eine Beurteilung regelmäßig nur anhand der Umstände des konkreten Einzelfalls vornehmen lässt.

Das HWG umfasst eine Vielfalt von Verboten:

- Irreführende Werbung (§ 3 HWG)
- Werbung für Fernbehandlung (§ 9 HWG)
- Sonstige verbotene Werbung außerhalb der Fachkreise (§ 11 HWG)
- Verbot der Werbung unter Bezugnahme auf bestimmte Krankheiten und Leiden (§ 12 HWG)

Das HWG verbietet in seinem § 3 Werbung mit unwahren oder falschen Wirkaussagen über Arzneimittel oder andere diagnostische und therapeutische Verfahren sowie werbliche Aussagen, die einen sicheren Wirkerfolg eines Medikaments oder einer Behandlungsmethode suggerieren. Bei der Prüfung ist auf den objektiven Eindruck der Werbung, also auf die Wirkung beim angesprochenen Adressatenkreis, abzustellen. Es ist entscheidend, wie die Aussage durch den Beworbenen verstanden wird. Die Vorschrift unterscheidet dabei nicht zwischen Fachleuten und Laien.

Zur Veranschaulichung dient nachfolgendes Urteil des BGH vom 27.01.2005 (I ZR 94/02). Der BGH sah in der Aussage »Die Chinesen glauben, dass Panax Gingseng Krebs bekämpfen kann, den Alterungsprozess verlangsamt, vor Herzinfarkt und vielen Zivilisationskrankheiten schützt«, mit der ein als Arzneimittel zugelassenes Ginseng-Präparat beworben wurde, einen Verstoß gegen das Irreführungsverbot des § 3 HWG. Der Werbebotschaft entnehme ein durchschnittlich informierter und aufmerksamer Verbraucher, dass das beworbene Präparat zur Heilung, jedenfalls aber zur Linderung von Krebs und Verhütung von Herzinfarkten geeignet sei. Dieser durch die Werbung erweckte Eindruck sei jedoch nicht zutreffend.

Unzulässig gemäß § 9 HWG ist Werbung für die Erkennung oder Behandlung von Krankheiten, Leiden, Körperschäden oder krankhaften Beschwerden, die nicht auf eigener Wahrnehmung an dem zu behandelnden Menschen beruhen (sog. Fernbehandlung). Eine ordnungsgemäße Behandlung ist ohne persönlichen Kontakt nicht möglich. Krankenhäuser können infolgedessen eine derartige Beratung nicht als Wettbewerbsmittel verwenden. Betroffen davon ist jedoch ausschließlich jegliche Form der persönlichen Beratung; allgemeine Ratschläge, die sich nicht an eine bestimmte Person richten (z. B. Umgang mit einer bestimmten Krankheit), stellen keine Fernbehandlung dar.

§ 11 HWG wurde in seiner letzten Revision vom 19.10.2012 deutlich liberalisiert. Viele bisher als verboten eingestufte Tatbestände wurden gelockert oder aufgehoben. Das Verbot, mit Gutachten, Zeugnissen, wissenschaftlichen oder fachlichen Veröffentlichungen sowie mit Hinweisen darauf zu werben, wurde abgeschafft (bisher: § 11 Abs. 1 Nr. 1 HWG). Die Wiedergabe von Krankengeschichten oder Hinweise darauf sind jetzt erlaubt, außer wenn diese in missbräuchlicher, abstoßender oder irreführender Weise erfolgen oder durch eine ausführliche Beschreibung oder Darstellung zu einer falschen Selbstdiagnose verleiten könnten (§ 11 Abs. 1 Nr. 3 HWG). Das Verbot der Abbildung in Berufskleidung oder bei Ausübung der Berufstätigkeit ist ebenfalls aufgehoben worden (bisher: § 11 Abs. 1 Nr. 4 HWG). Erlaubt sind jetzt Vorher-nachher-Bilder mit Ausnahme einer missbräuchlichen, abstoßenden oder irreführenden Verwendung (§ 11 Abs. 1 Nr. 5 HWG). Fremd- und fachsprachliche Bezeichnungen sind nunmehr zugelassen (bisher: § 11 Abs. 1 Nr. 6 HWG). Das Verbot, mit Angstgefühlen zu werben, wurde dahingehend abgeändert, dass nur noch Werbeaussagen verboten sind, die nahelegen, dass die Gesundheit durch die Nichtverwendung des Arzneimittels beeinträchtigt oder durch die Verwendung verbessert werden könnte (§ 11 Abs. 1 Nr. 7 HWG). Die Werbung mit Äußerungen Dritter, ist nur noch dann verboten, wenn sie in missbräuchlicher, abstoßender oder irreführender Weise erfolgt (§ 11 Abs. 1 Nr. 11 HWG).

Auch wenn durch die neueste Fassung des HWG weitreichend Einschränkungen aufgehoben wurden, müssen Kliniken bei der Ausgestaltung ihrer Marketingaktivitäten die oben genannten Regulationen weiterhin beachten. Zudem sind nach § 11 Abs. 1 Nr. 8 HWG Werbevorträge verboten, mit denen ein Feilbieten (= etwas zum Kauf anbieten) oder eine Entgegennahme von Anschriften verbunden ist.

§ 12 HWG verbietet außerhalb von Fachkreisen Werbung für Arzneimittel und Medizinprodukte unter Bezugnahme auf bestimmte Krankheiten und Leiden (z. B. bösartige Neubildungen, Suchtkrankheiten außer Nikotinabhängigkeit). Unproblematisch sind in diesem Zusammenhang die bloße Angabe von Indikationen einer Klinik sowie das Nennen der Facharztbezeichnung eines Arztes oder die Angabe von Behandlungsmethoden.

9.2.3 Gesetz gegen den unlauteren Wettbewerb (UWG)

Das UWG regelt das Verhältnis der Wettbewerber untereinander, hat also das Ziel, Mitbewerber und nicht den Patienten zu schützen. Verboten sind Wettbewerbshandlungen, die gegen die »guten Sitten« verstoßen, also bspw. Kundenfang (z. B. Abfangen von Kunden vor dem Eingang einer Klinik mit dem Ziel, diese in die eigene Einrichtung umzusteuern, Verwenden von verwechslungsfähigen Telefonnummern oder Internetadressen) sowie Verlockungen (z. B. Zuwendungen, wenn Patienten sich für die eigene und nicht für eine andere Einrichtung entscheiden). Ferner ist auch das Herabsetzen von Konkurrenten durch Schmähkritik oder Formalbeleidigungen (z. B. Pfuscher, Betrüger) untersagt. Unwahre Tatsachen dürfen ebenso nicht in den Raum gestellt werden, sofern sich diese nicht beweisen lassen (z. B. Behauptung fehlender Bonität eines anderen Krankenhauses; Unterstellung, ein Arzt eines anderen Krankenhauses habe einen Behandlungsfehler gemacht).

Vergleichende Werbung wird durch § 6 UWG eingeschränkt. Diese beinhaltet, die eigene Leistung in Bezug zu dem Angebot eines Mitbewerbers zu setzen. Vergleichende Werbung ist nur zulässig, wenn sie wahr, möglichst vollständig und sachlich ist und weder den Mitbewerber pauschal herabsetzt noch einen verzerrten Eindruck über das zu Vergleichende vermittelt (vgl. DKG 2014, S. 66). Problematisch ist etwa der Vergleich von Verweildauern zwischen Krankenhäusern. So urteilte beispielsweise der BGH in seinem Urteil vom 31.10.2002 (I ZR 60/00), dass der Vergleich einer Belegklinik mit einer Anstaltsklinik nicht zulässig ist, da Belegkliniken in deutlich geringerem Maße chronisch kranke Patienten behandeln und daher bereits deshalb eine geringe Verweildauer aufweisen.

Relevanz für Kliniken weist noch § 7 UWG auf, welcher sich mit unzumutbaren Belästigungen beschäftigt. Betroffen ist insbesondere unverlangte Telefon-, Fax-, SMS- oder E-Mail-Werbung ohne vorherige Einverständniserklärung des Patienten.

Zusammenfassend kann festgehalten werden, dass Krankenhäuser bei ihren werblichen Aktivitäten einer Vielfalt von Einschränkungen unterworfen sind. Dennoch können diverse Formen der Werbung genutzt werden, wenn man die zentrale Grundregel »Sachliche Information und Aufklärung ist erlaubt« in den Mittelpunkt der Maßnahmen stellt. Trotz allem bleibt das Problem, dass die Grenze zwischen erlaubter Information und Aufklärung und berufswidriger Werbung oftmals verschwimmt.

9.2.4 Weitere relevante Rechtsquellen

Im Telemediengesetz (TMG) sind Regelungen zum Impressum, welche auch für Klinikhomepages gelten, festgelegt. Fehlt etwa ein Impressum, so stellt dies einen Verstoß gegen § 5 TMG dar. Ebenso müssen Kliniken das Markengesetz (MarkenG) beachten, sie dürfen daher nicht mit Namen oder Verfahren werben, die bereits durch einen anderen Anbieter eingetragen wurden. Für Klinikübernahmen bildet das Gesetz gegen Wettbewerbsbeschränkungen (GWB) die Grundlage, welches sich mit Monopolen und marktbeherrschender Stellung infolge von Zusammenschlüssen beschäftigt. Im § 1 GWB sind darüber hinaus Vereinbarungen zwischen Unternehmen untersagt, die zu einer Verhinderung, Einschränkung oder Verfälschung des Wettbewerbs führen (z. B. Einweisungsabsprachen).

9.3 Zielgruppen und deren Ansprüche

Krankenhäuser stehen diversen Zielgruppen gegenüber. Kliniken müssen sich mit den jeweiligen Anforderungen der einzelnen Gruppen auseinandersetzen, um eine möglichst optimale Bedürfnisbefriedigung gewährleisten zu können. Nur so können die Potenziale der Gruppen im Sinne der Einrichtung erfolgreich genutzt werden. Nachfolgend werden daher folgende Fragen für die jeweiligen Zielgruppen betrachtet:

- Welche Erwartungen hat die Zielgruppe an das Krankenhaus?
- Welche Potenziale bietet eine erfolgreiche Zufriedenstellung der Zielgruppe für das Krankenhaus?

9.3.1 Patienten

Die Patienten wünschen primär die Beseitigung oder Besserung ihrer Leiden verbunden mit der Forderung nach bestmöglicher ärztlicher und pflegerischer Versorgung. Zudem wollen sie über ihren gesundheitlichen Zustand und die Maßnahmen zu seiner Erhaltung bzw. Verbesserung in einer für sie verständlichen Art und Weise (»Laiensprache«) informiert und aufgeklärt werden. Ebenso erwarten sie, dass die sich im Zusammenhang mit ihrem Aufenthalt ergebenden Fragen umfassend und verständlich beantwortet werden. Auch auf Ängste in Bezug auf die bestehende Erkrankung soll in ausreichendem Maße eingegangen werden. Erwartet wird ferner eine Wahrung der Privatsphäre. Freundlichkeit und Höflichkeit setzen Patienten voraus, dies zeigt sich etwa in einer persönlichen Anrede oder im Umgang mit Wünschen oder Beschwerden.

Eine besondere Rolle für den Patienten spielen die Faktoren des Krankenhausaufenthalts, die er als Laie gut beurteilen kann. Bei der medizinischen Qualität wird es dem Patienten im Regelfall schwer fallen, ein angemessenes Urteil fällen zu können, da ihm hierzu das notwendige Wissen fehlt. Den Komfort der Zimmer, die Sauberkeit oder das Essen kann der Patient dagegen sehr gut beurteilen. Überdies kann er sich ein gutes Urteil über die Organisation im Allgemeinen bilden, bspw. anhand der Wartezeiten, widersprüchlichen Auskünften durch Angestellte oder offensichtlichen »Streit« vor Patienten zwischen Mitarbeitern über Therapieentscheidungen.

Patienten werden in Krankenhäusern vor allem dann verärgert, wenn Dinge mit ihnen geschehen, die ihren normalen Verhaltensweisen widersprechen, bspw. Liegen auf dem Gang (»Flurbett«), langes Warten auf Untersuchungen (z. B. in Funktionsbereichen) oder eine unangemessene Ansprache durch Mitarbeiter (z. B. »Warum haben wir denn unsere Tabletten noch nicht eingenommen?«).

Werden die Bedürfnisse des Patienten zu deren Zufriedenheit erfüllt, resultieren daraus eine Vielzahl von Möglichkeiten, deren positives Bild im Sinne des Krankenhauses zu nutzen. Selbstverständlich bietet Zufriedenheit die Chance, dass ein Patient sich im Falle einer erneuten Erkrankung wiederum für das Krankenhaus entscheidet. Weiterhin fungiert er als Multiplikator gegenüber anderen potenziellen und aktuellen Patienten. Er berichtet positiv oder negativ über seinen Krankenhausaufenthalt und wirkt damit erheblich auf das Außenbild eines Krankenhauses ein. Insbesondere über negative Erlebnisse wird er regelmäßig häufiger gegenüber anderen berichten, sodass dort die Multiplikatorenwirkung hoch ausfallen wird. Bedenkt man, dass Personen, denen von Patienten negativ über ein Haus berichtet wurde, oftmals die Schilderung an zusätzliche Menschen weitergegeben, so steigt die Anzahl derer, die über die negativen Erfahrungen Kenntnis haben, weiter an.

Gegenüber ihrem einweisenden Arzt geben Patienten im Regelfall Rückmeldung, wie sie mit der Behandlung zufrieden waren. Damit beeinflussen sie den Einweiser nicht unerheblich, er kann es sich nicht erlauben, Patienten in Kliniken zu überweisen, die diese dann nicht zu deren Zufriedenheit behandeln. Ansonsten läuft er Gefahr, dass seine Patienten das Vertrauen in ihn verlieren und möglicherweise zu einem anderen Arzt wechseln.

9.3.2 Zuweiser

Patienten fragen häufig ihren behandelnden Arzt, welche Einrichtung er für einen vorgesehenen Eingriff empfiehlt. Obwohl viele Patienten sich inzwischen selbst umfangreich im Internet informieren, oder die Informationen durch ihre Angehörigen eingeholt werden, zählt das Wort des einweisenden Arztes für die Patienten nach wie vor sehr viel. Für Krankenhäuser ist es daher fundamental, die Bedürfnisse der Einweiser zu kennen und zu erfüllen. Folgende Aspekte spielen dabei eine Rolle:

- Medizinische Qualität (z. B. Behandlungsergebnisse, Komplikationsraten)
- Bisherige Erfahrungen eingewiesener Patienten
- Kurzfristige und umfassende Information über Diagnostik, Therapie und Krankheitsverlauf
- Beteiligung an nachfolgenden Therapieentscheidungen
- Erreichbarkeit (z. B.: Nimmt jemand das Telefon ab?)
- Klar definierte Ansprechpartner
- Zeitnahe Übersendung des Entlassberichts

Ärzten ist es gemäß § 31 Abs. 1 MBO verboten, ein Entgelt für die Zuweisung von Patienten anzunehmen:

> »Ärztinnen und Ärzten ist es nicht gestattet, für die Zuweisung von Patientinnen und Patienten […] ein Entgelt oder andere Vorteile zu fordern, sich oder Dritten versprechen oder gewähren zu lassen […].«

Mit diesem Passus soll vermieden werden, dass Ärzte andere als medizinische Kriterien bei ihrer Einweisungsempfehlung zugrunde legen.

Krankenhäuser müssen bei der Zielgruppe Einweiser zudem beachten, dass sie teilweise in Konkurrenzsituation zu diesen stehen, bspw. im Rahmen eigener Medizinischer Versorgungszentren oder beim ambulanten Operieren. Bei sämtlichen Maßnahmen ist deshalb stets zu prüfen, ob Aktivitäten (z. B. Ausbau des Leistungsprogramms) nicht zu einer Verärgerung und Abwanderung von wichtigen Zuweisern führen können und damit der erwartete positive Effekt der Maßnahme durch entgegenlaufende Zuweisungsverluste bei verärgerten Einweisern aufgezehrt wird.

Die Zufriedenstellung von Zuweisern bietet einerseits die Chance, den Patientenzustrom zu optimieren, d. h. die Anzahl der Fälle, die ein niedergelassener Arzt in das Krankenhaus überweist, zu steigern. Hierdurch lässt sich die Erlösseite des Krankenhauses verbessern. Zudem sinkt die Ungewissheit über Fallzahlen, da bei kontinuierlicher, vertrauensvoller Zusammenarbeit mit dem Niedergelassenen eine gewisse Menge an Zuweisungen einplanbar ist. Andererseits darf nicht übersehen werden, dass eine enge Zusammenarbeit mit Zuweisern auch Effizienzspielräume bietet. Eingespielte Abläufe ermöglichen es, Patienten günstiger zu behandeln, da bspw. die Gefahr mangelhafter Ausgangsbefunde oder fehlender Berichte zu Beginn des Krankenhausaufenthalts minimiert wird.

Eine Klassifizierung von Zuweisern ist mithilfe des Kriteriums eingewiesene Patienten (aktuelle und potenzielle Fallzahlen) oder nach den mit den Einweisungen verbundenen Erlösen möglich. Einweiserstatistiken ermöglichen es Kliniken, einen schnellen Überblick über die Bedeutung der einzelnen Zuweiser zu bekommen. Im Regelfall werden wenige Zuweiser für einen Großteil der Einweisungen verantwortlich sein. Diese Top-Einweiser sollten als Schlüsselkunden behandelt werden, deren Anforderungen Priorität genießen. Die bestehende Kooperation muss beibehalten werden. Bei Zuweisern mit Ausbaupotenzial sollte aktiv nach Möglichkeiten der Verbesserung der Zusammenarbeit Ausschau gehalten werden, bspw. durch Befragungen oder persönliche Gespräche. Weisen Zuweiser aktuell und auch in Zukunft kaum Potenzial auf, so kann der Aufwand der Bearbeitung gering gehalten werden.

Neben der Anzahl an Patienten und den mit den Zuweisungen verbundenen Erlösen können als Grundlage für Einweiser-Auswertungen weitere Kriterien herangezogen werden (vgl. Papenhoff und Platzköster 2010, S. 54):

- Fallschwere (Relativgewichte) der zugewiesenen Fälle
- Anzahl der strategisch wichtigen Fälle (z. B. Fälle, um vorgegebene Mindestmengen zu erreichen)
- Besonders rentable Einweisungen mit hohen Gewinnen
- Anzahl an Wahlleistungspatienten

9.3.3 Kostenträger

Kostenträger erwarten von Krankenhäusern, dass sie die Patienten auf Basis des aktuellen medizinischen Wissens im notwendigen Umfang wirtschaftlich behandeln. Einen direkten Einfluss auf die Auswahl eines Krankenhauses üben die Kostenträger im Regelfall nicht aus, die Entscheidung obliegt insbesondere dem Patienten und dem einweisenden Arzt. Trotz allem darf die Rolle der Krankenkassen keinesfalls unterschätzt werden. Sie sind Verhandlungspartner der Krankenhäuser bei der Festsetzung der jeweiligen individuellen Krankenhausbudgets. Diese Verhandlungen haben maßgeblichen Einfluss auf die Erlössituation eines Krankenhauses. Budgetsteigerungen sind für Krankenhäuser deutlich einfacher umzusetzen, wenn die Kostenträger mit dem Haus aus qualitativer und ökonomischer Sicht zufrieden sind. Ferner sind die Kostenträger an dem Krankenhausplanungsverfahren beteiligt und üben in diesem Zusammenhang Einfluss auf die Leistungsstruktur des Krankenhauses aus (z. B. Fachabteilungen, Leistungsschwerpunkte).

Am größten ist der Einfluss der Kostenträger bei Versorgungsformen, die ein selektives Kontrahieren ermöglichen (z. B. integrierte Versorgung). Dort obliegt es den Krankenkassen, mit welchen Krankenhäusern sie überhaupt einen Vertrag abschließen, ferner können einzelvertragliche Regelungen über Leistungsinhalte und Leistungspreise geschlossen werden. Chancen auf einen Abschluss werden sich nur die Kliniken ausrechnen können, die die Anforderungen der Kostenträger umfangreich erfüllen.

9.3.4   Besucher und Angehörige

Angehörige übernehmen in Teilbereichen, z. B. als Betreuer oder Bevollmächtigte, die Funktion des Patienten, etwa bei Schwerstkranken, die selbst keine Entscheidungen mehr treffen können. Auch bei der Behandlung von minderjährigen Kindern übernehmen die Eltern die Rolle des Patienten. Sie erwarten, dass sie ernst genommen und mit ihren Ängsten und Sorgen nicht alleine gelassen werden. Obligatorisch ist eine medizinische und pflegerische Versorgung auf hohem Niveau.

Für den »klassischen« Besucher und Angehörigen, der nicht die Funktion des Patienten übernimmt, spielen folgende Punkte eine wichtige Rolle:

- Orientierung (Finde ich mich als Besucher im Krankenhaus zurecht oder irre ich im Krankenhaus planlos umher?)
- Erreichbarkeit (Kann ich telefonisch jemanden erreichen? Sitzt ein Ansprechpartner an der Pforte, der die gewünschten Auskünfte geben kann?)
- Eindruck des Hauses (Ist es sauber? Wie alt und verschlissen ist das Mobiliar? Wie sind die Außenanlagen?)
- Freundlichkeit (Wie zuvorkommend sind die Mitarbeiter? Werden Fragen beantwortet?)
- Versorgungseindruck (Erwecken die Patienten des Hauses den Eindruck, gut versorgt zu sein?)
- Organisationseindruck (Wie gehetzt wirken die Mitarbeiter?)

Besucher und Angehörige wirken auf den Patienten positiv oder negativ ein (»Wo bist du hier nur hingeraten?«) und haben daher einen wesentlichen Einfluss darauf, wie der Patient selbst das Krankenhaus wahrnimmt. Ferner berichten sie von ihren Erfahrungen anderen Leuten und haben damit eine Multiplikatorenwirkung. Zudem sind Besucher und Angehörige immer auch mögliche Patienten der Zukunft, die sich für das Haus nur dann entscheiden werden, wenn der Eindruck, den sie als Besucher gewonnen haben, positiv war.

Für Krankenhäuser ist es durchaus sinnvoll, ihre Besucher bezüglich ihrer Erfahrungen zu befragen. Den Besuchern fallen oftmals viele kleine hilfreiche Dinge auf, die ansonsten im Krankenhausalltag nicht entdeckt werden. Gerade diese Aspekte sind jedoch den Besuchern oftmals sehr wichtig und können nachhaltig dazu beitragen, ihre Meinung über das Haus zu verbessern.

9.3.5   Öffentlichkeit

Die Öffentlichkeit erwartet, im Bedarfsfall ein gutes, leistungsfähiges Krankenhaus in einer angemessenen Entfernung zum Wohnort aufsuchen zu können.
Krankenhäuser müssen daher in ihrer Öffentlichkeitsarbeit versuchen, ein positives, durch Vertrauen geprägtes Image gegenüber der Öffentlichkeit aufzubauen.
Problematisch ist hierbei zunächst, dass über Krankenhäuser primär berichtet
wird, wenn es zu »Pannen und Problemen« gekommen ist (z. B. Fehler bei Operationen, Hygieneprobleme). Krankenhäuser sollten sich deshalb mit positiven
Nachrichten in der Öffentlichkeit positionieren. Ansätze hierfür sind etwa Pres-
seberichte, Informationsveranstaltungen zu gesundheitsrelevanten Themen oder
ein Tag der offenen Tür.

9.3.6   Mitarbeiter

Krankenhäuser sind als Dienstleistungsunternehmen stark von den Fähigkeiten
und der Motivation ihrer Mitarbeiter abhängig. Insbesondere in Zeiten des Ärztemangels und einem sich immer stärker abzeichnenden Defizit bei der Verfügbarkeit qualifizierter Pflegekräfte ist es für Kliniken überlebensnotwendig, sich
als attraktiver Arbeitgeber zu positionieren. Der Ruf der Einrichtung, die dortigen Arbeitsbedingungen (Arbeitszeiten, Arbeitsklima, Anzahl der Vollzeitkräfte),
Fortbildungsmöglichkeiten und die generelle Qualität der Arbeit wirken anzie-
hend für neue bzw. bindend für aktuelle Mitarbeiter. Zufriedene und qualifizierte
Mitarbeiter wiederum bieten eine höhere Chance, die anderen Anspruchsgrup-
pen bedürfnisgerecht zu versorgen, sodass gute Mitarbeiter ein wichtiger strategischer Wettbewerbsvorteil für eine Klinik sind. Beispiele für Maßnahmen zur
Sicherung der Mitarbeiterzufriedenheit sind eine offene Kommunikationskultur
(z. B. Intranet, regelmäßige Informationsveranstaltungen), Betriebsausflüge oder
ein durchdachtes Fortbildungsprogramm. Im ärztlichen Bereich spielen die vorhandenen Weiterbildungsermächtigungen der leitenden Ärzte eine besondere
Rolle.

9.4   Marketingprozess

9.4.1   Situationsanalyse

Bevor ein Krankenhaus seine strategische Ausrichtung festlegen kann, muss es
eine umfassende Analyse der Unternehmensumwelt durchführen. Hierzu bieten
sich die PESTE-Analyse, die Betrachtung von Porters Five Forces, die SWOT-
Analyse und die Portfolio-Analyse an.

PESTE-Analyse

Die PESTE-Analyse untersucht politisch-rechtliche (political/legal), ökonomische (economic), gesellschaftliche (social/cultural), technologische (technological) sowie ökologische (ecological/environmental) Faktoren.

In Tabelle 9.1 sind ausgewählte Punkte aufgelistet, die in einer PESTE-Analyse eines Krankenhauses betrachtet werden sollten.

Tab. 9.1: PESTE-Analyse

	Politisch-rechtliche Faktoren
P	• Änderungen in der Gesetzgebung, insbesondere im Sozialrecht oder Krankenhausfinanzierungsrecht • Einfluss von selektiver Vertragsgestaltung durch Kostenträger • Änderungen der Haftpflichtregeln bei Behandlungsfehlern • Weiterer Rückgang von Investitionszuschüssen im Rahmen der dualen Finanzierung
	Ökonomische Faktoren
E	• Entwicklung der Arbeitslosenzahlen • Konjunkturelle Entwicklung • Veränderung der Mitarbeiterkosten durch Lohnnebenkosten und Mangel an Arbeitskräften • Privatisierungstendenz im Krankenhausbereich • Kostensteigerungen bei Energie • Zinsentwicklung
	Gesellschaftliche Faktoren
S	• Demografische Entwicklung • Steigende Transparenz über Leistungen von Kliniken • Zunehmendes Anspruchsdenken der Patienten und der Bevölkerung • Freizeitorientierung der Mitarbeiter
	Technologische Faktoren
T	• Innovationen bei Diagnose- und Therapiegeräten • Geringe Halbwertszeit von medizinischem Wissen
	Ökologische Faktoren
E	• Strengere Anforderungen bei der Abfallentsorgung • Preisentwicklungen unter Berücksichtigung der Entsorgungskosten

Porters Five Forces

Porter identifiziert fünf wesentliche Kräfte, die das Gewinnpotenzial innerhalb einer Branche maßgeblich beeinflussen (▶ **Abb. 9.1**).

135

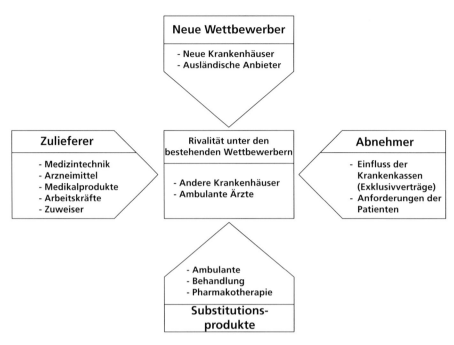

Abb. 9.1: Porters Five Forces

Im bestehenden System müssen sich Krankenhäuser mit ihren aktuellen Konkurrenten im regionalen bzw. überregionalen Umfeld auseinandersetzen. Einerseits sind diese zu identifizieren, andererseits müssen Stärken (Was können wir besser?) und Schwächen (Wo haben wir Nachteile gegenüber den Konkurrenten?) analysiert werden. Die Wettbewerbsintensität hängt stark von den Kapazitäten ab, die im Einzugsgebiet des Krankenhauses für die Versorgung der Patienten zur Verfügung stehen. Zudem spielt die Entwicklung der Nachfrage (Marktwachstum) eine bedeutende Rolle.

Potenziell neue Mitbewerber haben am Krankenhausmarkt zunächst aufgrund der hohen Markteintrittsbarrieren Schwierigkeiten sich am Markt zu positionieren. Insbesondere, wenn neue Anbieter Patienten der Gesetzlichen Krankenversicherung versorgen wollen, brauchen sie hierfür entweder einen Versorgungsvertrag mit den Krankenkassen oder einen Zugang als Plankrankenhaus. Krankenhäuser sind in diesem Bereich daher vor zu hoher Konkurrenzdichte prinzipiell geschützt. Problematisch können neue Mitbewerber jedoch dann sein, wenn sie sich auf private Patienten fokussieren, die besonders gewinnträchtig sind. Spezialkliniken oder auch Anbieter aus dem Ausland können versuchen, diese lukrativen Patientengruppen aus den Kliniken abzuwerben.

Ersatzprodukte wie ambulante Eingriffe oder die Behandlung mittels Medikation können eine Bedrohung für einen Teil des Leistungsangebots eines Krankenhauses darstellen. Mit dem Grundsatz »ambulant vor stationär« wird zum Ausdruck gebracht, dass Leistungen primär ambulant und nur, wenn dies nicht möglich ist, stationär durchgeführt werden. In Zukunft ist damit zu rechnen, dass weitere Maßnahmen etwa im Rahmen des medizinisch-technischen Fortschritts ambulant durchgeführt werden können. Damit geht ein Teil der bisher stationär getätigten Nachfrage verloren. Im Durchschnitt wird das Ambulantisierungspotenzial auf ca. 6,5 % geschätzt (vgl. Augurzky et al. 2013, S. 64). Zudem könnten auch medikamentöse Therapien künftig Krankenhausaufenthalte überflüssig machen.

Krankenhäuser befinden sich aufgrund ihrer Größe gegenüber den Zulieferern aus den Bereichen Medizintechnik, Arzneimittel und sonstiger medizinischer Produkte (Pflaster, Binden etc.) oftmals in einer ungünstigen Verhandlungsposition. Zudem gibt es teilweise nur einen oder wenige Hersteller, die bestimmte Produkte oder Geräte anbieten. Daher ist die Macht der Zulieferer als groß einzustufen, weshalb Krankenhäuser im Rahmen ihres Einkaufs versuchen, eine Gegenposition aufzubauen (z. B. Einkaufsgemeinschaften).

Zuweiser haben, wie oben bereits dargestellt, einen erheblichen Einfluss auf den Zustrom von Patienten, insbesondere bei elektiven Eingriffen. Gute Beziehungen zu ihnen müssen daher aufgebaut und gepflegt werden.

Kritisch dürfte auf Seiten der Zulieferer künftig die Gewinnung qualifizierter Arbeitskräfte sein. Neben dem bereits heute bestehenden Ärztemangel breitet sich das Defizit zunehmend auf den Bereich des Pflegediensts und diverser Funktionsdienste (z. B. im OP) aus. Die Marktmacht der Arbeitskräfte wird infolgedessen steigen, was zu steigenden Löhnen und höheren Anforderungen an das Krankenhaus als Arbeitgeber (z. B. Flexibilität bei Arbeitszeiten) führt.

Auf die Bedeutung der Patienten sowie der Kostenträger ist in Kapitel 9.3 bereits eingegangen worden. Die steigende Transparenz über das Leistungsgeschehen führt dazu, dass die »Verhandlungsmacht« der Patienten weiter steigt, was sich in höheren Anforderungen an die Leistungen der Klinik widerspiegelt. Ebenso fordern Kostenträger ein »Mehr an Leistung«, wenn es um selektive Vertragsabschlüsse geht.

SWOT-Analyse

Die Erkenntnisse der PESTE-Analyse und der Betrachtung der fünf Wettbewerbskräfte nach Porter können in einer SWOT-Analyse zusammengefasst werden. Die SWOT-Analyse besteht einerseits aus einer internen Leistungsbewertung (Strenghts = Stärken, Weaknesses = Schwächen), also einer Gegenüberstellung des eigenen Hauses im Vergleich zu den Konkurrenten. Andererseits wird die externe Situation (Opportunities = Chancen, Threats = Gefahren) betrachtet, diese bezieht sich auf externe Faktoren aus dem weiteren oder engeren Umfeld, auf welche das Krankenhaus reagieren muss.

Der Differenzierung in eine interne und eine externe Analyse liegt die Annahme zugrunde, dass die externe Umwelt allenfalls geringfügig durch Aktivitä-

137

ten eines Krankenhauses beeinflussbar ist; interne Stärken und Schwächen sind dagegen direktes Ergebnis von Unternehmensentscheidungen (vgl. Schlüchtermann 2013, S. 162 f.).

Tabelle 9.2 zeigt exemplarisch Fragestellungen, die in einer SWOT-Analyse betrachtet werden.

Tab. 9.2: SWOT-Analyse

		Stärken
Interne Analyse	S	• Bei welchen Indikationen haben wir eine hohe Qualität? • In welchen Bereichen bestehen gute Kontakte zu Zuweisern und Kostenträgern? • Wo haben wir hohe Leistungsmengen? • In welchen Bereichen ist unsere technische Ausstattung besonders gut?
		Schwächen
	W	• Bei welchen Indikationen haben wir einen schlechteren Ruf als unsere Konkurrenten? • Wo besteht in unserem Haus ein Investitionsstau? • Was führt zu Beschwerden bei unseren Kunden?
		Chancen
Externe Analyse	O	• In welchen Bereichen sind die Versorgungskapazitäten im Versorgungsbereich gering? • Für welche Indikationen ist künftig mit einer Zunahme an Nachfrage zu rechnen?
		Risiken
	T	• In welchen Bereichen ist der Investitionsbedarf bei Markteintritt oder Marktverbleib besonders hoch? • Besteht die Gefahr von rückläufigen Investitionszuschüssen? • Welche Leistungen dürfen künftig möglicherweise nicht mehr stationär angeboten werden? • Gibt es gesetzliche Vorgaben (z. B. Mindestmengen), die die vorhandenen Strukturen bedrohen?

Portfolio-Analyse

Die Portfolio-Technik hat für Krankenhäuser einen großen Nutzen, da typischerweise eine optimale Mischung der angebotenen Leistungen für die Erzielung eines positiven Gesamtergebnisses notwendig ist. Portfolio-Analysen ermöglichen es, die Leistungen einzelner Abteilungen bzw. alle erbrachten medizinischen Leistungen eines Krankenhauses bezüglich ihres Erfolgs zu beurteilen (vgl. Lüthy und Buchmann 2009, S. 110). Im Krankenhausbereich müssen jedoch die begrenzten Freiheitsgrade, die sich insbesondere aus dem Versorgungsauftrag ergeben, berücksichtigt werden. Einzelne Leistungen (z. B. Notaufnahme oder Fachbereiche) können daher nicht beliebig geschlossen oder ausgebaut werden.

Die Kernfrage einer Portfolio-Analyse ist, welchen Tätigkeitsfeldern die Ressourcen eines Krankenhauses zur Verfügung gestellt werden sollen. Entscheidungen über Größe und Ausstattung der Abteilungen werden so auf eine fundierte Basis gestellt, sodass die Mittel in die Bereiche gelenkt werden, für die der Markt positive Aussichten bietet und in denen das Unternehmen Wettbewerbsvorteile nutzen kann. Portfolios reduzieren die Komplexität des betrieblichen Geschehens im Krankenhaus auf wenige strategierelevante Bereiche und tragen damit zur Transparenz für die Klinikleitung und die Mitarbeiter bei.

Problembereiche einer Portfolio-Analyse sind die Verfügbarkeit der zur Aufstellung benötigten Daten, die oftmals mangelnde Aktualität vorliegender Daten sowie die Festlegung und Bewertung der Kriterien, die als Basis der Beurteilung herangezogen werden.

Am ehesten übertragbar auf den Anwendungsfall Krankenhaus ist das Portfolio nach McKinsey (vgl. Greiling und Muszynski 2008, S. 228). Das Portfolio der Boston Consulting Group (BCG), welches mit den fest vorgegebenen Achsendimensionen relativer Marktanteil (= Marktanteil des eigenen Unternehmens in Relation zum Marktanteil des stärksten Konkurrenten) sowie Marktwachstum arbeitet, reicht nicht aus, um eine angemessene Beurteilung der strategischen Geschäftsfelder im Krankenhaus vornehmen zu können. Das Modell geht davon aus, dass ein hoher Marktanteil dazu führt, dass mit den Leistungen Geld verdient wird. Diese Annahme ist im Krankenhaus nicht zwangsläufig zutreffend, vielmehr sind häufig große Abteilungen mit hohen Fallzahlen anzutreffen, die dennoch unwirtschaftlich arbeiten. Ebenso hängen die Chancen und Risiken eines Fachbereichs nicht lediglich vom Marktwachstum ab. Faktoren wie die prognostische Entwicklung der Vergütung oder die Wettbewerbsintensität im Umfeld der Klinik müssen ebenso in die Betrachtung mit einbezogen werden. Sowohl das Portfolio der BCG als auch das McKinsey-Portfolio bauen auf dem gleichen Grundgerüst auf. Eine Achsendimension ist bestimmt durch unternehmensinterne, also beeinflussbare Faktoren, die andere Achsendimension beschäftigt sich mit unternehmensexternen und demnach nicht oder nur gering durch das Krankenhaus beeinflussbaren Kriterien. Kernunterschied zwischen den beiden Portfolios ist jedoch, dass hinter den Achsenbezeichnungen bei McKinsey (Marktattraktivität als externer Faktor, Wettbewerbsposition als interner Faktor) nicht nur ein Kriterium steht, sondern mehrere Einflussgrößen. Diese Kriterien sind vom Krankenhaus individuell festzulegen, es gibt keinen vorgegebenen Kriterienkatalog. Beim BCG-Portfolio dagegen gibt es je Achse nur ein fest vorgegebenes Kriterium, das Marktwachstum als externe Größe und der relative Marktanteil als internes Kriterium.

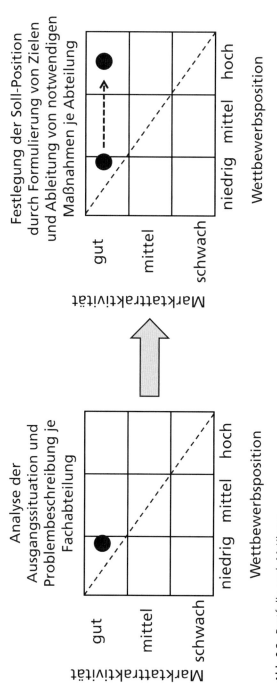

Abb. 9.2: Portfolio nach McKinsey

Die Strategischen Geschäftseinheiten (SGE) einer Klinik werden im McKinsey-Portfolio in eine Neun-Felder-Matrix eingeordnet. Hierdurch kann eine Analyse des vorhandenen Leistungsprogramms erfolgen, die die Grundlage für die spätere Strategieentwicklung darstellt. SGEs in Kliniken sind z. B. einzelne medizinische Kliniken, einzelne Abteilungen, die unterschiedlichen Entgeltbereiche (z. B. ambulante, stationäre) oder auch einzelne DRG-Fallgruppen. Abbildung 9.2 zeigt den Grundablauf einer Portfolio-Analyse nach McKinsey.

Beispiele für Beurteilungsmerkmale in den Achsendimensionen sind in Tabelle 9.3 aufgeführt.

Tab. 9.3: Beispiele für Beurteilungsmerkmale der Achsendimension des McKinsey-Portfolios

Marktattraktivität	Wettbewerbsposition
Größe des Markts (Fallzahlen oder Umsatz)	Breite der Angebotspalette
Prognostiziertes Marktwachstum	Medizinische Qualität
Vergütungsentwicklung	Qualität in der Pflege
Substitutionsgefahr (z. B. Ambulantisierung)	Reputation der leitenden Ärzte
Politische Einflüsse	Image
Rechtliche Einflüsse	Abläufe (z. B. Behandlungspfade)
Patientenstruktur (z. B. Anteil privat Versicherter)	Medizinische Sachausstattung
Wettbewerbsintensität	Fallzahlen im Vergleich zur Konkurrenz

Für die Einordnung der SGE empfiehlt sich die Anwendung einer Nutzwertanalyse (auch als Scoring-Modell bezeichnet), die in fünf Schritten bei der Bewertung der SGE vorgeht:

1. Festlegung der Kriterien, die für die Bewertung der Achsendimensionen (Marktattraktivität und Wettbewerbsposition) herangezogen werden sollen
2. Festlegung von Gewichtungsfaktoren je Unterkriterium, da nicht alle Submerkmale die gleiche Bedeutung aufweisen (z. B. Größe des Markts 10 %, prognostiziertes Marktwachstum 15 % usw.)
3. Bewertung der einzelnen Kriterien auf Basis einer festzulegenden Bewertungsskala (z. B. von 1 = sehr schwach bewertetes Kriterium bis 10 = sehr positiv beurteiltes Merkmal)
4. Berechnung der Nutzwerte je Unterkriterium (z. B. Größe des Markts wurde mit 4 bewertet, damit ergibt sich ein Teilnutzwert von $8 \times 0{,}1 = 0{,}8$)
5. Berechnung des Gesamtnutzwerts je Achse als Summe der bestimmten Teilnutzwerte

Im Anschluss daran kann eine Einordnung vorgenommen werden, z. B. Werte von 1 bis 3,5 werden im Portfolio im Feld schwach bzw. niedrig, Werte > 3,5 bis 7 im Feld mittel sowie Werte > 7 im Feld gut bzw. hoch eingetragen. Die Größe der eingezeichneten Preise steht für den Umsatz, der in der jeweiligen SGE erwirtschaftet wird. Je größer der Kreis, desto höher ist der Anteil dieses Bereichs am Gesamtumsatz des Krankenhauses.

Beispiel: Ein Krankenhaus hat für seine strategischen Geschäftsfelder eine Portfolio-Analyse nach McKinsey durchgeführt. In einem ersten Schritt wurden mit Unterstützung einer Unternehmensberatung durch ausgewählte Führungskräfte der Klinik (Kaufmännischer Direktor, Pflegedienstleitung, sämtliche Chefärzte) Kriterien für die Bewertung der SGEs festgelegt und Gewichtungsfaktoren bestimmt. Im Anschluss folgte eine durch die Unternehmensberatung begleitete Datensammlung, um darauffolgend in einem weiteren Workshop die Bewertung vorzunehmen. Für die SGE Orthopädie ergaben sich folgende Ergebnisse:

Marktattraktivität	Gewichtung	Bewertung	Teilnutzwert
Größe des Marktes	10 %	8	0,8
Prognostiziertes Marktwachstum	15 %	9	1,35
Vergütungsentwicklung	10 %	8	0,8
Substitutionsgefahr	15 %	7	1,05
Politische Einflüsse	10 %	7	0,7
Rechtliche Einflüsse	10 %	8	0,8
Patientenstruktur	10 %	10	1,0
Wettbewerbsintensität	20 %	9	1,8
Gesamtnutzwert			**8,3**

Wettbewerbsposition	Gewichtung	Bewertung	Teilnutzwert
Breite der Angebotspalette	10 %	3	0,3
Medizinische Qualität	20 %	3	0,6
Qualität in der Pflege	15 %	3	0,45
Reputation der leitenden Ärzte	10 %	5	0,5
Image	10 %	4	0,4
Abläufe	10 %	2	0,2
Medizinische Sachausstattung	10 %	3	0,3
Fallzahlen im Vergleich zur Konkurrenz	15 %	4	0,6
Gesamtnutzwert			**3,35**

Der Kreis in Abbildung 9.2 zeigt die Einordnung der SGE Orthopädie in das Portfolio. Nach Aufstellung des Ist-Portfolios folgt im nächsten Schritt die Festlegung der strategischen Stoßrichtung (Soll-Portfolio). Es werden Ziele formuliert und notwendige Maßnahmen zu deren Erreichung festgelegt. Für die strategische Geschäftseinheit Orthopädie bieten sich marktseitig gute Perspektiven, allerdings ist die Abteilung im Vergleich zur Konkurrenz aktuell unzureichend aufgestellt. Ersichtlich ist, dass sowohl die medizinische als auch die pflegerische Qualität im Vergleich zur Konkurrenz deutlich unterdurchschnittlich abschneidet, weshalb bspw. Personalentwicklungsmaßnahmen ergriffen oder pflegerische und ärztliche Prozesse hinterfragt werden müssen. Zudem kann die Rekrutierung von neuem Personal einen Beitrag dazu leisten, die medizinische und pflegerische Qualität zu erhöhen. Zum Abbau der Nachteile bei der medizinischen Sachausstattung sind Investitionsmaßnahmen zu tätigen. Zur Verbesserung des Image bzw. der Reputation bieten sich Marketingmaßnahmen an (z. B. Veranstaltung einer Ärztetagung, Pressearbeit). Die Erweiterung der Angebotspalette erfordert Investitionen in Sach- (z. B. neue Geräte) und Humankapital (z. B. neue Mitarbeiter, die die Kompetenz aufweisen, diese Leistungen angemessen erbringen zu können). Die Abläufe sollten kritisch hinsichtlich der Möglichkeit einer Standardisierung durchleuchtet werden. Klinische Behandlungspfade können helfen, Leistungen mit einer höheren Qualität und auch wirtschaftlicher zu erbringen. Eine Fallzahlsteigerung lässt sich unter anderem mit einer verstärkten Vermarktung der Leistungen erreichen (z. B. neuer Homepageauftritt, Zuweisermanagement) oder sie ergibt sich teils automatisch, wenn andere bislang unterdurchschnittlich ausgeprägte Kriterien optimiert werden (z. B. spürbare Steigerung der medizinischen und pflegerischen Qualität).

Abschließend werden allgemeine Empfehlungen dargestellt, wie mit einzelnen strategischen Geschäftsfeldern in Abhängigkeit von ihrer Einordnung im Portfolio grundsätzlich verfahren werden sollte.

Bei der Umsetzung sind die Besonderheiten des Krankenhausmarkts zu berücksichtigen: Ein Marktaustritt ist nicht ohne Weiteres möglich, da über die duale Finanzierung den Krankenhäusern nur ein begrenztes Investitionsvolumen zur Verfügung steht und der Versorgungsauftrag sicherzustellen ist (vgl. Zapp und Oswald 2009, S. 269).

Zu beachten ist der Versorgungsauftrag sowie möglicherweise bestehende Verflechtungen bestimmter SGE (z. B. Abbau der Intensivversorgung für Neugeborene führt zu einem Rückgang in der Abteilung Geburtshilfe, da werdende Eltern die Sicherheit vermissen, im Bedarfsfall im Krankenhaus auf eine Intensivversorgung ihres Nachwuchses zurückgreifen zu können). Je nach Lage der SGE im Portfolio lassen sich folgende Basisstrategien für die Bereiche ableiten:

1. *Zone der Mittelbindung:* Die strategischen Geschäftseinheiten weisen eine mittlere bis hohe Marktattraktivität und eine mittlere bis hohe relative Wettbewerbsposition aus. Mittels einer Wachstumsstrategie sollen weitere Erfolgspotenziale aufgebaut und die Wettbewerbsposition gestärkt werden (z. B. durch Investition in innovative Technik oder Erhöhung der Bettenzahl).

2. *Zone der Mittelfreisetzung:* Abschöpfungs- und Desinvestitionsstrategien werden bei SGEs angewendet, die langfristig nur noch über ein geringes Entwicklungspotenzial verfügen. Sie agieren in wenig attraktiven Märkten und verfügen über eine schwache Wettbewerbsposition. Investitionen sind nicht sinnvoll, sodass eine Abschöpfung bzw. Desinvestition der Bereiche empfohlen wird (z.B. keine Investition in teure Medizintechnik, die nicht unbedingt benötigt wird, wenn möglich Reduktion der Fallzahl).
3. *Selektive Vorgehensweise:* Im Diagonalbereich der Portfolios sind selektive Strategien zu verfolgen. In diesem Übergangsbereich ist die Strategiewahl davon abhängig, ob eine Verbesserung der Wettbewerbsposition erreicht werden kann. Ist dies nicht möglich, so ist von Investition abzuraten und die Position je nach wirtschaftlicher Lage zu halten oder eine Desinvestitionsstrategie zu verfolgen. Grundsätzlich sind Positionen im Portfolio, bei denen der Markt gute Chancen bietet und man selbst noch schlecht aufgestellt ist, für eine Investitionsstrategie geeignet. Mithilfe einer offensiven Strategie sollte die Wettbewerbsposition durch Investitionen oder Spezialisierung verbessert werden. In Bereichen mit schlechten Marktchancen, aber guter Wettbewerbsposition ist dagegen im Regelfall eine Abschöpfungsstrategie empfehlenswert. Dies liegt in der Beeinflussbarkeit des negativ bewerteten Kriteriums (Marktattraktivität) begründet, da die Klinik darauf nur wenig einwirken kann.

9.4.2   Marketingziele und strategische Ausrichtung

Die Analyse der Ausgangssituation ist die Grundlage für die Festlegung der Marketingziele, welche wiederum auf den Unternehmenszielen aufbauen. Wesentliche Ziele eines Krankenhauses sind die Existenzsicherung sowie die Kostendeckung oder die Gewinnerzielung.

Beispiele für Marketingziele können sein:

- Erhöhung des Bekanntheitsgrads
- Bessere Auslastung von Kapazitäten
- Verbesserung des Image
- Steigerung der Zufriedenheit von Patienten
- Erhöhung des Marktanteils bei definierten Leistungen

Zentral ist es, die Marketingziele angemessen zu definieren. Dies ist nur dann der Fall, wenn folgende fünf Komponenten festgelegt sind:

1. Zielinhalt – Was ist zu erreichen?
2. Zielausmaß – In welchem Umfang ist das Ziel zu erreichen?
3. Zielperiode – Bis wann ist das Ziel zu erreichen?
4. Zielsegment – In welchem Marktsegment ist das Ziel zu erreichen?
5. Zielgebiet – In welchem Gebiet ist das Ziel zu erreichen?

Beispiel: Ein korrekt definiertes Marketingziel eines Krankenhauses könnte also wie folgt lauten:

Wir wollen einen Bekanntheitsgrad (Was?) unseres Krankenhauses von 75 % (In welchem Umfang?) bis Ende des kommenden Jahres (Bis wann?) in der Zielgruppe der männlichen und weiblichen Bevölkerung ab 18 Jahren (In welchem Marktsegment?) im Umkreis von 20 km um unser Krankenhaus (In welchem Zielgebiet?) erreichen.

Aus den Marketingzielen lassen sich Marketingstrategien ableiten. Drei wichtige Fragen stehen dabei im Mittelpunkt:

- Auf welchen Märkten wollen wir mit welchen Leistungen aktiv sein?
- Welche Zielgruppen wollen wir bearbeiten?
- Wie wollen wir den Markt bearbeiten?

Eine beliebte Darstellung für die Frage nach den Märkten und den Leistungen stellt die Produkt-Markt-Matrix nach Ansoff dar (▶ Tab. 9.4).

Tab. 9.4: Ansoff-Matrix

Märkte / Leistungen	Vorhanden	Neu
Vorhanden	Marktdurchdringung	Marktentwicklung
Neu	Produktentwicklung	Diversifikation

Ziel der *Marktdurchdringungsstrategie* ist es, seine bereits vorhandenen Leistungen auf ebenfalls schon bestehenden Märkten verstärkt abzusetzen, also seinen Marktanteil zu steigern. Dies kann bspw. durch besondere Leistungsangebote (z. B. Einzelzimmer, Informationsveranstaltungen) und deren aktive Vermarktung realisiert werden.

Produktentwicklung beinhaltet, auf bestehenden Märkten neue Leistungen anzubieten. Hierunter fallen etwa spezielle Versorgungskonzepte der Gender Medicine, bei der männliche und weibliche Patienten dann abgestimmter auf geschlechtsspezifische Gesichtspunkte behandelt werden.

Markterweiterung beinhaltet das Eintreten in neue Märkte mit bereits bestehenden Leistungen. Ein Beispiel wäre das Bestreben des Krankenhauses, künftig auch ausländische Patienten zu behandeln.

Diversifikation bezeichnet eine Strategie, die sich neuen Produkten und neuen Märkten widmet. Steigt ein Krankenhaus etwa in den Pflege- oder in den Rehabilitationsmarkt ein, so betreibt es eine Diversifizierungsstrategie.

Kliniken müssen sich zudem mit der Festlegung ihrer Zielgruppen beschäftigen. Mithilfe von Segmentierungskriterien kann der Gesamtmarkt in übersichtliche Teilmärkte aufgeteilt werden. Mögliche Segmentierungskriterien können die in Tabelle 9.5 aufgeführten sein.

145

Tab. 9.5: Segmentierungskriterien (in Anlehnung an Papenhoff und Platzköster 2010, S. 64)

Kriterium	Beispiele
Geografisch	• Region • Stadt • Gemeinde • Postleitzahlengebiete
Demografisch	• Geschlecht • Alter • Einkommen • Beruf
Einweiser	• Fachrichtung • Praxisgröße • Praxisart (MVZ, Einzelpraxis, ...)
Versicherung	• GKV • PKV • Unfallversicherung • Selbstzahler
Morbidität	• Gesund • Akut erkrankt • Chronisch erkrankt • Verletzt
Behandlungsart	• Konservativ • Operativ • Stationär • Ambulant
Fachabteilungen	• Kardiologie • Gynäkologie • Onkologie • Orthopädie
Erbrachte Leistungen	• ICD • OPS • MDC • DRG

Wesentliche Ziele der Marktsegmentierung sind die Erfassung des Potenzials und des Werts einzelner Gruppen sowie die Ermittlung segmentspezifischer Kundenbedürfnisse. Daraus können segmentspezifische Marketingmaßnahmen abgeleitet werden, um eine optimale Kundenbindung in jedem Segment erreichen zu können (vgl. Papenhoff und Platzköster 2010, S. 63).

Zuletzt beantwortet das strategische Marketing noch die Frage, mit welcher Strategie das Krankenhaus den Markt bearbeiten möchte. Infrage kommen folgende drei Optionen:

• *Konzentration:* Das Krankenhaus fokussiert sich auf einzelne oder wenige Teilbereiche, die es besonders gut bedienen kann. Ein Beispiel ist eine Spezialklinik für Endoprothetik.

- *Differenzierung:* Es wird versucht, sich über einen besonderen Mehrwert gegenüber den Konkurrenten abzugrenzen. Beispiel für einen Mehrwert sind besondere Hotelleistungen (geräumige Zweibettzimmer als Standard).
- *Kostenführerschaft:* Diese Strategie eignet sich für große, zumeist private Träger mit einem fokussierten Angebot, die eine hohe Anzahl von Patienten mit einem klar definierten Krankheitsbild versorgen. Infolge ihrer Größe und der daraus resultierenden Standardisierungsmöglichkeiten (z. B. Prozesse) können sie Größenvorteile realisieren (vgl. Wirbelauer und Haller 2011, S. 194).

Als Ergebnis der strategischen Planung ist eine grundsätzliche Ausrichtung des Krankenhauses zu definieren. Beispiele für mögliche Ausrichtungen sind »selektives Wachstum« und »Kostensenkung«.

Selektives Wachstum beinhaltet das Bestreben nach gesteigerten Fallzahlen in für das Krankenhaus lukrativen Bereichen (z. B. Knie- und Hüftendoprothetik). Voraussetzung ist das Vorhandensein entsprechender Ressourcen. Spezialisierte Ärzte müssen eingestellt bzw. vorhandene Mitarbeiter weitergebildet werden. Zudem müssen Investitionen in die Geräteausstattung erfolgen. Alleine das Vorhalten spezieller Ressourcen genügt jedoch nicht, um einen Anstieg der Fallzahlen zu garantieren, vielmehr müssen zielgerichtete Kommunikationsmaßnahmen gegenüber Einweisern und Patienten ergriffen werden. Diese Zielgruppen müssen von den eigenen Kompetenzen überzeugt werden, nur so kann gewährleistet werden, dass die Fallzahlen nachhaltig steigen.

Steigende Fallzahlen sind zunächst nur eine Option zur Steigerung der Einnahmeseite, für steigende Gewinne sorgen sie alleine noch nicht. Ein zweites strategisches Ziel könnte deshalb die Kostensenkung sein. Um überhaupt Aussagen über die Produktivität treffen zu können, müssen klinikspezifische Kennzahlen erhoben werden (z. B. Bedarf an ärztlichen Mitarbeitern, Verbrauchsmaterialien). Zur Reduktion des Ressourcenverbrauchs ist eine reibungslose Organisation sämtlicher Prozesse des Krankenhauses nötig. Es bietet sich an, zunächst an Prozessen anzusetzen, die besonders kapitalintensiv sind (z. B. Untersuchungen mit Großgeräten), das planmäßige Zusammenwirken mehrerer Abteilungen erfordern (z. B. OP) oder häufig durchgeführt werden (z. B. Aufnahme). Ebenso können Beschwerden oder Klagen von Patienten Hinweise darauf liefern, welche Prozesse aktuell nicht optimal durchgeführt werden. Ziel ist es bspw., unnötige Mehrfacharbeiten (z. B. Doppeluntersuchungen) zu vermeiden und Schnittstellen dadurch zu reduzieren, dass Ansprechpartner eindeutig festgelegt werden.

9.4.3 Marketing-Mix

Mithilfe des Marketing-Mixes werden Marketingstrategien in konkrete Aktionen umgesetzt. Die klassischen Instrumente des Marketing-Mixes werden in folgende Instrumentalbereiche eingeteilt:

- Produktpolitik (Product)
- Preispolitik (Price)

147

- Kommunikationspolitik (Promotion)
- Distributionspolitik (Place)

In der *Produktpolitik* wird das aktuelle und künftige Leistungsgeschehen eines Krankenhauses festgelegt. Aufgrund bestehender Versorgungsverträge und Regelleistungskataloge der Gesetzlichen Krankenkassen sind Kliniken in der Ausgestaltung ihrer Produktpolitik deutlich eingeengter als Industrieunternehmen. Trotz allem bieten sich für Kliniken Spielräume. Kliniken können etwa überlegen, im ambulanten Bereich verstärkt tätig zu werden (z. B. über MVZ), oder sie können sich gegenüber nachfolgenden Versorgungsstrukturen wie Pflege oder Rehabilitation öffnen. Ferner bestehen bei der Ausgestaltung der Leistung im Detail erhebliche Differenzierungsmöglichkeiten. Beispiele hierfür wären besonders an den Patienten ausgerichtete Behandlungsprozesse (z. B. schonende Narkoseverfahren) oder Zusatzleistungen im Bereich des Service (z. B. Internetanschluss am Bett, Kulturprogramm, Patientenbibliothek). Die vermehrte Möglichkeit zum Abschluss von Selektivverträgen eröffnet zudem das Potenzial, sich durch eigens definierte Leistungen von den Konkurrenten abzuheben.

Auch Fragestellungen der Leistungstiefe sind Bestandteil der Produktpolitik. Leistungstiefe meint den Anteil an Aufgaben, den das Krankenhaus selbst durchführt. Die Leistungstiefe kann etwa durch Outsourcing von Leistungen wie Küche, Reinigung, Apotheke oder Radiologie reduziert werden. Ursachen für eine Reduktion der Leistungstiefen können sein (vgl. Weimann und Weimann 2012, S. 110):

- Konzentration auf die eigentlichen Kernkompetenzen
- Mangel an qualifizierten Mitarbeitern (Probleme bei der Mitarbeitergewinnung)
- Fehlendes fachliches Know-how
- Erhöhung der Leistungsfähigkeit (z. B. Laborproben werden direkt von der Station durch die Fremdfirma abgeholt)
- Kostenvorteile

Auch wenn die Vorteile der Reduktion der Leistungstiefe auf den ersten Blick vielversprechend erscheinen, darf nicht übersehen werden, dass diese auch Probleme mit sich bringt. Das Krankenhaus begibt sich in eine Abhängigkeit von einem externen Dienstleister und verliert an Einfluss auf das direkte Leistungsgeschehen. Fehler eines Dienstleisters werden unmittelbar dem Krankenhaus angelastet, sodass Fragen der Fremdvergabe auch mit einem Hauptaugenmerk auf die Qualität der Leistung betrachtet werden sollten.

Infolge immer wiederkehrender Qualitätsprobleme und daraus resultierender Beschwerden durch Patienten sind zahlreiche Krankenhäuser inzwischen daher dazu übergegangen, fremdvergebene Leistungen wieder eigenständig zu erbringen (Insourcing). Bei der Kostenbetrachtung dürfen ferner Sekundärkosten durch den teils hohen Aufwand für Kommunikation und Abstimmung mit dem externen Dienstleister und einer zusätzlichen, nicht abzugsfähigen Mehrwertsteuerbelastung nicht übersehen werden.

Im Rahmen der *Preispolitik* werden die Preise für die Leistungen eines Unternehmens sowie die Bezugsbedingungen festgelegt. Preise sind für fast alle Krankenhausleistungen durch einschlägige Vergütungsregelungen vorgegeben, sodass die Handlungsmöglichkeiten für Kliniken stark beschränkt sind. Spielräume ergeben sich bei nichtwahlärztlichen Leistungen (Unterkunft und Verpflegung) sowie bei ausländischen Patienten. Zudem können im Rahmen von Selektivverträgen mit den Krankenkassen individuelle Vergütungsvereinbarungen geschlossen werden.

Die größten Spielräume innerhalb des Marketing-Mixes bietet die *Kommunikationspolitik*. Zu berücksichtigen sind jedoch die bereits dargestellten rechtlichen Einschränkungen. Ziel der Kommunikationspolitik ist es, Meinungen, Einstellungen, Erwartungen und Verhaltensweisen der Marktteilnehmer durch Senden von Informationen zu beeinflussen. Krankenhäuser können eine Vielzahl von kommunikationspolitischen Aktivitäten ergreifen. Nachfolgend sind exemplarisch einige hiervon dargestellt:

Die Homepage als virtuelle Visitenkarte eines Krankenhauses kann den potenziellen Nutzern eine Vielfalt an Informationen zur Verfügung stellen. Der Einsatz diverser Medien ist im Internet denkbar. Neben Text und Bildern können bspw. Videosequenzen (z. B. virtueller Rundgang durch die Klinik) eingebunden werden. Die Homepage muss aktuell und auf die Bedürfnisse der Zielgruppe ausgerichtet sein, weshalb eine Differenzierung in Inhalte für Fach- und Laienpublikum sinnvoll ist. Spezielle Interaktionsformen wie Downloads, Bestellfunktionen oder Reservierungsfunktionen können den Wert einer Homepage erhöhen.

Verkaufsfördernde Maßnahmen haben zum Ziel, durch temporäre Aktivitäten eine gesteigerte Nachfrage zu erreichen. Denkbar ist in diesem Kontext der Versand von Informationsbroschüren an aktuelle oder potenzielle Patienten bzw. an niedergelassene Ärzte als Absatzmittler. Ebenso fällt hierunter die Ausstattung von Mitarbeitern des Krankenhauses mit Informationsmaterialien, die zu Besuchen bei Kostenträgern oder Zuweisern sind.

Öffentlichkeitsarbeit hat primär nicht die unmittelbare Erhöhung der Nachfrage als Ziel, sondern das Schaffen von Vertrauen gegenüber dem Krankenhaus. Krankenhäuser können im Rahmen der Öffentlichkeitsarbeit leistungsmerkmalsbezogene Arbeit (z. B. Zeitungsartikel über die Inbetriebnahme eines neuen Computertomografen), unternehmensausgerichtete (z. B. Bericht über den Jahresabschluss eines Krankenhauskonzerns) oder gesellschaftsorientierte Arbeit (z. B. Chefarzt nimmt an einer Diskussionsrunde über Volkskrankheiten in einem lokalen Fernsehsender teil) betreiben.

Messen und Kongresse bieten die Möglichkeit, sich einem breiten Publikum zu präsentieren. Denkbar ist die Präsenz auf regionalen Veranstaltungen mit Gesundheitsbezug oder die Eigenorganisation eines Ärztekongresses in der Klinik.

Besonderer Beliebtheit in der Kommunikationspolitik erfreut sich der sog. »Tag der offenen Tür«. Interessierte lernen an einem solchen Tag das Krankenhaus und seine Leistungen in einem angenehmen Umfeld kennen. Normalerweise kommen Menschen in Krankenhäuser nur dann, wenn sie selbst krank sind oder einen kranken Angehörigen besuchen, sodass ein »negativer« Anlass besteht. Im Rahmen eines »Tags der offenen Tür« oder auch in Zusammenhang mit einem Event (z. B. Kunstausstellung) ist es Kliniken möglich, Besucher in die eigenen Räume zu bekommen, ohne dass der Anlass des Besuchs ein negativer ist. Mit dem Krankenhaus kann somit in einem angenehmen und ungezwungenen Umfeld in Kontakt getreten werden.

Sponsoringaktivitäten sollen durch Geld- und Sachbeiträge einen positiven Beitrag zur Erreichung der Marketingziele leisten. Einsatzbereiche sind bspw. Bandenwerbung im Sport oder die Unterstützung von diversen sozialen und kulturellen Aktivitäten.

Direktmarketing versucht durch Einzelansprache den Kontakt zu Zielgruppen herzustellen. Unter Beachtung der rechtlichen Restriktionen kann eine Klinik bspw. Mails an ehemalige Patienten oder Zuweiser versenden (z. B. Newsletter).

Distributionspolitische Aktivitäten beschäftigen sich mit der Frage, wie dem Kunden die Leistungen des Krankenhauses zur Verfügung gestellt werden können. Krankenhäuser sind bei ihrer Leistungserbringung an ihren Standort gebunden, sodass in diesem Bereich weniger Handlungsspielräume bestehen als in anderen Industriebereichen. Bedeutung hat daher eine gute Erreichbarkeit der Klinik (z. B. Verkehrs- und Busanbindung) oder ein ausreichendes Parkplatzangebot. Der Zugang des Patienten zur Leistungserstellung sollte zudem durch eine optimierte Empfangs- und Aufnahmesituation erfolgen (z. B. Terminabsprachen, angemessene Wartezeiten, ansprechendes Ambiente).

Eine angemessene »Lieferzeit« ist ein weiteres Ziel distributionspolitischer Überlegungen. Vereinbarte Termine sollten so weit wie möglich eingehalten werden (z. B. keine Verschiebung elektiver Aufnahmen, keine Verzögerungen bei OP-Terminen), Wartezeiten sollten minimiert werden (z. B. unnötiges Warten vor einer Röntgenaufnahme), zudem sollte die Geschwindigkeit interner Abläufe eine optimierte Behandlungszeit ermöglichen.

Ferner spielt die Anbindung von externen Partnern (z. B. Zuweiser, Rettungsdienst) eine wichtige Rolle. Diese übernehmen für Krankenhäuser eine indirekte Vertriebsfunktion, in dem sie potenziellen Kunden ein Haus empfehlen oder sie dort direkt einweisen. Mögliche Ansätze sind eine koordinierte Behandlung, die bereits vor dem stationären Aufenthalt beginnt und mit einer gemeinsam abgestimmten Nachsorge endet oder eine weitergehende Zusammenarbeit etwa im Rahmen einer integrierten Versorgung. EDV-gestützte Anwendungen können genutzt werden, damit bspw. niedergelassene Ärzte direkt Kapazitäten (z. B. für eine von ihren Patienten benötigte OP) im Krankenhaus »buchen« können.

Eine weitere Option sind Kooperationen mit anderen Krankenhäusern. Erbringt etwa der onkologische Chefarzt eines Krankenhauses im Rahmen von interdisziplinären Tumorkonferenzen Leistungen für andere Krankenhäuser, die selbst keinen Onkologen haben, so findet hier eine Distribution der Leistung des Krankenhauses statt; die Leistung wird nicht im eigenen Haus, sondern an einem anderen Ort erbracht (vgl. Papenhoff und Platzköster 2010, S. 15).

9.5 Ausgewählte Fragestellungen

9.5.1 Patientenbefragung

Patientenbefragungen haben sich längst als ein unverzichtbares Instrument zur Erhebung der Zufriedenheit etabliert. Um verwertbare Ergebnisse zu erhalten, muss eine Befragung sorgfältig geplant und durchgeführt werden.

Als Erstes muss das Krankenhaus festlegen, ob sich die Befragung auf das gesamte Krankenhaus oder auf einzelne Fachabteilungen beziehen soll. Selbst wenn das ganze Krankenhaus einbezogen wird, sollte darauf geachtet werden, dass eine Zuordnung der Befragten zu den Abteilungen möglich ist. Zudem sind geeignete Ein- und Ausschlusskriterien zu definieren (Patient muss körperlich, geistig, aber auch sprachlich in der Lage sein, an der Befragung teilzunehmen). Bezieht man die Befragung auf eine Station, so sollte eine ausreichende Anzahl an auswertbaren Bögen (ca. 80) vorhanden sein, um verwertbare Resultate zu erhalten.

Befragungen können entweder schriftlich oder mündlich durchgeführt werden. Mündliche Befragungen sind im Krankenhaus schwierig, eine Anonymität ist nicht zu gewährleisten, sie sind sehr aufwändig, und der Interviewer kann die Ergebnisse nachhaltig beeinflussen. Krankenhäuser greifen daher im Regelfall auf schriftliche Befragungen zurück.

Eine Befragung kann gegen Ende des Aufenthalts erfolgen oder in zeitlichem Abstand zur Behandlung. Die Rücklaufquote wird regelmäßig höher sein, wenn gegen Ende des Aufenthalts eine Befragung erfolgt. Die Bögen könnten etwa bereits bei der Aufnahme mit kurzer Erläuterung ausgegeben oder durch das Pflegepersonal auf Station am Tag vor der Erlassung mit Erklärung übergeben werden. Wichtig ist, dass die Bögen anonym abgegeben werden können, bspw. durch Einwurf in einen Briefkasten oder Abgabe in einem verschlossenen Umschlag.

Alternativ könnten die Bögen ca. drei Wochen nach dem Aufenthalt versandt werden (vgl. Schlüchtermann 2013, S. 181). Das Versenden samt einem erläuternden Anschreiben kann entweder das Krankenhaus selbst durchführen, oder es kann den Versand und die Auswertung an einen externen Dienstleister übergeben. Eine Befragung nach Abschluss der Behandlung ist zwingend, wenn das Krankenhaus auch den kompletten Entlassungsprozess sowie die Genesung im Anschluss an den Aufenthalt mit erfassen will.

Zentrale Wichtigkeit hat die Gestaltung der Fragen und der möglichen Antworten. Man unterscheidet zwischen offenen (»Wie fanden Sie …?«) und geschlossene Fragen mit vorgegebenen Antwortmöglichkeiten (z. B. »ja« oder »nein«). Die Bewertung von geschlossenen Fragen kann ebenso mithilfe einer Likert-Skala (z. B. 1 = völlige Zustimmung über 3 = unentschieden bis 5 = völlige Ablehnung) oder semantischen Differentialen (Skala von -3 über 0 = neutral bis $+3$) erfolgen. Offene Fragen bieten den Vorteil, dass sie mehr Informationsgehalt liefern. Sie sind jedoch aufwändiger beim Ausfüllen für den Patienten und zudem schwieriger auszuwerten. Für geschlossene Fragen spricht folglich die Einfachheit beim Ausfüllen und Auswerten.

Differenziert werden kann überdies in Fragen nach Zufriedenheit (»Wie zufrieden waren Sie mit den Wartezeiten in unserer Röntgenabteilung?«) und nach Ereignissen (»Wie viele Minuten mussten Sie in unserer Röntgenabteilung warten: fünf, zehn, fünfzehn oder mehr Minuten?«). Nachteil von Ereignisfragen ist, dass der Befrager selbst ein Urteil über die Angemessenheit bspw. der Wartezeit fällen muss. Dafür lässt sich der Gefahr entgegenwirken, dass Patientenzufriedenheitsbefragungen mit reinen Zufriedenheitsfragen tendenziell zu gute Ergebnisse liefern, da die Verärgerung etwa über Wartezeiten oft schnell abklingt, wenn man an der Reihe ist (vgl. Schlüchtermann 2013, S. 182).

Inhalt der Befragung kann das Abfragen verschiedenster Qualitätsdimensionen sein. In Tabelle 9.6 sind beispielhaft einige Fragen bzw. Aussagen zur Beurteilung aufgelistet, die Bestandteil eines Patientenfragebogens sein könnten.

Tab. 9.6: Mögliche Inhalte einer Patientenbefragung

Kategorie	Frage bzw. Aussage
Allgemeine Zufriedenheit mit dem Krankenhaus	• Würden Sie sich erneut in unserem Krankenhaus behandeln lassen? • Würden Sie Ihrer Familie oder Freunden unser Krankenhaus empfehlen? • Wie zufrieden waren Sie insgesamt mit unserem Krankenhaus?
Zufriedenheit mit dem Ergebnis der Behandlung	• Wie hat sich ihr Gesundheitszustand durch den Aufenthalt verändert? • Wie zufrieden sind Sie mit dem Ergebnis der Behandlung in unserem Krankenhaus?
Zufriedenheit mit der medizinischen Versorgung	• Wie gut waren Ihre behandelnden Ärzte über Ihre Vorgeschichte und den Krankheitsverlauf informiert? • Wie zufrieden waren Sie mit der medizinischen Leistung unserer Ärzte? • Wurden Ihre Fragen durch unsere Ärzte für Sie verständlich beantwortet? • Haben sich unsere Ärzte für Ihre Anliegen ausreichend Zeit genommen? • Über die Operation wurde ich sehr gut informiert. • Über die Narkose wurde ich sehr gut informiert.
Zufriedenheit mit der pflegerischen Versorgung	• Wie gut waren die Pflegekräfte über Ihre Vorgeschichte und den Krankheitsverlauf informiert? • Wie zufrieden waren Sie mit der pflegerischen Leistung unserer Pflegekräfte? • Wurden Ihre Fragen durch unsere Pflegekräfte für Sie verständlich beantwortet? • Haben sich unsere Pflegekräfte für Ihre Anliegen ausreichend Zeit genommen?

Tab. 9.6: Mögliche Inhalte einer Patientenbefragung – Fortsetzung

Kategorie	Frage bzw. Aussage
Weiterbehandlung	• Haben Sie in unserem Krankenhaus eine Vorbereitung auf die Zeit nach der Entlassung erhalten? • Waren Sie mit der Vorbereitung zufrieden?
Organisation von Abläufen und Wartezeiten	• Die Aufnahme im Krankenhaus war sehr gut organisiert. • Der Informationsaustausch zwischen den Ärzten und den Pflegekräften war reibungslos. • Vor den medizinischen Untersuchungen, z. B. Röntgen, gab es so gut wie keine Wartezeiten.

Unterkunft und Verpflegung	• Wie zufrieden waren Sie hinsichtlich der Unterkunft mit
	  – der Einrichtung der Zimmer?
	  – der Einrichtung der Station?
	  – der Einrichtung der Aufenthaltsräume?
	• Wie zufrieden waren Sie mit der Sauberkeit ihres Patientenzimmers?
	• Wie zufrieden waren Sie mit folgenden Aspekten der Verpflegung?
	  – Geschmack
	  – Abwechslung
	  – Menge
	  – Temperatur

Je detaillierter ein Krankenhaus für bestimmte Bereiche Informationen erheben will, desto spezieller sollten auch die Fragen gestellt werden. Zur Beurteilung ärztlicher Visiten könnten bspw. Fragen nach Dauer, Häufigkeit, Qualität des persönlichen Kontakts, Informationsgehalt und Verständlichkeit für den Patienten erhoben werden.

9.5.2 Krisen-PR

Gute Kommunikation ist insbesondere auch in Zeiten negativer Ereignisse von überragender Bedeutung. Ein schlechtes Management einer Krise kann dazu führen, dass die Zielgruppen eines Krankenhauses nachhaltig an Vertrauen in die Einrichtung verlieren. Der Aufbau eines guten Rufs braucht oft Jahre, das Zerstören desselbigen kann binnen kürzester Zeit erfolgen. Kliniken sollten deshalb nicht erst in einem Krisenfall überlegen, wie sie reagieren, sondern vorab bereits einen Maßnahmenplan für den Ernstfall erarbeiten. Eine Krise erfordert häufig ein schnelles Reagieren, sodass teils ohne große Zeit der Vorbereitung kommunikativ reagiert werden muss. Unvollständige oder falsche Informationen führen zu Fehlmeldungen und Gerüchten, die dann nur mit erheblichem Aufwand richtiggestellt werden können. Reagieren statt Agieren löst Rechtfertigungszwang aus, sodass das Krankenhaus nicht selbst aktiv steuernd den Kommunikationsprozess beherrscht, sondern Getriebener von Informationen Dritter ist.

Krisenkommunikation wird zudem dadurch vereinfacht, wenn die Sprecher des Krankenhauses bereits bei den Journalisten bekannt sind. Im Vorfeld sollte ein Vertrauensverhältnis zwischen den beiden Parteien aufgebaut werden; besteht dieses nicht, ist der Gestaltungsspielraum innerhalb der Krisenkommunikation für das Krankenhaus deutlich geringer.

Die Ursachen für Krisen sind im Krankenhaus vielfältig, exemplarisch seien genannt:

- Entlassung eines Chefarztes
- Konflikte mit dem Arbeitszeitgesetz
- Anonyme Drohungen
- Fehlbehandlungen
- Todesfälle
- Hygienemängel
- Abrechnungsbetrug

Wenn ein Krisenfall eintritt, sollten folgende wesentliche Inhalte abgestimmt werden (vgl. Papenhoff und Platzköster 2010, S. 117):

- Wer informiert? (z. B. Geschäftsführer und Ärztlicher Direktor)
- Wer soll informiert werden? (z. B. Adressliste aller relevanten Medien liegt vor)
- Wie und wo wird informiert? (z. B. Pressekonferenz im eigenen Haus)
- Wer steht für Rückfragen zur Verfügung? (z. B. Pressesprecher)
- Was ist an Ursachen und Hintergründen bekannt? (Wichtig: Es sollten nur Fakten weitergegeben und keine Spekulation betrieben werden.)
- Was könnten die Pressevertreter fragen? Wie könnten geeignete Antworten darauf aussehen?
- Was sollte man kommunizieren, was nicht? (z. B. Abklärung mit Rechtsanwalt)

Zentral ist es zudem, die Mitarbeiter zu informieren, um nicht gegen Gerüchte ankämpfen zu müssen. Die Mitarbeiter sollten erfahren, was passiert ist, warum es möglicherweise zu dem Geschehen kommen konnte, was für Maßnahmen bereits ergriffen wurden und was noch unternommen wird. Häufig findet man bei der Krisen-PR das sog. One-Voice-Prinzip. Hierbei wird klar definiert, dass nur eine Person (z. B. Geschäftsführer, Pressesprecher) Erklärungen gegenüber den Medien und den Mitarbeitern abgibt. Wenn von außen andere Mitarbeiter angesprochen werden, geben diese keine inhaltliche Rückmeldung, sondern verweisen auf den zentralen Ansprechpartner.

10   Qualitätsmanagement und Datenschutz

10.1   Grundlagen des Qualitätsmanagements

Alle Leistungserbringer im System der Gesetzlichen Krankenversicherung sind dem Prinzip des Qualitätsmanagements verpflichtet. Das Fünfte Buch Sozialgesetzbuch (SGB V) regelt dabei die Grundanforderungen zur Qualitätssicherung. Es enthält unter anderem die gesetzliche Verpflichtung zur Einführung eines internen Qualitätsmanagements und zur Beteiligung an Maßnahmen der einrichtungsübergreifenden (externen) Qualitätssicherung (§ 135a SGB V).

Die Festlegung von verbindlichen konkretisierenden Regelungen ist dem Gemeinsamen Bundesausschuss (G-BA) übertragen. Er hat die Gestaltungshoheit zu entscheiden, für welche Bereiche Qualitätsanforderungen bestimmt werden und wie detailliert und aufwändig diese Regelungen sind. Seine Vorgaben sind für die Leistungserbringer verbindlich.

Die Richtlinien für zugelassene Krankenhäuser umfassen insbesondere Einzelheiten zu den Maßnahmen der externen Qualitätssicherung. Darunter sind die Ermittlung und Prüfung der Behandlungsqualität in den Krankenhäusern und der Vergleich zwischen den Einrichtungen zu verstehen. Bisher wird in der externen stationären Qualitätssicherung rund 20 % des stationären Leistungsgeschehens erfasst, überwiegend handelt es sich um Leistungen aus dem operativen Bereich.

In den nachfolgenden Kapiteln werden die Strukturen und Elemente des Qualitätsmanagements getrennt nach verpflichtenden und freiwilligen Maßnahmen dargestellt. Im Anschluss folgt ein eigenes Kapitel zum Thema Datenschutz (▶ Kap. 10.4).

10.2   Verpflichtende Maßnahmen

10.2.1 Internes Qualitätsmanagement

Gemäß den gesetzlichen Vorschriften (§ 137 SGB V) müssen Einrichtungen im Gesundheitswesen ein einrichtungsinternes Qualitätsmanagement vorhalten. Hierbei ist nicht im Detail festgelegt, welche Strukturen einzuführen sind. Die Richtlinienkompetenz hierzu liegt beim G-BA.

Damit ein internes Qualitätsmanagement funktionieren kann, sind angemessene strukturelle Voraussetzungen erforderlich. Viele Krankenhäuser etablieren eine Stabsstelle Qualitätsmanagement, die bei der Geschäftsführung angesiedelt ist. Darüber hinaus gibt es in der Regel Qualitätskonferenzen, die berufsgruppen- und hierarchieübergreifend besetzt sind. Wichtiges Kriterium ist auch, ob und inwieweit Mitarbeiter in den Methoden des Projekt- und Qualitätsmanagements ausgebildet wurden.

Zur systematischen Planung und Durchführung von Qualitätsverbesserungsprojekten steht eine Vielzahl von Instrumenten zur Verfügung (vgl. www.g-ba.de):

- Qualitätsindikatoren zur Messung und Bewertung der Qualität geben Hinweise auf gute bzw. verbesserungsbedürftige Qualität. Sie spielen ebenfalls in der externen Qualitätssicherung eine wichtige Rolle. Aber auch krankenhausintern entwickelte Qualitätsindikatoren sind zur Messung und Bewertung von Aspekten der Qualität geeignet.
- Befragungen von Patienten, einweisenden Ärzten oder Mitarbeitern können das Ziel haben, Qualitätsprobleme oder Schwachstellen in Erfahrung zu bringen. Gleiches gilt für das Beschwerdemanagement als ein systematisches Instrument, um akute, dringende oder schwerwiegende Probleme zu erkennen und schnell lösen zu können.
- Fehler- und Risikomanagement soll einerseits vorbeugend Fehler, Risiken und (Beinahe-)Schäden erkennen (z. B. mittels Fehlermeldesystem) und vermeiden und andererseits – wenn Fehler aufgetreten sind – zum offensiven Umgang und zu Maßnahmen anregen, damit Fehler nicht erneut auftreten.
- Eine Orientierung an medizinischen und pflegerischen Leitlinien oder Standards stellt sicher, dass die Behandlungsabläufe und -ergebnisse dem aktuellen wissenschaftlichen Stand entsprechen (Beispiele: Leitlinie zur Feststellung und Behandlung von Brustkrebs, pflegerische Expertenstandards zur Vermeidung von Druckgeschwüren und Stürzen, also Dekubitusprophylaxe und Sturzprophylaxe).
- Berufsgruppenübergreifende Konferenzen und Besprechungen helfen bei der gegenseitigen Information und Beratung über die aktuellen oder durchgeführten Behandlungen.
- Systematische Maßnahmen bieten umfassende Information und Aufklärung der Patienten in allen Phasen des Krankenhausaufenthalts einschließlich der Zeiten vor der Aufnahme und nach der Entlassung.

Für die Krankenhäuser besteht keine Verpflichtung, das interne Qualitätsmanagement durch eine externe Stelle, z. B. in Form einer Zertifizierung, bewerten zu lassen. Es ist rechtlich lediglich vorgesehen, eine Selbstbewertung im Rahmen der jährlichen Qualitätsberichte abzugeben.

10.2.2 Externe Qualitätssicherung

Alle Krankenhäuser in Deutschland sind gesetzlich dazu verpflichtet, sich an Maßnahmen der externen Qualitätssicherung zu beteiligen (§ 135a, § 137a SGB V). Das Hauptziel externer Qualitätssicherung ist es, die medizinische und pflegerische Leistung der Krankenhäuser vergleichbar zu machen, Erkenntnisse über Qualitätsdefizite systematisch zu identifizieren und die Einleitung von Qualitätsverbesserungsmaßnahmen zu unterstützen. Weitere Ziele sind die Förderung eines strukturierten, kontinuierlichen und berufsgruppenübergreifenden internen Qualitätsmanagements in den Krankenhäusern.

Die Verantwortung und Festlegung der gesetzlichen Anforderungen der externen Qualitätssicherung liegen beim G-BA.

Die Krankenhäuser dokumentieren für bestimmte medizinische Leistungen Daten zum Krankheitsverlauf und zur Ergebnisqualität. In die externe Qualitätssicherung sind zurzeit 30 Operationen und Diagnosen (z. B. Gallenblasenentfernungen und Hüftgelenksendoprothesen) einbezogen. Der Datenfluss zur Erfassung der Qualitätssicherungsdaten ist in zwei Verfahren getrennt.

Direktes Verfahren: Im direkten Verfahren liefern die Krankenhäuser ihre Daten unmittelbar an das Institut für angewandte Qualitätsförderung und Forschung im Gesundheitswesen GmbH (kurz AQUA). Dies umfasst medizinische Eingriffe mit relativ geringen Fallzahlen, für die eine Betrachtung auf Bundeslandebene nicht sinnvoll wäre. Das AQUA-Institut ist ein im wissenschaftlichen Umfeld angesiedeltes Dienstleistungsunternehmen, das sich auf Qualitätsförderungsprojekte im Gesundheitswesen spezialisiert hat und seit Ende 2009 im Auftrag des G-BA den Aufbau einer bundesweiten und sektorenübergreifenden Qualitätssicherung im Gesundheitswesen (SQG) gemäß § 137a SGB V umsetzt.

Indirektes Verfahren: Der überwiegende Teil der Dokumentationsdaten wird im indirekten Verfahren bearbeitet. Hierbei übersenden die Krankenhäuser ihre Daten an die für sie zuständige Landesgeschäftsstelle für Qualitätssicherung (LQS) in dem jeweiligen Bundesland. Die LQS sind eine Kooperation zwischen Krankenhausgesellschaften, Verbänden der Krankenkassen und Ärztekammer, und sie sind Hauptansprechpartner der Krankenhäuser vor Ort.

Datenanalyse

Aus den von den Krankenhäusern übermittelten anonymisierten Daten werden nach einem bundeseinheitlichen Verfahren auf Länderebene krankenhausbezogene Auswertungen erstellt. Besonders betrachtet werden die Ergebnisse zu festgelegten Qualitätsindikatoren. Für die Ergebnisse zu diesen Qualitätsindikatoren werden medizinisch-fachliche Wertebereiche definiert, innerhalb derer die Ergebnisse der Krankenhäuser liegen sollten. Liegt ein Krankenhaus außerhalb dieser Referenzwerte, werden die verantwortlichen Ärzte des Krankenhauses über die Auffälligkeit informiert und um Erläuterung gebeten.

Strukturierter Dialog

Ergeben sich aus der fachlichen Kommunikation über gefundene Auffälligkeiten Hinweise auf tatsächliche qualitative Defizite oder auf fehlerhafte Dokumentation der QS-Daten, so werden weitere Maßnahmen veranlasst, z. B.:

157

- Begehung des Krankenhauses
- Schulungen der beteiligten Krankenhausmitarbeiter
- Umstellung organisatorischer Abläufe
- Kollegiale Gespräche mit dem leitenden Arzt wie auch der Krankenhausleitung zur Analyse der Situation

In jedem einzelnen Fall wird überprüft, ob ggf. Versorgungsprobleme vorliegen. Aus den geführten Gesprächen resultieren verbindliche schriftliche Zielvereinbarungen und deren Nachverfolgung.

10.2.3 Qualitätsberichte

Die in Deutschland zugelassenen Krankenhäuser sind seit 2005 gesetzlich verpflichtet, regelmäßig strukturierte Qualitätsberichte zu veröffentlichen (§ 137 SGB V). Die Berichte bieten einen umfassenden Überblick über Strukturen, Leistungen und Qualitätsaktivitäten der Krankenhäuser. Die Berichte dienen der Information von Patienten sowie den einweisenden Ärzten. Krankenkassen können Auswertungen vornehmen und für ihre Versicherten Empfehlungen aussprechen. Für Krankenhäuser eröffnen sie die Möglichkeit, Leistungen und Qualität darzustellen und damit um das Vertrauen der Patienten zu werben.

Im Jahr 2013 wurden vom G-BA die Anforderungen an die Qualitätsberichte noch einmal deutlich erhöht. Aktuell müssen Krankenhäuser jährliche Qualitätsberichte von allen Standorten mit zusätzlichen Informationen zum Thema Hygiene erstellen. Dazu gehören etwa differenziertere Angaben zu den beschäftigten Hygienefachkräften und der Personalanzahl in den einzelnen Fachabteilungen. Zusätzlich wurde die Anzahl der zu veröffentlichenden Qualitätsindikatoren und ihrer Ergebnisse von 182 auf 289 angehoben.

Die Qualitätsberichte der Krankenhäuser sind öffentlich zugänglich. Sie finden sich in der Regel auf der Homepage der jeweiligen Klinik. Man findet sie häufig auch über die Internetseiten der Krankenkassen und ihrer Verbände sowie über die Deutsche Krankenhausgesellschaft und die Patientenorganisationen. Über das Internet werden z. T. auch sog. »Kliniksuchmaschinen« angeboten. Darin können Krankenhäuser über ihren Namen oder den Ort, aber beispielsweise auch über Suchbegriffe und Schlagworte ausgewählt werden. Diese Suchmaschinen greifen gezielt auf die Daten in den Qualitätsberichten zurück. Viele von ihnen ermöglichen auch einen Krankenhausvergleich auf Basis bestimmter Merkmale.

Auch der G-BA hat eine Referenzdatenbank freigeschaltet, in der die maschinenverwertbaren Qualitätsberichte der deutschen Krankenhäuser vollständig abrufbar sind. Damit wird es Interessierten möglich, über Kliniksuchmaschinen gefundene Daten noch einmal nachzuschlagen oder dort nicht erfasste Detailinformationen zu einzelnen Qualitätsaspekten aufzufinden (Beispiele: www.qualitaetskliniken.de, www.aok-gesundheitsnavi.de, www.weisse-liste.¬ de).

10.2.4 Beauftragtenwesen

Für Krankenhäuser gibt es eine Vielzahl von Gesetzen und Verordnungen, deren Gesamtkenntnis für die Führungskräfte oder den einzelnen Mitarbeiter unmöglich ist, aber deren Umsetzung gleichzeitig gewährleistet sein muss. Damit erforderliche Anpassungen bei rechtlichen Änderungen durchgeführt werden können, muss der aktuelle Stand behördlicher und gesetzlicher Vorgaben zwingend bekannt sein. In zahlreichen rechtlichen Normen und Gesetzen ist daher geregelt, dass für einzelne Bereiche im Krankenhaus, z. B. Hygiene, Arbeitssicherheit oder Strahlenschutz, namentlich benannte Beauftragte ernannt werden müssen. Je nach Krankenhaus kann dies über 40 unterschiedliche Bereiche umfassen. Die Betreiber von Krankenhäusern müssen den gesetzlichen Vorgaben im Rahmen ihrer allgemeinen Organisationspflicht nachkommen. Die Betriebsbeauftragten sollen sie unterstützen, diese Anforderungen zu erfüllen (vgl. hierzu Bayerische Krankenhausgesellschaft e. V. 2012).

Ein Überblick über die notwendigen Beauftragten befindet sich im Anhang. Verstöße gegen diese Vorgaben können nicht selten rechtliche Konsequenzen für das Unternehmen oder die Klinikleitung nach sich ziehen. Für die Überwachung sind u. a. die Gewerbeaufsichtsämter, die Gesundheitsämter und die ärztlichen Stellen der Ärztekammern zuständig.

10.3 Freiwillige Maßnahmen

10.3.1 Zertifizierungen

In vielen industriellen oder dienstleistenden Unternehmen ist es seit Jahren üblich, sein internes Qualitätsmanagement bzw. das eingerichtete Qualitätsmanagementsystem (QM-System) von einer externen, unabhängigen Stelle bewerten zu lassen. Das Ergebnis der Bewertung ist in der Regel ein Zertifikat, welches bescheinigt, dass das QM-System in Übereinstimmung mit festgelegten Regeln aufgebaut ist. Das Zertifikat allein sagt noch nichts darüber aus, wie gut das QM-System im Einzelfall funktioniert. In der Industrie und im Dienstleistungssektor ist das »allgemeine«, branchenunabhängige und international abgestimmte Zertifizierungskonzept nach DIN EN ISO 9001:2008 verbreitet. Es wird auch in einigen Krankenhäusern eingesetzt.

Darüber hinaus wurde für Krankenhäuser in Deutschland mit KTQ (Kooperation für Transparenz und Qualität im Gesundheitswesen) ein spezielles krankenhausspezifisches Zertifizierungskonzept entwickelt. Es ist auf die speziellen Anforderungen im Krankenhaus ausgelegt. Das KTQ-Verfahren teilt Kriterien zur Qualitätssicherung in sechs Kategorien auf, die im Rahmen der Zertifizierung von Einrichtungen des Gesundheitswesens abgefragt werden, um Aussagen über die Qualität der Prozessabläufe in der Versorgung treffen zu können. Hierbei handelt es sich um Patientenorientierung, Mitarbeiterorientierung, Sicherheit, Kommunikations-/Informationswesen, Führung und Qualitätsmanagement. Das Verfahren selbst gliedert sich in mehrere Schritte:

- Selbstbewertung des Krankenhauses
- Anmeldung bei einer der KTQ-Zertifizierungsstellen
- Fremdbewertung durch KTQ-Visitoren
- Zertifizierung und Veröffentlichung des KTQ-Qualitätsberichts

Für Krankenhäuser in konfessioneller Trägerschaft wurde ein zu KTQ ergänztes Zertifikat mit Namen proCum Cert entwickelt, in dem zusätzlich auch Eigenschaften eines christlich geprägten Qualitätsmanagements Berücksichtigung finden.

Eine weitere Möglichkeit, Qualitätsmanagement umfassend in einer gesamten Organisation zu bewerten, bietet das sogenannte »EFQM-Modell« (EFQM = European Foundation for Quality Management) oder »Excellence-Modell«. Es ist Grundlage für eine Auszeichnung, den sogenannten »EFQM Excellence Award«. Schwerpunktmäßig im Ausland hat sich die Zertifizierung nach Joint Commission etabliert, die einen Schwerpunkt auf die einzelnen Krankenhausprozesse legt.

Wer solche Zertifikate anstrebt, muss nachweisen, dass definierte Elemente des Qualitätsmanagements vorhanden sind (z. B. die Kenntnis über die internen Prozesse) und dass er das Ziel verfolgt, die Qualität ständig zu verbessern.

10.3.2 Zentrenbildung

Seit einiger Zeit entstehen im Krankenhausbereich sogenannte »Zentren«, in denen, meist berufsgruppen- und abteilungsübergreifend, spezielle Erkrankungen besonders gut erkannt und behandelt werden können. Wenn sie definierte Qualitätsanforderungen erfüllen, etwa von wissenschaftlichen Fachgesellschaften, können sie dafür ein Zertifikat erhalten.

Dabei muss beachtet werden, dass der Begriff »Zentrum« hierbei nicht durchgängig rechtlich geschützt ist und damit uneinheitlich verwendet wird. Nicht in jedem Fall ist der Begriff ein Garant für standardisierte und gesicherte Qualität. Der Bundesgerichtshof hat in einem Urteil von 2012 (Urteil des BGH vom 18.01.2012, Az.: I ZR 104/10) entschieden, dass der Begriff »Zentrum« nur dann für eine Fachabteilung oder einen Behandlungsschwerpunkt verwendet werden darf, wenn die medizinische Versorgung eine besondere Bedeutung hat, die über eine einfache Organisationseinheit erheblich hinausgeht. Dies beinhaltet beispielsweise eine überdurchschnittliche Ausstattung oder Erfahrung auf dem Gebiet der Behandlung.

In einigen Bundesländern werden für bestimmte Zentren (z. B. Brustzentrum) Voraussetzungen im Rahmen der stationären Krankenhausplanung vorgegeben, näher definiert und an bestimmte Qualitätsanforderungen geknüpft. Für die Verwendung des Begriffs »Zentrum« bedeutet dies, dass damit nur geworben werden darf, wenn die im Einzelnen vorgegebenen Voraussetzungen auch erfüllt werden. Auch in Ländern, in denen dies nicht der Fall ist, sollte sorgfältig abgewogen werden, ob gesteigerte Qualitätsvorstellungen, die potenzielle Patienten möglicherweise mit dem Begriff »Zentrum« verbinden, erfüllt werden. Diese Bezeichnung sollte nur dann gewählt werden, wenn dies auch der Fall ist.

Besonders ausgeprägt ist die Zentrumsentwicklung im Bereich der Onkologie. Das Zentrums- und Zertifizierungssystem der Deutschen Krebsgesellschaft ist in einem sog. 3-Stufen-Modell der onkologischen Versorgung abgebildet, welches in Abbildung 10.1 dargestellt ist. Die Basis stellen dabei die Organkrebszentren dar, in denen häufige Tumorarten wie Brustkrebs, Darmkrebs oder Prostatakrebs behandelt werden. Die onkologischen Zentren, in denen mehrere Tumorerkrankungen unter einem Dach betreut werden, bilden die zweite Stufe der Pyramide. Die Spitze des Modells sind die durch die Deutsche Krebshilfe geförderten onkologischen Spitzenzentren, deren Schwerpunkt neben der Patientenversorgung auf Forschung und Lehre liegt.

Zertifizierte Zentren müssen jährlich bei einer Begutachtung vor Ort nachweisen, dass sie die fachlichen Anforderungen an die Behandlung der Tumorerkrankung erfüllen und zudem über ein etabliertes Qualitätsmanagementsystem verfügen. Die fachlichen Anforderungen sind in Form von Erhebungsbögen zusammengefasst, welche die quantitativen und qualitativen Voraussetzungen für die Zentren enthalten. Sie werden in interdisziplinären Kommissionen erarbeitet und in regelmäßigen Abständen aktualisiert. In den Kommissionen sind Experten für alle Bereiche einer Tumorerkrankung vertreten. Das bedeutet, neben Mitgliedern der ärztlichen und pflegerischen Fachgesellschaften sind unter anderem auch Psychoonkologen, Sozialarbeiter und Patientensprecher an der Erarbeitung der fachlichen Anforderungen beteiligt.

Auch außerhalb der Onkologie haben sich vergleichbare Zentrumsstrukturen etabliert. Beispielhaft zu erwähnen ist das Endoprothetikzentrum (EndoCert), das Gefäßzentrum oder das Beckenbodenzentrum.

10.3.3 Klinisches Risikomanagement/CIRS

Beim klinischen Risikomanagement handelt es sich um eine Methode, die das Ziel verfolgt, in systematische Form Fehler oder Risiken der Patientenversorgung zu verhindern und somit die Patientensicherheit zu erhöhen bzw. die Haftungsrisiken des Krankenhauses zu reduzieren. Unter einem Risikomanagementsystem versteht man dementsprechend die Gesamtheit aller organisatorischen Maßnahmen, die zur Erkennung, Analyse und Verhinderung von Risiken getroffen werden.

Häufige Risikoschwerpunkte in Krankenhäusern sind insbesondere Schnittstellenprobleme zwischen verschiedenen Berufsgruppen (z. B. Pflege, Ärzte) oder Organisationsbereichen (z. B. Notaufnahme, Station, OP), die Arzneimitteltherapie sowie Krankenhausinfektionen/Hygiene (vgl. Lauterberg 2012).

Eine zunehmende Zahl von Krankenhäusern geht dazu über, das klinische Risikomanagement mit einem Critical Incident Reporting System (CIRS) zu unterstützen. Das CIRS ist ein Berichtsystem über kritische Vorkommnisse, das Mitarbeitern ermöglicht, in anonymisierter Form kritische Ereignisse und Beinahe-Schäden in Krankenhäusern zu melden. Hierbei werden nur Ereignisse

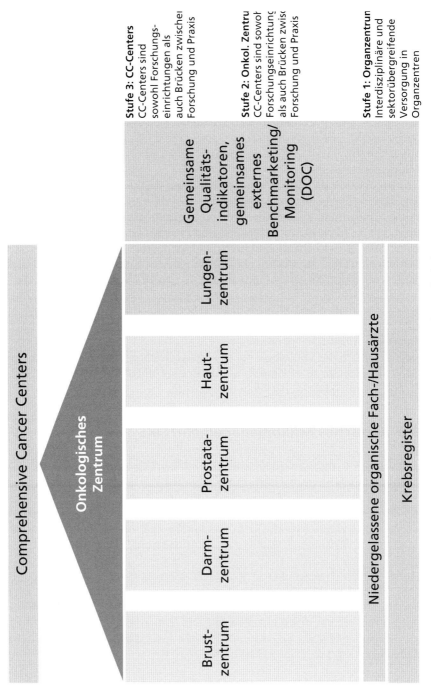

Abb. 10.1: 3-Stufen-Modell der onkologischen Versorgung der Deutschen Krebsgesellschaft

berücksichtigt, die noch nicht oder nur beinahe zu Pflege- und Behandlungsfehlern geführt haben. D. h. der Patient ist noch nicht zu Schaden gekommen, hätte aber im Wiederholungsfall oder bei etwas anderem Verlauf geschädigt werden können. Es ist ein Instrument zur Verbesserung der Patientensicherheit.

Der Berichtende (z. B. Arzt, Pflegekraft, MTA) füllt – meist EDV-gestützt – anonymisiert ein Formular über den Vorfall aus und kann bereits Lösungsvorschläge hinzufügen, um ein erneutes Auftreten dieses kritischen Ereignisses zu verhindern. Anschließend bewerten benannte Experten des CIRS (z. B. CIRS-Auswerteteam, das aus Mitgliedern aller Berufsgruppen und dem Betriebsrat besteht) den Vorfall und geben ihrerseits Lösungsvorschläge ab. Die Vorfälle werden regelmäßig veröffentlicht, um anderen die Möglichkeit zu geben, aus Fehlern zu lernen.

Meldungen in einem CIRS ersetzen weder eine eventuell notwendige Strafanzeige noch leiten sie die rechtliche Sicherung der Schadensersatzansprüche oder dergleichen ein. Vielmehr geht es um Lernvorgänge der beteiligten Berufsangehörigen unter einem hohen wechselseitigen Vertrauensschutz.

10.4 Datenschutz

10.4.1 Allgemeines

Patientendatenschutz bedeutet, dass Patienten vor einer unzulässigen Verarbeitung ihrer personenbezogenen Daten, insbesondere über ihren Gesundheitszustand, geschützt werden. Die Patienten sollen sich vertrauensvoll zu einem Arzt bzw. in ein Krankenhaus zum Zweck einer Untersuchung oder Behandlung begeben können, ohne fürchten zu müssen, dass die Informationen, die sie zum Zweck der Behandlung über sich offenlegen, zu ihrem Schaden oder Nachteil genutzt werden. Daten über den Gesundheitszustand sind äußerst sensible Daten mit starkem Bezug zur Privat- und Intimsphäre und hoher Aussagekraft über die Persönlichkeit des Menschen.

Es gibt keine einheitlichen Rechtsgrundlagen für den Patientendatenschutz. Vielmehr müssen nebeneinander die Regelungen des allgemeinen und speziellen Datenschutzrechts und die Regelungen zum medizinischen Standesrecht mit der Verpflichtung zur ärztlichen Schweigepflicht angewendet werden. Dies macht den Patientendatenschutz unübersichtlich und kompliziert. Da aber sowohl das ärztliche Berufsrecht wie auch das Datenschutzrecht weitgehend den gleichen Schutzzweck verfolgen, lassen sich die beiden Rechtsgebiete zumeist gut miteinander in Einklang bringen.

10.4.2 Ärztliche Schweigepflicht

Die ärztliche Schweigepflicht war schon lange vor unserer Zeitrechnung als berufsständischer Kodex in Indien und Ägypten bekannt. Sie ist auch im europäischen Rechtskreis als Teil des sog. »Hippokratischen Eides« von ca. 400 vor Christus, der sich mit ethischen Grundsätzen ärztlichen Tuns auseinandersetzt, zusammengefasst:

> »Was immer ich sehe und höre bei der Behandlung oder außerhalb der Behandlung im Leben der Menschen, so werde ich von dem, das niemals nach draußen ausgeplaudert werden soll, schweigen, indem ich alles Derartige als solches betrachte, das nicht ausgesprochen werden darf.«

Diese standesrechtliche Regel wurde bis heute fortgeschrieben und findet sich in den Berufsordnungen der Landesärztekammern in moderner Formulierung wieder. Diese Berufsordnungen basieren als Kammersatzungen auf den Landes-Heilberufegesetzen (z. B. § 31 HeilberufeG SH) und sind inhaltlich auf eine Musterberufsordnung (MBO-Ä) zurückzuführen, die von der Bundesärztekammer 1997 vorgegeben wurde. § 9 MBO-Ä regelt die ärztliche Schweigepflicht.

Die Verpflichtung zur Verschwiegenheit sowie weitere Pflichten beim Umgang mit Patientendaten ergeben sich zudem aus dem Krankenhausvertrag. Dieser kommt bei Privatpatienten direkt zwischen dem Träger des Krankenhauses und dem Patienten zustande. Bei Kassenpatienten wird dieser Vertrag zwischen dem Krankenhausträger und der Gesetzlichen Krankenversicherung zugunsten des Patienten abgeschlossen (§§ 611, 328 BGB).

10.4.3 Allgemeines und spezielles Datenschutzrecht

Neben dem ärztlichen Berufsrecht ist bei der Verarbeitung von Patientendaten das Datenschutzrecht anzuwenden, dessen unterschiedliche Rechtsnormen in Abhängigkeit von der Trägerschaft des Krankenhauses gelten.

Auf Krankenhäuser in privater Trägerschaft ist das Bundesdatenschutzgesetz (BDSG) anzuwenden, und zwar dort vor allem der erste und der dritte Abschnitt (§§ 1–11, 27–38a BDSG).

Krankenhäuser mit öffentlich-rechtlicher Trägerschaft auf Landesebene unterliegen dem jeweiligen Landesdatenschutzrecht und den entsprechenden Landesdatenschutzgesetzen. Hierzu gehören die Krankenhäuser der Gemeinden und Kreise sowie die Universitätskliniken. Krankenhäuser mit öffentlich-rechtlicher Trägerschaft auf Bundesebene unterliegen dem BDSG, und zwar vor allem dem dortigen ersten und zweiten Abschnitt (§§ 1–11, 12–26 BDSG). Dies ist z. B. der Fall bei Bundeswehr-Krankenhäusern oder Kliniken von länderübergreifenden Sozialversicherungsträgern.

Für Einrichtungen der öffentlich-rechtlichen Religionsgesellschaften gelten eigene kirchliche Datenschutzbestimmungen. Zum Teil gibt es bei den Religionsgesellschaften krankenhausspezifische Datenschutznormen.

In einigen Bundesländern gibt es ergänzend zum allgemeinen Datenschutzrecht Krankenhaus- bzw. Gesundheitsdatenschutzgesetze, in denen die Voraussetzungen und Grenzen des Umgangs mit Patientendaten spezifisch geregelt sind.

Generell gilt, dass die Erhebung, Verarbeitung und Nutzung von personenbezogenen Daten (nur dann) zulässig ist, wenn ein Gesetz oder eine andere Rechtsvorschrift dies erlaubt oder der Betroffene eingewilligt hat. Erlaubt ist auch die Datenverarbeitung, wenn der Betroffene einen Vertrag abschließt und die Verarbeitung zur Durchführung dieses Vertrags erforderlich ist. Der Behandlungsvertrag zwischen Patient und Krankenhaus ist so die wesentliche Grundlage für die Patientendatenverarbeitung durch das Krankenhaus (§§ 4 Abs. 1, § 28 Abs. 1 S. 1 Nr. 1 BDSG, § 11 Abs. 1, Abs. 3 S. 1, Abs. 5 S. 2 LDSG SH).

Neben dem allgemeinen Datenschutzrecht gibt es eine Vielzahl von bereichsspezifischen Datenschutzgesetzen, die bei der Verarbeitung von Patientendaten in Krankenhäusern zur Anwendung kommen können.

Das insofern wohl wichtigste Gesetz ist das Sozialgesetzbuch V (SGB V), das die Abrechnung und die Abrechnungskontrolle der Krankenhauskosten für gesetzlich Versicherte über die Krankenkassen regelt. Dort ist u. a. geregelt, welche Daten vom Krankenhausträger zu Abrechnungszwecken an die Krankenkassen zu übermitteln sind (§ 301 SGB V). Ebenso ist dort geregelt, welche Daten an den Medizinischen Dienst der Krankenversicherung (MDK) weitergegeben werden dürfen bzw. müssen, damit dieser die Notwendigkeit und Dauer der stationären Behandlung prüfen kann (§§ 275, 276 Abs. 4 SGB V). Ergänzend zu den Regelungen des SGB V sind die allgemeinen Vorschriften zum Sozialgeheimnis sowie zum Sozialdatenschutz heranzuziehen (§ 35 SGB I, §§ 67–85a SGB X). Die Auskunftspflicht des Arztes bzw. von Leistungsträgern untereinander ist im Sozialgesetzbuch X (SGB X) geregelt (§§ 96, 100, 101 SGB X).

Daneben gibt es eine Vielzahl von Gesetzen für spezifische medizinische, auch krankenhausrelevante Anwendungsbereiche auf Bundesebene (z. B. sonstige Sozialgesetzbücher (z. B. SGB XI – Pflegeversicherung), Krankenhausfinanzierungsgesetz, Bundespflegesatzverordnung, Krankenhausstatistikverordnung, Röntgenverordnung, Strahlenschutzverordnung, Infektionsschutzgesetz, Transfusionsgesetz, Transplantationsgesetz) und auf Landesebene (z. B. Krebsregistergesetze, Psychisch-Kranken-Gesetze (PsychKG), Maßregelvollzugsgesetze (MVollzG), Gesundheitsdienstgesetze (GDG)).

11 Einkauf

11.1 Aufgaben des Einkaufs

Aufgabe des Einkaufs sind sämtliche Aktivitäten, die der Versorgung des Krankenhauses mit Gütern, Materialien und Dienstleistungen dienen, die von diesem nicht selbst hergestellt werden. Der Einkauf arbeitet unter Berücksichtigung der »6-R-Regel«: Das richtige Material soll in der richtigen Qualität in der richtigen Menge am richtigen Ort zur richtigen Zeit zu den richtigen Kosten zur Verfügung stehen. Um dies zu realisieren, muss sich der Einkauf mit sechs Fragen auseinandersetzen:

1. Was soll gekauft werden?
2. Bei wem soll gekauft werden?
3. Wer ist für den Einkauf zuständig (z. B. zentrale oder dezentrale Beschaffung? Gibt es Produktgruppenverantwortliche?)?
4. Wo wird gekauft (international, national, regional)?
5. Wann und für welchen Zeitraum wird gekauft?
6. Wie ist die Bevorratung organisiert (z. B. Konsignationslager, Modulschranksysteme)?

Abbildung 11.1 zeigt vereinfacht den Grundablauf des Einkaufs und der Versorgung im Krankenhaus.

Die Bestellung wird an den Hersteller bzw. Anbieter (telefonisch, via Fax, Webshop etc.) übermittelt. Sollten Rückfragen bestehen (z. B. Artikel sind nicht lieferbar), setzt sich der Lieferant mit dem Absender der Bestellung in Verbindung. Angeliefert wird die Bestellung an einem zentralen Wareneingang oder direkt am Ort der Verwendung. Die eingegangene Ware wird geprüft, die Rechnung wird weiter zur Verbuchung und Bezahlung an die Buchhaltung gegeben. Ist die Lieferung zu beanstanden (z. B. Falschlieferung, sichtbare Schäden), wird Kontakt zum Lieferanten aufgenommen bzw. die Ware zurückgesandt. Ebenso tritt die Buchhaltung mit dem Lieferanten in Kontakt, wenn Fehler bei der Rechnung vorhanden sind (z. B. falscher Preis).

Die gelieferten Güter werden, sofern sie an einen zentralen Wareneingang geliefert wurden, entweder durch interne Transportdienste zur Verwahrung in ein Lager gebracht oder an die Verwendungsstelle geliefert. Aus dem Lager kann nach Anforderung mithilfe des internen Transportdiensts die Verwendungsstelle beliefert werden.

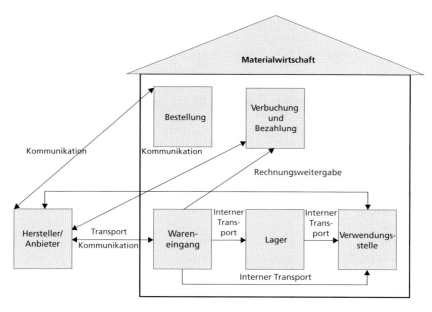

Abb. 11.1: Grundablauf des Einkaufs und der Versorgung im Krankenhaus (in Anlehnung an Prangenberg 2010, S. 25)

11.2 Besonderheiten des Krankenhauseinkaufs

Der Einkauf in Krankenhäusern unterscheidet sich maßgeblich vom Industrieeinkauf. Die Spezifika müssen sowohl bei der täglichen Arbeit als auch bei der strategischen Ausrichtung des Einkaufs berücksichtigt werden. Zur zentralen Kompetenz der Ärzte und Pflegekräfte gehört nicht der Einkauf. Dennoch spielt die Meinung dieser Mitarbeiter, insbesondere der leitenden Ärzte, in der Praxis eine entscheidende Rolle. Die Marktübersicht ist für Ärzte und Pflegekräfte jedoch aufgrund der Vielzahl der Produkte sehr heterogen ausgeprägt. In leistungssensiblen Bereichen kennen diese den Markt sehr gut (z. B. Endoprothesen), in anderen Bereichen ist das Wissen oftmals auf die Anwendererfahrungen mit ganz bestimmten Produkten begrenzt (z. B. Arzneimittel). Wegen des großen Marktangebots und der Vielzahl an verwendeten Produkten fehlt es den Ärzten und Pflegekräften jedoch vor allem an Zeit, um sich einen umfassenden Überblick verschaffen zu können. Historisch gewachsene Beziehungen zwischen Lieferanten und Anwendern behindern teilweise die Schaffung größerer Einkaufsvolumina sowie eine Standardisierung, um die Anzahl an verwendeten Artikeln zu reduzieren. In einer Klinik werden teils verwendungsgleiche Produkte bei mehreren Lieferanten zu unterschiedlichen Konditionen abgenommen. Entscheidend im Krankenhaus ist die Verfügbarkeit von Gütern. Fehlmengen sind zu vermeiden. Die

Lieferindustrie bietet daher häufig sehr kurze Lieferzeiten an, da im Krankenhaus selbst nur beschränkt Lagerkapazitäten zur Verfügung stehen. Trotz allem müssen für viele Produkte Sicherheitsbestände vorgehalten werden.

Weitere Besonderheiten des Einkaufs sind (vgl. Bundesverband Materialwirtschaft, Einkauf und Logistik e. V. 2012, S. 8 f.):

- Ein Großteil der Leistungen eines Krankenhauses wird umsatzsteuerfrei erbracht (§ 4 Abs. 14b UStG). Andererseits fällt für Krankenhäuser beim Einkauf oder fremdvergebenen Leistungen regelmäßig Mehrwertsteuer an. Im Gegensatz zur Industrie ist es Krankenhäusern nicht möglich, erhaltene und bezahlte Umsatzsteuer gegenzurechnen, sodass Krankenhäuser einen Kostenblock tragen müssen, den Industrieunternehmen als »durchlaufenden Posten« kennen.

- Öffentliche Krankenhäuser sind verpflichtet, die Regelungen des Vergaberechts zu beachten. Private und freigemeinnützige Träger sind nicht zu öffentlichen Ausschreibungen gezwungen. Problematisch sind Ausschreibungen insbesondere dann, wenn innovative Produkte beschafft werden sollen. Hierzu bedarf es kreativer Ausschreibungen, um sich Optionen offen zu lassen, gleichzeitig aber nicht gegen das Vergaberecht zu verstoßen.

- Der Krankenhauseinkauf findet in vielen Bereichen fast ausschließlich im deutschsprachigen Raum statt. Das Medizinprodukterecht nimmt den Importeur einer Ware sehr stark in die Pflicht, sodass dieser in Haftungsfragen dem Produzenten faktisch gleichgesetzt wird. Zudem erwarten die Mediziner und Pflegekräfte, dass die medizinische und technische Unterstützung durch deutschsprachige Mitarbeiter gewährleistet wird.

- Im Krankenhaus muss eine große Palette von Gütern eingekauft werden (Lebensmittel, Arzneimittel, Verbandsmaterial, Hilfsmittel, Medizintechnik, Implantate, Energie usw.). Die Einkaufsabteilung kann innerhalb dieser vielfältigen Warengruppen das notwendige Wissen nicht alleine aufbauen bzw. auf dem aktuellen Stand halten. Dies ist nur unter Einbezug der Mediziner und Pflegekräfte möglich.

- Innovationen, insbesondere in der Medizintechnik, sind häufig mit sehr hohen Preisen verbunden. Beurteilt werden muss, ob der medizinische Fortschritt in Bezug auf die erzielbaren Erlöse finanziert werden kann.

- Von Seiten der Industrie wird oftmals versucht, ihren Gütern oder Geräten Alleinstellungsmerkmale zuzuschreiben, die für eine gute Behandlung entscheidend sind. Die Beurteilung dieser Eigenschaften erfordert ein sehr spezifisches Fachwissen, welches der Einkauf in Zusammenarbeit mit den Verwendern aufbauen muss. Nur so können echte Produktvorteile von Scheinmehrwerten abgegrenzt werden.

11.3 Ist-Zustand im Krankenhauseinkauf

Viele Krankenhäuser weisen folgende Schwachstellen im Einkauf auf:
1. Es werden zu viele unterschiedliche Artikel eingekauft (z. B. 15 verschiedene Modelle von Handschuhen).
2. Zu viele Lieferanten beliefern das Krankenhaus.
3. Bestellungen laufen unsystematisch ab, sodass zu viele Mitarbeiter daran beteiligt sind.
4. Die Bestellhäufigkeit ist zu hoch und die Bestellmengen sind zu gering.
5. Der Einkaufspreis wird als dominierende Entscheidungsgröße verwendet, der Blick auf die gesamten Kosten, die ein Produkt verursacht, unterbleibt vielfach.
6. Es fehlt an Überblick über die vorhandenen Güter in den einzelnen Lagern.

Beispiel: In der Speisenversorgung sollte versucht werden, mit maximal 10 Lieferanten auszukommen. In der Praxis findet man jedoch oftmals mehr als 50 Lieferanten.

Nachfolgende Zahlen verdeutlichen die oben aufgelisteten Problemfelder nochmals (vgl. Schlüchtermann 2013, S. 130 f.):

Im Durchschnitt hat ein Krankenhaus in Deutschland 250 Lieferanten, einige haben sogar 500 und mehr. Die Zahl der Artikel beläuft sich auf bis zu 100 000. An einer Bestellung sind teilweise bis zu neun Mitarbeiter beteiligt. Selbst in kleineren Krankenhäusern werden jährlich 30 000 bis 40 000 Bestellanforderungen generiert, die zu 5000 bis 6000 Bestellungen führen. Die täglichen Anlieferungen belaufen sich auf 10 in kleinen und 50 in großen Kliniken.

Der Gesamtüberblick über die Kosten, die ein Produkt insgesamt verursacht, fehlt in der Regel. Gekauft wird das, was einen günstigen Preis verspricht und die Qualitätsanforderungen erfüllt. Folgekosten (z. B. Wartung) oder Entsorgungskosten bleiben bei der Betrachtung außen vor.

Ein spezifisches Problem stellt zudem die Lagerhaltung dar. Es fehlt ein Gesamtüberblick, auf welcher Station welche Güter bzw. Materialien vorhanden sind. So kann es sein, dass eine Station Güter nachbestellt, während auf der anderen Station übermäßig viele dieser Güter vorhanden sind und ggf. sogar verfallen.

Zur Verbesserung des Einkaufs bietet es sich in einem ersten Schritt an, eine Bestandsanalyse durchzuführen. Diese umfasst folgende Fragestellungen:

- Welches Produkt wird wann, wo, in welcher Menge und in welcher Qualität benötigt?
- Wie funktioniert der Einkauf derzeit im Haus (Zuständigkeiten, Abläufe)?
- Welche Kenntnisse und Fähigkeiten bringen die Mitarbeiter mit, welche technischen Mittel nutzen sie für die Beschaffung?
- Welche Produkte werden tatsächlich eingekauft, bei wem werden diese gekauft und zu welchen Konditionen?

Auf Basis dieser Fragestellungen können Krankenhäuser ihre individuellen Stärken und Schwächen identifizieren und daraus Verbesserungspotenziale ableiten.

Besondere Bedeutung für den Einkauf haben Medizinprodukte bzw. der medizinische Bedarf, da diese Bereiche für einen Großteil des gesamten Einkaufsvolumens im Krankenhaus verantwortlich sind.

Hierzu gehören (vgl. Hellmann et al. 2009, S. 54):

- Medizintechnik (z. B. Ultraschallgeräte, Röntgengeräte)
- Spezielle Medikalprodukte (z. B. Herzschrittmacher, Herzklappen, Katheter)
- Einfache Medikalprodukte (z. B. Verbandsmaterial, Spritzen)

11.4 Organisation des Einkaufs

11.4.1 Operativer und strategischer Einkauf

Krankenhäuser müssen überlegen, wie sie den Einkauf in die Organisation eingliedern. Die Einkaufsabteilung wird innerhalb eines traditionellen kollegialen Dreiergremiums – bestehend aus Ärztlichem Direktor, Pflegedienstleitung und Kaufmännischem Direktor – dem kaufmännischen Segment bzw. bei Vorhandensein eines Klinikvorstands dem (kaufmännischen) Geschäftsführer/Vorstand zugeordnet. Innerhalb der Abteilung ist es denkbar, den Einkauf nochmals in die Bereiche »operativer Einkauf«, »strategischer Einkauf« und »Investitionen« aufzuteilen.

Der strategische Einkauf arbeitet konzeptionell und gestaltet den Prozess der Beschaffung. Zu seinen Hauptaufgaben gehören unter anderem:

- Beschaffungsmarktforschung (z. B. Welche Anbieter gibt es? Gibt es Substitutionsprodukte? Gibt es Neuentwicklungen?)
- Lieferantenmanagement (Auswahl von Lieferanten, Verhandlung und Abschluss von Rahmenverträgen, Überwachung der Vereinbarungen mit Lieferanten, Lieferantenbewertung, Bündelung der Nachfrage bei Lieferanten)
- Festlegung der Vergabestrategie
- Standardisierung
- Konsignationslagervereinbarungen
- Entscheidungen über Kooperationen (z. B. Einkaufsgemeinschaften)
- Make-or-buy-Entscheidungen
- Demand Management (gezielte Steuerung von Menge und Art der angeforderten Güter durch die Verwender mithilfe von Information und Beratung)

Der operative Einkauf ist für die Ausführung der Einkaufstätigkeiten verantwortlich. Folgende Aufgaben fallen in seinen Zuständigkeitsbereich:

- Abwicklung von Bestellungen
- Sicherstellung der Warenverfügbarkeit
- Lagerverwaltung und Lagerüberwachung

- Verwaltung von Preisen und Konditionen
- Prüfen und Vergleichen von Angeboten

Für die konkrete Ausgestaltung des operativen Einkaufs bieten sich zwei Varianten an. Einerseits können für Abteilungen feste Ansprechpartner benannt werden, die für alle Bedarfe zuständig sind. Dies hat den Vorteil, dass die Kommunikation zwischen dem Einkauf und den Abteilungen verbessert werden kann. Allerdings kann das warengruppenspezifische Wissen bei dieser Organisationsform niemals so ausgeprägt sein, wie wenn Einkäufer sich auf bestimmte Warengruppen spezialisieren. Andererseits können für Warengruppen jeweils Warengruppenverantwortliche benannt werden, die im Falle eines Bedarfs anzusprechen sind. Diese weisen folglich ein höheres Produktwissen und eine bessere Marktübersicht in den spezifischen Bereichen auf. Nachteilig ist allerdings, dass die Fachabteilungen dann mehrere Ansprechpartner haben und so die Kommunikation erschwert wird.

Kernaufgabe des Investitionsmanagements ist die Planung von Investitionen ab definierten Größenordnungen (z. B. 10000 €). Der Fachbereich berät bei Investitionsvorhaben und ist für die Vertragsabwicklung inklusive der Wartungsverträge zuständig. Ferner fällt die Investitionsplanung in das Aufgabengebiet dieses Bereichs.

11.4.2 Sourcing-Strategien

Nach der Anzahl der Bezugsquellen eines Produkts lässt sich zwischen Multiple (Mehrquellenbeschaffung), Dual (Doppelquellenbeschaffung) und Single Sourcing (Einzelquellenbeschaffung) differenzieren.

Beim *Single Sourcing* bezieht man ein bestimmtes Produkt ausschließlich von einem Lieferanten, zumeist auf Basis von langfristigen Rahmenverträgen. Die Lieferung erfolgt in kleinen Losen, teilweise sogar direkt an den Verbrauchsort. Zwischen dem Krankenhaus und dem Lieferanten baut sich durch die enge Anbindung eine vertrauensbasierte, partnerschaftliche Beziehung auf, die als Grundlage für eine weitere noch engere Lieferantenpartnerschaft dienen kann. Nachteilig ist die starke Abhängigkeit von dem Lieferanten, die insbesondere im Falle eines Lieferausfalls problematisch werden kann. Ferner besteht das Risiko von Qualitätsproblemen, ein Entgegenwirken durch einen schnellen Umstieg auf ein Konkurrenzprodukt ist nicht unmittelbar möglich. Insbesondere bei langfristigen Beziehungen besteht überdies die Gefahr, dass Preise nicht mehr kritisch hinterfragt und so überteuerte Preise bezahlt werden.

Entgegensteuern kann man den genannten Problemen, indem ein zweiter Lieferant (*Dual Sourcing*) gehalten wird, der bei Problemen einspringt.

Wird bei mehreren Lieferanten ein bestimmtes Produkt bezogen, spricht man von *Multiple Sourcing*. Idee der Mehrquellenbeschaffung ist die Initiierung eines Preiswettbewerbs zwischen den Anbietern, um den für das Krankenhaus jeweils besten Preis erzielen zu können. Abhängigkeiten von einem Lieferanten entstehen dabei nicht, ebenso ist man gegen Lieferschwierigkeiten gut gerüstet. Es darf jedoch nicht verkannt werden, dass die Mehrquellenbeschaffung mit einem großen Prozessaufwand einhergeht. Die Vertragsbeziehung ist zumeist kurz, die Lieferung erfolgt im Regelfall in größeren Mengen an ein Zentrallager. Bei Betrachtung der Gesamtkosten kann sich bei dieser Form der Beschaffung daher ein auf den ersten Blick günstiger Preis bei Berücksichtigung der Prozesskosten als ungünstig erweisen. Zudem ist das Multiple Sourcing nur für Güter geeignet, die leicht untereinander austauschbar sind. Unterscheiden sich die Güter hinsichtlich ihrer Beschaffenheit oder Qualität, ist eine Mehrquellenbeschaffung nicht möglich, da die Produkte nicht miteinander vergleichbar sind.

Gibt es nur einen Anbieter, von dem man das Produkt beziehen muss, bezeichnet man dies als *Sole Sourcing* (Monopolbeschaffung).

Beim Beschaffungsobjekt lässt sich eine Untergliederung in die Einzelteil- (*Unit Sourcing*), Modul- (*Modular Sourcing*) und Systembeschaffung (*System Sourcing*) vornehmen. Vorkonfektionierte OP-Sets, in denen diverse für eine bestimmte Operation notwendige Materialien zusammengefasst sind, stellen ein Beispiel für eine Modulbeschaffung im Krankenhaus dar. Ist die bezogene Leistung ein komplettes funktionales System, spricht man vom System Sourcing (z. B. komplette MIC-Türme; MIC steht für minimal-invasive Chirurgie). Modular Sourcing sowie System Sourcing reduzieren den Aufwand des Krankenhauses hinsichtlich der Zusammenstellung der benötigten Einzelteile. Bei Systemlösungen sind zudem die Einzelteile aufeinander abgestimmt. Störungen, die durch die Nichtkompatibilität von durch die Klinik eigenständig zu einem System zusammengefassten Einzelteilen unterschiedlicher Hersteller entstehen können, werden durch fertige Systemlösungen vermieden. Nachteilig ist die höhere Abhängigkeit von dem Anbieter, da nur noch der Modul- oder Systemlieferant dem Krankenhaus als Vertragspartner gegenübersteht.

Je nachdem, von wo das Krankenhaus seine Produkte bezieht, liegt ein *Local* (lokal), *Domestic* (innerhalb des eigenen Landes) oder *Global Sourcing* (international) vor. Die führenden Anbieter im Bereich der Medizinprodukte und der Medizintechnik unterhalten im Regelfall in Deutschland eigene Niederlassungen, sodass der Einkauf in diesem Bereich innerhalb des eigenen Landes erfolgen kann. Auch bei allen anderen Produkten findet sich im Krankenhaus nur in Ausnahmefällen ein internationaler Bezug. Relevant ist zum Teil der lokale Einkauf, wenn dieser aus regionalpolitischen Beweggründen einem überregionalen Einkauf vorgezogen wird. Kaufkraft kann so in der Region gehalten werden (z. B. Beauftragung von regionalen Handwerkern). Zudem kann ein regionaler Einkauf auch aus Imagegründen vorgenommen werden.

Beschaffungsentscheidungen können von einer einzelnen Person (*Individual Sourcing*) getroffen werden, oder von mehreren Personen (*Cooperative Sourcing*). In der Praxis ist ein klarer Trend zu kooperativen Gremienentscheidungen zu erkennen, um die Beschaffung zu professionalisieren. Verschiedene Sichtweisen können so in die Entscheidungen einbezogen werden, zudem können ungewollte Vorteilsnahmen einzelner Mitarbeiter besser vermieden werden.

11.4.3 Definition qualitativer Anforderungen

Eine Kernfrage bei der Beschaffung ist die Festlegung qualitativer Anforderungen, die an die zu beschaffenden Produkte zu stellen sind. Ohne das Wissen und die Erfahrung der Anwender wird eine Beantwortung dieser Fragestellung vielfach nicht erfolgen können. Insbesondere im Zusammenhang mit der medizinischen Behandlung sind Ärzte immer mehr gefordert, Produkte hinsichtlich ihres tatsächlichen Nutzens zu hinterfragen. Gute Qualität muss von Scheininnovationen der Industrie abgegrenzt werden, bestehende qualitative Vorteile sollten nicht zu ausufernden Beschaffungspreisen führen.

Qualitätskriterien werden durch die Anwender definiert. Aufgabe des Einkaufs ist es dann, Alternativen verschiedener Anbieter ausfindig zu machen, die diese Anforderungen erfüllen. Generelles Ziel ist es, eine Balance zwischen medizinischem Fachwissen und Wirtschaftlichkeit anzustreben. Bei medizinischen Kernprodukten (z. B. medizinisches Verbrauchsmaterial) sowie strategischen Produkten (bspw. Implantate) fällt der Abstimmungsprozess mit den Verwendern deutlich umfangreicher aus, als bei einfachen Produkten (z. B. nichtmedizinische Standardprodukte wie Bürobedarf).

Für einzelne Produkte (z. B. Implantate) bietet es sich an, Warengruppen zu bilden und für diese Warengruppenmanager verantwortlich zu machen. Der Warengruppenmanager führt umfassende Analysen des Markts durch, um über Neuentwicklungen, bestehende Substitutionsgüter und Veränderungen bei Preisen und Konditionen der Anbieter ständig im Bilde zu sein.

11.4.4 Standardisierung

Die Reduktion der Produktvielfalt ist eine der wichtigsten Bemühungen, die im Einkauf als Erstes voranzutreiben sind. Eine geringe Anzahl an Artikeln bietet folgende Vorteile:

- Weniger Bestellvorgänge
- Weniger Anlieferungen, die angenommen und überprüft werden müssen
- Geringere Anzahl an Rechnungen
- Sinkende Fehleranfälligkeit im Bestellprozess
- Preisvorteile (Produktpreise, Prozesskosten)

Standardisierung kann niemals gegen, sondern immer nur mit den Verwendern umgesetzt werden. Professionelle Entscheidungen, die die Kompetenzen sowohl der Verwender- als auch der Einkäuferseite mit einbeziehen, stellen die Basis für erfolgreiche Standardisierungsbemühungen dar. Beispiele sind Medikalprodukte-Kommissionen analog zur Arzneimittelkommission oder die bei privaten Klinikbetreibern häufig eingesetzten medizinischen Fachgruppen (Medical Board). Diese bestehen in der Regel klinikübergreifend aus den Chefärzten der jeweiligen fachlichen Disziplin aus den Kliniken, dem zuständigen Fachgruppenleiter des Einkaufs sowie einem Mitglied der Geschäftsführung.

Mithilfe der Standardisierung wird nicht nur eine Reduktion der Artikelzahl erreicht werden, eine unmittelbare Folge ist auch eine Abnahme der Lieferantenzahl. Einkaufsvolumina lassen sich dadurch besser bündeln, sodass bessere Konditionen mit den Lieferanten ausgehandelt werden können.

11.4.5 Dienstleistungseinkauf

Innerhalb des strategischen Einkaufs sollten sämtliche Leistungen und Prozesse dahingehend hinterfragt werden, welche Bedeutung sie für das Haus haben, um Bereiche identifizieren zu können, welche sich möglicherweise extern bzw. durch Externe erstellen lassen (Make-or-buy-Entscheidungen). Wie bereits im Kapitel 9 kurz angesprochen, bietet die Fremdvergabe die Möglichkeit, sich auf seine eigenen Kernkompetenzen konzentrieren zu können. Ferner kann eine Fremdvergabe infrage kommen, wenn im eigenen Haus unzureichende Ressourcen zur Erstellung vorhanden sind (z. B. fehlendes Know-how beim zur Verfügung stehenden Personal) oder umfangreiche Investitionen getätigt werden müssten, um die Eigenerstellung weiter betreiben zu können (z. B. zahlreiche kostenintensive Geräte in der Küche müssten ersetzt werden). Gängige Bereiche für Make-or-buy-Entscheidungen im Krankenhaus sind bspw.:

- Speisenversorgung
- Reinigung
- Wäscherei
- Labor
- Apotheke
- Gebäudemanagement
- Lohn- und Gehaltsabrechnung

Bei der Entscheidung über Fremdvergabe spielen Kostengesichtspunkte eine zentrale Rolle. In der Praxis wird jedoch häufig der Fehler begangen, dass maßgebliche Kostenbestandteile nicht mit in die Betrachtung einbezogen werden und es daher zu Fehlabschätzungen der tatsächlich anfallenden Kosten kommt. Bei der Reinigung darf etwa nicht übersehen werden, dass auch bei einer Fremdvergabe nach wie vor Personalkosten für die Kontrolle der externen Dienstleistung anfallen. Genauso müssen die zu reinigenden Flächen sowie die Reinigungshäufigkeit exakt bestimmt werden, damit nicht später weitere Stunden in Rechnung gestellt werden. Zusatzkosten entstehen, wenn im mit dem Dienstleister geschlossenen Vertrag zu reinigende Flächen übersehen, falsche Maße angegeben oder unzureichende Reinigungsintervalle vereinbart wurden.

Neben den Kosten ist die Qualität genauestens zu prüfen, um nicht später mit Kundenbeschwerden (z. B. wegen geschmacklich schlechtem Essen) oder Beschwerden der Mitarbeiter (bspw. wegen Falschlieferungen aus einer externen Apotheke) konfrontiert zu werden. Auch in diesem Punkt kann eine mangelnde Qualität später zu höheren Kosten führen, etwa wenn zahlreiche Wäschestücke reklamiert werden müssen, da diese mangelhaft sind (z. B. Löcher in der Wäsche). Kalkuliert man die im Zusammenhang mit der Reklamation entstehenden Prozesskosten mit ein, so kann eine vermeintlich günstigere externe Versorgung bei exakter Betrachtung wirtschaftlich ungünstiger sein.

Fremdvergabe geht immer mit einer Reduktion an eigener Kompetenz einher. Dies erschwert eine möglicherweise später beabsichtigte Wiedereingliederung extern vergebener Leistungen in den Betrieb, da das fachliche Wissen erst wieder aufgebaut werden muss.

Nachfolgend soll am Beispiel der Apotheke die wirtschaftliche Seite einer Make-or-buy-Entscheidung in seiner Grundstruktur dargestellt werden.

Für die Versorgung eines Krankenhauses mit Arzneimitteln bestehen zwei Optionen. Das Krankenhaus kann eine eigene Apotheke vorhalten oder sich von einer externen Apotheke (z. B. Krankenhausapotheke einer anderen Klinik) beliefern lassen. Eine eigene Apotheke hat eine höhere Flexibilität sowie eine bessere Kontrollierbarkeit als Vorteile. Zudem können ggf. zusätzliche Erträge bei der Mitversorgung anderer Häuser erwirtschaftet werden. Demgegenüber bietet eine externe Versorgung die Chance zur spürbaren Kostenreduktion sowie zu einer Minimierung der Kapitalbindung. Das Krankenhaus kann sich auf seine Kernkompetenzen konzentrieren und zudem bei Unzufriedenheit den Versorger wechseln.

Kliniken stehen folglich vor der Frage, inwieweit es sinnvoll ist, eine eigene Apotheke zu betreiben oder sich extern beliefern zu lassen. Generell führt eine eigene Apotheke im Fixkostenbereich zu Personalkosten, Raumkosten und Ausstattungskosten.

Beispiel: Ein Krankenhaus mit im Schnitt 400 ausgelasteten Betten möchte einen Wirtschaftlichkeitsvergleich zwischen Eigenversorgung und Fremdbezug vornehmen. Zunächst werden die aktuellen Kosten der Eigenversorgung ermittelt.

Personalkosten			
Bezeichnung	**VK**	**Kosten je VK**	**Gesamtkosten**
Apotheker	2,0	60 000 €	120 000 €
Pharmazeutisch-technischer Assistent	1,5	40 000 €	60 000 €
Pharmazeutisch-kaufmännischer Angestellter	1,0	30 000 €	30 000 €
Sonstige Mitarbeiter	0,5	25 000 €	12 500 €
Summe			**222 500 €**

Betriebskosten	
Raumkosten inkl. Nebenkosten	25 000 €
Schwund und Verfall	12 500 €
Kapitalbindungskosten	12 500 €
Sonstige Kosten (z. B. Dienstkleidung, Büromaterial)	25 000 €
Summe	**75 000 €**

Die Gesamtkosten der eigenen Apotheke belaufen sich somit auf 297 500 €.

Beispiel: Als Richtwert für die Versorgung durch eine externe Apotheke können ca. 10 % des Umsatzes mit Fertigarzneimitteln angesetzt werden, als besonders kritisch sind Werte von 15 % und mehr an Gesamtkosten der Apotheke in Relation zu dem Umsatz mit Fertigarzneimitteln anzusehen (vgl. Bundesverband Materialwirtschaft, Einkauf und Logistik e. V. 2012, S. 31).

Belaufen sich die Kosten für Arzneimittel in dem betreffenden Haus bspw. auf 1,95 Mio. €, so beträgt der Richtwert 195 000 € sowie die kritische Schwelle 292 500 €. Aus ökonomischer Sicht ist daher zu prüfen, ob nicht auf einen Fremdbezug umgestellt werden sollte.

Abschließend sei darauf hingewiesen, dass obiges Beispiel nur die Wirtschaftlichkeit der Apotheke beleuchtet, Aspekte wie die strategische Ausrichtung des Hauses oder der Wunsch nach besonders kurzen Reaktionszeiten und einem Höchstmaß an Flexibilität wurden nicht berücksichtigt und können in der Praxis dazu führen, dass ein bestimmtes Maß an höheren Kosten bei der Eigenversorgung in Kauf genommen wird. Sollen quantitative und qualitative Merkmale in den Entscheidungsprozess einbezogen werden, empfiehlt sich die Anwendung einer Nutzwertanalyse, deren Vorgehen in Kapitel 9.4.1 bereits dargestellt wurde.

11.4.6 Capitation-Vergütung

Capitation-Vergütung bedeutet, dass das Krankenhaus sich bestimmte Güter nicht selbst anschafft, sondern für jeden einzelnen Einsatz bezahlt. Kosten entstehen daher nur dann, wenn das Krankenhaus auch tatsächlich eine Leistung erbringt. Im Regelfall werden jedoch bestimmte Mindestmengen des Einsatzes mit dem Vertragspartner vereinbart, damit das Mengenrisiko nicht einseitig auf den Lieferanten verlagert wird. Selbst bei Mindestmengen wird jedoch ein Teil des Mengenrisikos, welches bei einem Eigenkauf komplett das Krankenhaus trägt, auf den Lieferanten abgewälzt.

Beispiel: Ein Krankenhaus benötigt für die Versorgung seiner Patienten 12 Schmerzpumpen, die jeweils 2500 € Anschaffungskosten verursachen. Der Hersteller bietet eine 5-jährige Garantie, zudem werden für 5 Jahre alle Kundendienstkosten übernommen. Insgesamt werden 750 Patienten pro Jahr mit den Pumpen versorgt. Je Patient wird für die Benutzung der Pumpe ein eigenes Set benötigt, welches 13,80 € kostet. Dem Krankenhaus wird vom Hersteller angeboten, dass dieser die Pumpen kostenfrei zur Verfügung stellt (Ersatzteile, Ersatzgeräte, Kundendienst etc. übernimmt der Hersteller) und dafür pro Patient 18,70 € (inkl. Set) in Rechnung gestellt werden. Das Krankenhaus geht von einem internen Kalkulationszinssatz von 5 % p .a. aus und möchte wissen, welche Variante kostengünstiger ist. Die Schmerzpumpen haben eine voraussichtliche Nutzungsdauer von 5 Jahren und danach keinen Restwert mehr.

Zur Lösung des Beispiels müssen die Kapitalwerte beider Optionen verglichen werden. Bei dieser Methode werden alle Zahlungsströme mithilfe des Kalkulationszinssatzes auf den Zeitpunkt der Anschaffungsauszahlung abgezinst. Zur Vereinfachung wird unterstellt, dass sämtliche Zahlungen immer am Jahresende erfolgen.

Kapitalwertberechnung		
Jahr	Eigenkauf	Zahlung je Anwendung
0	$12 \times -2500\,€ = -30\,000\,€$	$0\,€$
1	$(750 \times -13,80\,€)\,/\,1,05 = -9857,14\,€$	$(750 \times -18,70\,€)\,/\,1,05 = -13\,357,14\,€$
2	$(750 \times -13,80\,€)\,/\,1,05^2 = -9387,76\,€$	$(750 \times -18,70\,€)\,/\,1,05^2 = -12\,721,09\,€$
3	$(750 \times -13,80\,€)\,/\,1,05^3 = -8940,72\,€$	$(750 \times -18,70\,€)\,/\,1,05^3 = -12\,115,32\,€$
4	$(750 \times -13,80\,€)\,/\,1,05^4 = -8514,97\,€$	$(750 \times -18,70\,€)\,/\,1,05^4 = -11\,538,40\,€$
5	$(750 \times -13,80\,€)\,/\,1,05^5 = -8109,50\,€$	$(750 \times -18,70\,€)\,/\,1,05^5 = -10\,988,95\,€$
Summe	$-74\,810,09\,€$	$-60\,720,90\,€$

Die Berechnung zeigt, dass die Kaufvariante insgesamt deutlich teurer ist als die Variante der Bezahlung nach Einsatz. Sollten bei den Varianten weitere Kosten anfallen (z. B. Wartungskosten sind beim Eigenerwerb durch das Krankenhaus selbst zu tragen), so sind diese jeweils im Jahr des Anfallens als zusätzliche Kosten zu erfassen.

11.4.7 Warenannahme

Eingehende Ware ist möglichst umgehend zu prüfen. Bestandteile der Eingangsprüfung sind in Abhängigkeit von den zu prüfenden Gütern unter anderem:

- Lieferanschrift (Ist die Ware überhaupt für das Krankenhaus bestimmt?)
- Ist die Ware äußerlich unversehrt?
- Wurde die richtige Ware in der richtigen Menge gemäß Bestellung geliefert? Stimmt der Lieferschein mit der Lieferung überein?
- Liegen, sofern erforderlich, die notwendigen Informationen bei (z. B. Anleitungen)?
- Hat die Ware ein noch ausreichendes Mindesthaltbarkeitsdatum?
- Ist die Temperatur der Ware angemessen?

11.4.8 Lagerhaltung

Lagerhaltung soll vor Unsicherheit schützen. Im Krankenhaus lässt sich die Nachfrage im Voraus nicht genau bestimmen, sodass ein Sicherheitsbestand notwendig ist, um Fehlmengen zu vermeiden. Die Folgen von fehlenden Gütern sind im Krankenhaus besonders schlimm (z. B. Patient kann nicht versorgt werden und erleidet dadurch einen irreversiblen Schaden), deshalb müssen Fehlmengen so weit wie möglich vermieden werden. Ein Sicherheitsbestand bietet zudem einen Puffer gegen Lieferschwierigkeiten oder Lieferverzögerungen seitens des Lieferanten.

Für eine Lagerhaltung sprechen zudem Vorteile beim Einkauf: Es können größere Mengen abgenommen und damit bessere Konditionen verhandelt werden. Auf den ersten Blick erscheint dies einleuchtend, dennoch kann mit Lieferanten auch die Abnahme höherer Mengen vereinbart werden, ohne dass die komplette Stückzahl sofort abgenommen werden muss. Der Abruf kann dann in kleinen Losen erfolgen, eine ausufernde Lagerhaltung ist deshalb nicht notwendig.

Ein drittes Motiv für Lagerhaltung kann Spekulation sein. Rechnet man mit stark steigenden Preisen, so kann es sinnvoll sein, sich noch zu »alten« Preisen einen Vorrat anzulegen. Da umfangreiche Preissteigerungen im Krankenhaus nicht die Regel sind, wird eine Bevorratung aus Spekulationsgründen in der Praxis nur in Ausnahmefällen vorkommen.

Andererseits kostet Lagerhaltung Geld, sodass versucht werden muss, diese möglichst auf ein Minimum zu reduzieren. Kosten, die mit der Lagerhaltung in Verbindung stehen, sind unter anderem:

- Personalkosten für Lagermitarbeiter
- Kosten für die Lagerräume (Lagereinrichtung, Raumkosten, Reinigung, Energiekosten etc.)
- Kosten für gebundenes Kapital
- Verderb, Veraltern, Schwund
- Ggf. höhere Versicherungskosten

Im Krankenhaus führt jede Station ein eigenes kleines dezentrales Lager für Artikel des täglichen medizinischen und pflegerischen Bedarfs. Die Belieferung erfolgt im Regelfall aus einem gemeinsamen zentralen Sachmittellager der Klinik. Darüber hinaus bestehen für den Wirtschaftsbedarf (z. B. Lebensmittel, Reinigungsmittel, Hygieneartikel, Büromaterial) häufig noch separate Lager oder es wird vom Lieferanten vorkommissioniert direkt an die Bedarfsstellen (z. B. Stationen) geliefert.

Die Lagerhaltung hat nach vier Grundsätzen zu erfolgen:

- Ordnungsgemäße Lagerung: Die Güter sollten ordentlich aufgestellt sein, sodass ein Verbrauch in der vorgesehenen Reihenfolge erfolgen kann (z. B. nach Haltbarkeitsdatum).
- Artgemäße Lagerung: Die Güter müssen bedingungsgemäß gelagert werden, bestimmte Impfstoffe müssen bspw. im Kühlschrank aufbewahrt werden.
- Sichere Lagerung: Gesetzliche Bestimmungen sind einzuhalten, die Produkte müssen vor dem Zugriff Unberechtigter geschützt werden (z. B. Betäubungsmittel).
- Übersichtliche Lagerung: Die Artikel sollten so sortiert sein, dass eine leichte Auffindbarkeit gewährleistet ist.

Auch im Krankenhaus werden inzwischen neuere Formen der Lagerhaltung, die man aus der Industrie seit Längerem kennt, eingesetzt. Exemplarisch werden nachfolgend das Konsignationslager, das Lieferanten-Logistik-Zentrum, die Modulschrankversorgung sowie die Just-in-time-Belieferung dargestellt.

Unter einem *Konsignationslager* versteht man Warenbestände, die im Krankenhaus lagern, aber weiter im Eigentum des Lieferanten bleiben. Erst wenn ein Artikel entnommen wird, muss das Krankenhaus das entnommene Gut bezahlen. Für das Krankenhaus entfallen auf diese Art und Weise die Kapitalbindungskosten, zudem wird das Verfallsrisiko auf den Lieferanten übertragen. Gut geeignet sind Konsignationslager für hochpreisige Artikel mit hoher Variantenvielfalt (z. B. Implantate). Die Einrichtung von Konsignationslagern ändert den Anreiz für den Lieferanten dahingehend, dass dieser nicht mehr daran interessiert ist, der Klinik möglichst viele Güter zu liefern, sondern das Haus mengenmäßig möglichst genau bedienen will. Trotz allem müssen sich Krankenhäuser bewusst sein, dass die Industrie nichts zu verschenken hat, sich also den Service eines Konsignationslagers durch Einkalkulieren in die Produktpreise bezahlen lässt. Preisvorteile bezogen auf den Stückpreis lassen sich durch diese Form der Lagerhaltung selten realisieren. Einsparungen ergeben sich im Regelfall dann, wenn die gesamten Kosten (Kosten der Kapitalbindung, Verfallskosten etc.) mit in die Betrachtung einbezogen werden. Bevor Konsignationslager eingerichtet werden, sollten daher Wirtschaftlichkeitsberechnungen, die alle Kostenbestandteile umfassen, angestellt werden.

Eine Weiterentwicklung von Konsignationslagern stellt das *Vendor Managed Inventory (VMI)* dar, bei dem der Lieferant zusätzlich die Verantwortung für die Bestände übernimmt. Der Lieferant bestimmt folglich Bestellmengen sowie Bestellzeitpunkte und damit den Lagerbestand des Krankenhauses. Zur Umsetzung benötigt der Lieferant Informationen über die voraussichtlichen Verbrauchsmengen. Durch die Abgabe sämtlicher logistischer Dispositionsaufgaben an den Lieferanten kann das Krankenhaus Prozesskosten einsparen.

Als *Lieferanten-Logistik-Zentrum* wird ein gemeinsames Lager mehrerer Lieferanten bezeichnet. Aus diesem Lager wird das Krankenhaus beliefert. Der Normalfall stellt sich derzeit so dar, dass jeder Hersteller viele Krankenhäuser beliefert und andererseits jedes Krankenhaus täglich eine Vielzahl von Lieferungen von verschiedenen Zulieferern erhält. Mithilfe des »Ein-Lager-Prinzips« eines Lieferanten-Logistik-Zentrums erfolgt eine deutliche Vereinfachung der Situation. Mehrere Lieferanten liefern das Zentrum großvolumig an, um dort die Waren zwischenzulagern. Im Zentrum werden die Bestellungen eines Krankenhauses bei verschiedenen Lieferanten zu einer Sendung zusammengefasst und im Anschluss als eine Gesamtlieferung an die Klinik geliefert. Das Zentrum muss sich in einer kurzen Entfernung zum Krankenhaus befinden, sodass auch eine kurzfristige Belieferung problemlos möglich ist. Lieferanten-Logistik-Zentren sind nur sinnvoll, wenn daraus mehrere Kliniken bedient werden. Einerseits können sich diverse Kliniken einer Region freiwillig zusammenschließen, andererseits ist diese Form für Klinikkonzerne geeignet, die regional mehrere Einrichtungen betreiben. Der Betrieb des Logistik-Zentrums kann entweder durch die Beteiligten selbst übernommen oder an einen externen Dienstleister übergeben werden.

Das *Modulschranksystem* ist ein System zur Steuerung des Materialnachschubs nach dem Pull-Prinzip, mit dem Ziel, die Bevorratung möglichst gering zu halten. Es ist grundsätzlich für alle Güter denkbar, für die Vorräte gehalten werden. In der Praxis hat es bei der Versorgung von Stationen mit Arzneimitteln und Medikalprodukten die höchste Bedeutung. Abbildung 11.2 stellt das Grundprinzip eines Modulschranksystems grafisch dar.

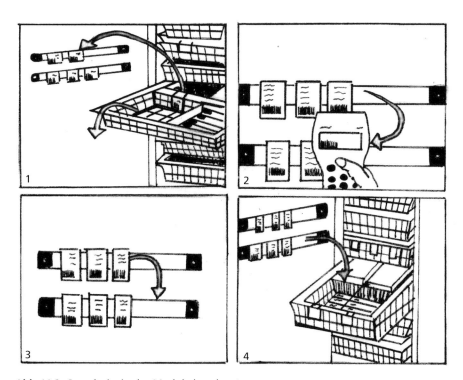

Abb. 11.2: Grundprinzip des Modulschranksystems

1. Modulschränke bestehen aus einem Entnahmefach und einem dahinterliegenden Reservefach. Sobald der letzte Artikel aus dem Entnahmefach entnommen wird, wird das Etikett, welches sich auf dem Reservefach befindet, auf die Bestellleiste gesteckt (»zu bestellen«, obere Leiste). Zudem wird der Bestand des Reservefachs in das Entnahmefach überführt.
2. Ein Versorgungsassistent besucht die Station in festgelegten Abständen, scannt das Etikett an der oberen Bestellleiste ein und löst somit eine Bestellung des Artikels aus.
3. Im dritten Schritt nimmt er das Etikett von der oberen Leiste und steckt es an die untere Leiste (»bestellt«). Damit ist ersichtlich, dass die Bestellung getätigt wurde.
4. Der Versorgungsassistent füllt bei Eingang der Lieferung die Fächer des Modulschranks auf. Es ist darauf zu achten, dass mit den »frischen« Artikeln zu-

nächst das Reservefach aufgefüllt wird. Die weiteren Produkte werden hinter den noch vorhandenen Gütern im Entnahmefach positioniert. Auf diese Art kann sichergestellt werden, dass Artikel nach First-in-first-out-Prinzip entnommen werden, sodass das Verfallsrisiko minimiert wird. Als letzter Schritt nimmt der Versorgungsassistent das Etikett von der unteren Leiste (»bestellt«) und befestigt es wieder am Reservefach.

Die Aufgaben des Versorgungsassistenten kann auch ein externer Dienstleister übernehmen. Zumeist wird der Service nur auf einen Anbieter übertragen, da zu viele Beteiligte zu Störungen des Betriebsablaufs vor allem auf Stationen sorgen können und zudem untereinander koordiniert werden müssten. Diese Form der Bestückung trägt weiterhin zu einer Reduktion der Lagerbestände im zentralen Lager des Krankenhauses bei, da der externe Dienstleister die Produkte direkt auf die Station liefert.

Mit einem Modulschranksystem wird eine optimale Verfügbarkeit von Materialien auf den Stationen gewährleistet, gleichzeitig besteht für das Krankenhaus ein besserer Überblick über die vorhandenen Produkte im Gesamthaus. Intransparente Lagerhaltung auf den Stationen kann somit reduziert werden. Fehlmengen treten nur dann auf, wenn es zu außergewöhnlichen Lieferengpässen oder zu temporär stark erhöhtem Verbrauch kommt, der durch das Reservefach nicht abgedeckt wird. Das implizit eingebaute First-in-first-out-System beugt dem Verfall von Produkten vor. Der Einsatz von Versorgungsassistenten oder eines externen Dienstleisters entlastet das pflegerische Personal von patientenfernen Tätigkeiten. Nachteilig an dem System sind die Einführungskosten. Modulschränke müssen angeschafft bzw. bestehende Schränke umgerüstet werden, zudem gilt es die technischen Voraussetzungen (Scanner etc.) zu schaffen.

Eine technische Weiterentwicklung des Modulschranksystems stellen elektronische Versorgungsschränke dar. Die Schränke beinhalten Fächer oder Laden, in denen jeweils ein Artikel enthalten ist. Will ein Mitarbeiter ein Produkt entnehmen, so bestätigt er die Entnahme durch Drücken eines am Fach befindlichen Knopfs. Das Schranksystem ist elektronisch vernetzt, sodass die Entnahme einerseits registriert wird und andererseits, sofern ein definierter Mindestbestand unterschritten wird, automatisch ein Bestellvorgang ausgelöst wird. Die Bestückung der Schränke kann durch eigene Mitarbeiter oder durch einen externen Dienstleister erfolgen. Die Perspektiven von elektronischen Modulschranksystemen sind noch weitreichender, durch die Vernetzung ist es etwa möglich, den Verbrauch einem Patienten genau zuzuordnen, um so die Kostenträgerrechnung zu optimieren. Ferner ist es denkbar, automatisiert abzugleichen, ob bestimmte Produkte für einen Patienten überhaupt geeignet sind (z. B. Allergien, bei denen bestimmte Arzneimittel ungeeignet sind). Problematisch an elektronischen Versorgungsschränken sind jedoch die enormen Investitionskosten, zudem muss das hausinterne EDV-System in der Lage sein, eine Verknüpfung der Schränke mit den Daten aus der Materialwirtschaft oder aus der Patientenakte zu ermöglichen. Patientendaten wie Allergien müssen darüber hinaus in elektronischer Form (und nicht als herkömmliche Papierakte) vorliegen, ansonsten ist ein automatisierter

Abgleich nicht möglich. In der Praxis haben sich elektronische Modulschranksysteme bisher wegen der hohen Anschaffungskosten sowie den weiteren genannten Nachteilen nicht durchgesetzt.

Just-in-time-Belieferung beinhaltet, dass das Produkt genau zu dem Zeitpunkt geliefert wird, zu dem es auch benötigt wird. Die Lagerhaltung soll so auf ein Minimum reduziert werden. Im Krankenhaus kann eine Just-in-time-Belieferung nur in den Fällen funktionieren, in denen ein bestimmter Bedarf exakt vorhersehbar ist (z. B. Lebensmittel, planbarer OP-Bedarf). Für die schlecht planbaren Versorgungsbereiche ist Just-in-time-Belieferung dagegen ungeeignet. Voraussetzung für das Konzept ist eine enge Vernetzung mit dem Lieferanten, vor allem im Rahmen der IT. Zudem können nur absolut zuverlässige Zulieferer als Just-in-time-Lieferanten eingesetzt werden, da ansonsten die Gefahr von Fehlmengen droht.

Lagerkennzahlen

Abschließend werden ausgewählte Lagerkennzahlen erläutert. Lagerkennzahlen dienen der Steuerung und Überwachung des Lagers. Sie sollten regelmäßig bestimmt werden, um daraus bestehende Verbesserungspotenziale ableiten zu können.

Der *Lieferbereitschaftsgrad (Servicegrad)* bezeichnet die Fähigkeit fristgerecht zum notwendigen Zeitpunkt zu liefern. Er ergibt sich als Quotient aus den fristgerecht vollständig ausgeführten Lieferungen zu den gesamten Lieferungen.

> Beispiel: Im Zentrallager eines Krankenhauses gingen im Monat September 500 Bestellungen für pflegerischen Sachbedarf ein, hiervon konnten 475 fristgerecht bedient werden, bei 25 Lieferungen kam es zu Verzögerungen. Der Lieferbereitschaftsgrad beträgt 475 / 500 = 0,95. Möchte man den Lieferbereitschaftsgrad erhöhen, so ist dies durch höhere Sicherheitsmengen möglich. Dies wiederum führt jedoch zu höheren Lagerkosten.

Der *durchschnittliche Lagerbestand* gibt an, welche Menge eines bestimmten Produkts im Durchschnitt auf Lager ist. Er berechnet sich wie folgt:

Durchschnittlicher Lagerbestand = (Endbestand + Anfangsbestand) / 2

Der Endbestand ist der Bestand, der bei Eingang der Lieferung noch auf Lager ist. Der Anfangsbestand entspricht dem Endbestand zuzüglich der eingegangenen Menge.

> Beispiel: Bei einem medizinischen Material wird beim Erreichen eines Bestands von 140 Stück eine Bestellung von 500 Stück ausgelöst. Der Tagesverbrauch beträgt 20, die Lieferung trifft im Regelfall nach 2 Tagen ein. Beim Eingang der Lieferung sind folglich $140 - 2 \times 20 = 100$ Stück noch auf Lager (= Endbestand). Der Anfangsbestand beträgt 100 + 500 = 600 Stück. Der durchschnittliche Lagerbestand ist daher (100 + 600) / 2 = 350 Stück.

Unter der *Lagerumschlagsgeschwindigkeit* versteht man das Verhältnis von Lagerabgängen (in Euro oder Stück) in Relation zum durchschnittlichen Lagerbestand (in Euro oder Stück).

Beispiel: In der Küche eines Krankenhauses wurden im Jahr 2013 Lagerabgänge in Höhe von 840 000 € verzeichnet. Der durchschnittliche Lagerbestand betrug 21 000 €. Die Lagerumschlagsgeschwindigkeit beträgt 840 000 € / 21 000 € = 40, d. h. das Lager schlägt sich im Schnitt alle 9 Tage um. 40 ist ein in der Praxis akzeptabler Wert, erreicht werden sollte mindestens ein Wert von 35, idealerweise eine Größe von > 50.

Die *Lagerreichweite* (in Tagen) ist der Quotient aus dem durchschnittlichen Lagerbestand und dem durchschnittlichen Tagesverbrauch. Sie zeigt auf, wie lange der durchschnittliche Lagerbestand für die Behandlung von Patienten ausreicht. Zu geringe Lagerreichweiten können zu Engpässen in der Versorgung führen, zu hohe Lagerreichweiten verursachen unnötige Lager- und Kapitalbindungskosten.

Beispiel: Der durchschnittliche Lagerbestand eines bestimmten Arzneimittels beträgt 50 Packungen. Pro Tag werden 10 Packungen verbraucht. Die Lagerreichweite beträgt folglich 5 Tage.

Der *Lagernutzungsgrad* ist der Quotient aus genutzter Fläche bzw. genutztem Volumen und verfügbarer Lagerfläche bzw. Lagervolumen. Die Kennzahl gibt an, wie viel Prozent der Fläche bzw. des Volumens tatsächlich für Lagerzwecke verwendet werden. Ein niedriger Wert kann einerseits ein Hinweis für überdimensionierte Lagerflächen sein, andererseits kann auch eine ungünstige Lagernutzung einen niedrigen Wert verursachen (flache und sperrige Materialien werden zusammen in einem Regal aufgehoben, dadurch wird die verfügbare Fläche nicht optimal genutzt).

Beispiel: Ein Lager weist eine Kapazität von 100 m^2 auf, regelmäßig werden hiervon 75 m^2 genutzt. Der Lagernutzungsgrad beträgt 75 %.

Die *durchschnittliche Lagerdauer* gibt Auskunft darüber, wie lange das für die Materialien aufgewendete Kapital durchschnittlich im Lager gebunden ist. Sie errechnet sich wie folgt:

(360 × durchschnittlicher Lagerbestand) / jährlicher Verbrauch

Beispiel: Der durchschnittliche Lagerbestand eines Artikels beträgt 90 Stück. Der jährliche Verbrauch beträgt 360 Stück. Die durchschnittliche Lagerdauer beträgt:

(360 Tage × 90 Stück) / 360 Stück = 90 Tage

Als *Bevorratungsquote* wird das Verhältnis der Zahl der bevorrateten Materialien zur Zahl der insgesamt beschafften Materialien verstanden. Eine hohe Bevorratungsquote soll die Entstehung von Fehlmengen vermeiden. Unschädlich ist eine hohe Quote, wenn der Materialumschlag hoch ist, d.h. die Güter nur kurz gelagert werden. Bei geringen Lieferzeiten ist eine niedrigere Bevorratungsquote unproblematisch.

Beispiel: In einer Krankenhausapotheke werden 2500 verschiedene Arzneien beschafft, hiervon sind 500 regelmäßig auf Lager. Die Bevorratungsquote beträgt 500 / 2500 = 0,2.

11.4.9 Bestellzeitpunkt und Bestellmenge

Bevor Beschaffungen ausgelöst werden, ist eine Bedarfsermittlung durchzuführen. Hierzu können sich Krankenhäuser dreier Verfahren bedienen:

- Programmgesteuerte Bedarfsermittlung (deterministisches Verfahren)
- Verbrauchsgesteuerte Bedarfsermittlung (stochastisches Verfahren)
- Bedarfsermittlung über intuitive Schätzung (heuristisches Verfahren)

Beim programmgesteuerten Verfahren wird der Bedarf unmittelbar aus den geplanten Leistungen abgeleitet. Im Krankenhaus ist ein solches Vorgehen nur in Ausnahmefällen umsetzbar, da die zu erbringenden Leistungen nur unzureichend im Voraus planbar sind. Lediglich für ausgewählte Artikel im OP (Materialien für planbare und vorab terminierte Eingriffe) ist eine programmgesteuerte Disposition möglich.

Die verbrauchsgesteuerte Disposition leitet aus dem Verbrauch der Vergangenheit eine Schätzung des Verbrauchs für die kommende Periode ab. Geeignete Prognoseverfahren sind (vgl. Frodl 2012, S. 60):

- Arithmetisches Mittel
- Gewichtetes arithmetisches Mittel
- Exponenzielle Glättung

Beispiel: Ein Krankenhaus hat von einem Artikel von Januar bis Juni die in Tabelle 11.1 aufgeführten Verbräuche erfasst.

Tab. 11.1: Verbrauchszahlen und Gewichtungsfaktoren

Monat	Verbrauch	Gewichtung
Januar	230	1
Februar	270	2
März	330	3
April	290	4
Mai	330	5
Juni	350	6

Das arithmetische Mittel ist die Summe der verbrauchten Mengen dividiert durch die Anzahl der Monate, also:

$$(230 + 270 + 330 + 290 + 330 + 350) / 6 = 300$$

Für den Monat Juli würde infolgedessen ein Verbrauch von 300 prognostiziert. Eine Gewichtung der Monate mit einem Gewichtungsfaktor findet nicht statt, jeder Wert geht zu 1/6 in die Berechnung ein.

Beim gewichteten arithmetischen Mittel können einzelne Werte durch Gewichtungsfaktoren stärker in die Berechnung mit einbezogen werden. Geht man davon aus, dass Werte aus Monaten, die näher an dem zu prognostizierenden Monat liegen, eine höhere Wichtigkeit haben, könnte dies mithilfe von Gewichtungsfaktoren berücksichtigt werden. Im obigen Fall ergibt sich:

$$(230 \times 1 + 270 \times 2 + 330 \times 3 + 290 \times 4 + 330 \times 5 + 350 \times 6) / (1 + 2 + 3 + 4 + 5 + 6) = 317{,}6$$

Der für Juli prognostizierte Wert fällt im Beispiel spürbar höher aus als beim ungewichteten arithmetischen Mittel.

Bei der exponenziellen Glättung werden zwei Werte betrachtet: Der Vorhersagewert der Vorperiode und der tatsächlich eingetretene Wert. Der Prognosewert der neuen Periode setzt sich dann aus dem Vorhersagewert der Vorperiode und dem mit einem Glättungsfaktor gewichteten Prognosefehler (Vorhersagewert Vorperiode – tatsächlich eingetretener Wert) zusammen.

Angenommen der Vorhersagewert der Vorperiode beträgt 200, tatsächlich betrug der Verbrauch jedoch 240. Abweichungen sollen mit 40 % berücksichtigt werden, sodass der Glättungsfaktor 0,4 beträgt. Es errechnet sich:

$$200 + 0{,}4 \times (240 - 200) = 216$$

Der Prognosewert für die Folgeperiode beträgt daher 216. Bei einem Glättungsfaktor von 1,0 entspricht der Prognosewert exakt dem tatsächlichen Wert der Vorperiode, bei 0,0 genau dem Vorhersagewert der Vorperiode. In der Praxis kommen regelmäßig Werte zwischen 0,1 und 0,5 zur Anwendung.

Bei heuristischen Verfahren wird auf Basis einer Schätzung durch erfahrene Mitarbeiter der Bedarf der Zukunft prognostiziert. Notwendige Mengen an Büro- oder pflegerischen Verbrauchsmaterialien werden häufig nach diesem Verfahren bestimmt. Generell gilt, dass je teurer Materialien sind, desto genauer sollten die Schätzverfahren sein. Idealerweise kommen dann deterministische Verfahren zum Einsatz.

Im Anschluss an die Bedarfsermittlung sind der richtige Bestellzeitpunkt und die richtige Bestellmenge zu bestimmen. Hierzu ist eine Bestandsüberwachung unerlässlich. Die in diesem Zusammenhang wichtigen Kennzahlen sind in Tabelle 11.2 aufgeführt.

Tab. 11.2: Kennzahlen der Bestandsüberwachung (in Anlehnung an Frodl 2012, S. 64 f.)

Bestandsart	Beschreibung
Lagerbestand	im Lager vorhandener Bestand an Material
Höchstbestand	Maximalbestand für bestimmte Materialien
Reservierter Bestand	für die Versorgung bereits eingeplanter Bestand
Disponierter Bestand	bestellte Menge bei Lieferanten, die noch nicht eingetroffen ist
Sicherheitsbestand	»eiserne Reserve«, die bei Störungen die Versorgung sichert
Verfügbarer Bestand	Lagerbestand + disponierte Menge – reservierte Menge – Sicherheitsbestand
Meldebestand	Menge, bei der eine Bestellung ausgelöst wird
Durchschnittlicher Lagerbestand	im Durchschnitt einer Betrachtungsperiode vorhandene Menge
Sperrbestand	Bestand, der nicht entnommen werden darf (z. B. gesperrte Arzneimittel)

Von besonderer Bedeutung sind der Sicherheitsbestand sowie der Meldebestand, weshalb diese nachfolgend an einem Beispiel nochmals genauer dargestellt werden sollen.

Ein Krankenhaus hat von einem Material nach einer Bestellung 240 Stück auf Lager. Im Durchschnitt werden 30 Stück pro Tag verbraucht, sodass der Vorrat nach 8 Tagen aufgebraucht wäre. Die Lieferzeit seitens des Lieferanten beträgt 2 Tage. Ohne einen Sicherheitsbestand müsste folglich nach 6 Tagen bestellt werden, da die Lieferung dann am achten Tag eintrifft, also genau an dem Tag, an dem der Vorrat zur Neige geht. Der Meldebestand beträgt in dem Beispiel 60. Wird ein Wert von 60 erreicht, muss eine Bestellung ausgelöst werden, da diese erst in 2 Tagen eintrifft und der Verbrauch in diesem Zeitraum voraussichtlich 60 beträgt. Ohne jeglichen Sicherheitsbestand besteht allerdings die Gefahr von Fehlmengen, wenn es bspw. zu Lieferverzögerungen kommt (Lieferant liefert erst am dritten Tag). Ferner kann es sein, dass es zu Bedarfsschwankungen kommt und daher nicht 30, sondern bspw. 35 Stück pro Tag verbraucht werden. Damit fehlen insgesamt 10 Einheiten. Als Drittes wird versucht, mit einem Sicherheitsbestand die Bestandsunsicherheit auszugleichen. Diese tritt dann ein, wenn der Buchbestand im Lager nicht mit dem tatsächlichen übereinstimmt (z. B. wegen Diebstahl). Möchte das Krankenhaus als Sicherheitsbestand den Bedarf eines weiteren Tages vorhalten (30 Stück), so ergibt sich ein neuer Meldebestand in Höhe von 60 + 30 = 90. Als Sicherheitszeit bezeichnet man in diesem Zusammenhang die Zeit, die mithilfe des Sicherheitsbestands bei planmäßigem, durchschnittlichem Verbrauch überbrückt werden kann. Im obigen Beispiel wäre dies ein Tag.

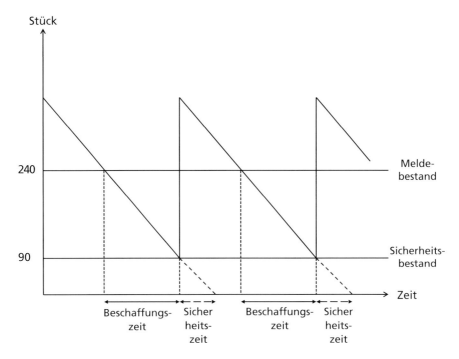

Abb. 11.3: Bestandsverlauf

Abbildung 11.3 stellt den Sachverhalt nochmals dar.

Beim *Bestellpunktmodell* wird der Zeitpunkt so gelegt, dass der verfügbare Bestand an Materialien ausreicht, um den Bedarf in der erforderlichen Wiederbeschaffungszeit zu decken. Die Abbildung 11.3 stellt insofern ein Bestellpunktmodell dar. Der Bestellpunkt ist der Moment, in dem der Meldebestand erreicht wird. In diesem Verfahren ist deshalb der Bestellzeitpunkt variabel. Die nachbestellte Menge kann entweder fix vorgegeben sein oder variabel gestaltet werden. Bei konstantem Verbrauch können fixe Mengen definiert werden, bei schwankenden Verbräuchen empfiehlt sich eine variable Bestellmenge.

Beim *Bestellrhythmusmodell* wird eine terminbezogene Bestellauslösung vorgenommen, bei der innerhalb konstanter Intervalle (z. B. Bestellung erfolgt jeden Donnerstag) entweder eine fixe oder eine variable Bestellmenge geordert wird. Nach Ablauf des Bestellintervalls wird auf jeden Fall bestellt, sofern Materialien aus dem Lager entnommen wurden. Problematisch an diesem Vorgehen ist, dass es durch unzureichende Lagerbestandskontrolle bei unregelmäßigem Bedarf zu Fehlbeständen kommen kann. Daher muss auch bei diesem Modell der tatsächliche Lagerbestand immer im Auge behalten werden. Die Vorgabe einer fixen Bestellmenge zu einem definierten Zeitpunkt ist allenfalls sinnvoll, wenn es sich um Materialien mit sehr konstantem Verbrauchsverlauf handelt. Zudem besteht die Gefahr, dass definierte Höchstbestände überschritten werden, wenn der Verbrauch unterdurchschnittlich war. Insgesamt ist das Modell mit fixen Bestellmengen folglich zu starr, sodass das Bestellrhythmusmodell im Krankenhaus nur mit variabler Bestellmenge sinnvoll einsetzbar ist.

Auch im Krankenhaus wird häufig eine Diskussion über die optimale Bestellmenge geführt. Diese lässt sich mithilfe folgender Losgrößenformel bestimmen:

$$\text{Optimale Bestellmenge} = \sqrt{\frac{200 \times K \times m}{l \times p}}$$

K = Kosten je Beschaffung; m = Jahresbedarf; l = Lagerkostensatz in Prozent des Lagerwerts; p = Preis je Stück

Beispiel: Der durchschnittliche Verbrauch für ein Medikalprodukt beträgt pro Jahr 1960 Einheiten. Die Beschaffungskosten je Beschaffungsvorgang belaufen sich auf 20 € (Katalogrecherche, Telefonate, Ausdrucke usw.). Der Preis je Einheit beträgt 80 €, es wird ein Lagerkostensatz von 20 % angenommen.

Die optimale Bestellmenge beträgt:

$$\text{Optimale Bestellmenge} = \sqrt{\frac{200 \times K \times m}{l \times p}} = \sqrt{\frac{200 \times 20 \times 1960}{20 \times 80}} = 70 \text{ Stück}$$

Die optimale Bestellmenge beträgt 70 Stück, sodass 1960 / 70 = 28 Bestellvorgänge pro Jahr getätigt werden.

Voraussetzungen für die Anwendung der Losgrößenformel sind, dass ein konstanter Verbrauch angenommen wird, die Preise mengenunabhängig sind (keine besseren Konditionen bei Mehrabnahme) sowie keine Mindestbestellmengen einzuhalten sind. Zudem wird von einer sofortigen Lieferung ausgegangen. Ebenso werden ein konstanter Lagerhaltungssatz angesetzt und ein Lager mit unendlicher Lagerkapazität vorausgesetzt. Wie bereits ausgeführt, ist ein konstanter Verbrauch im Krankenhaus sehr selten anzutreffen, sodass immer ein gewisser Sicherheitsbestand an Gütern gehalten wird. Die anderen Prämissen der Formel lassen sich im Krankenhaus ebenso wie in der Industrie nie vollumfänglich antreffen, allerdings kann mit der Berechnung trotz allem für Güter mit einigermaßen konstanten Abgängen (z. B. Lebensmittel, Reinigungsmittel) eine gute Abschätzung der optimalen Bestellmenge vorgenommen werden. Ist der Verbrauch stark schwankend, ist eine wesentliche Voraussetzung der Formel nicht erfüllt. Durch das Vorhalten eines Sicherheitsbestands lässt sich das Fehlmengenrisiko noch gut begrenzen, werden jedoch deutlich weniger Güter verbraucht als angenommen, so steigen die Lagerkosten an, sodass das vorab berechnete Optimum nicht mehr die kostengünstigste Bestellmenge darstellt.

11.5 Management von Lieferantenbeziehungen

Zur Beurteilung der Leistungsfähigkeit und des Entwicklungspotenzials von Lieferanten sind regelmäßig Lieferantenbewertungen durchzuführen. Mithilfe der Bewertung sind eine Vorauswahl von Lieferanten, eine Eingrenzung der Lieferantenvielfalt sowie eine Optimierung der Lieferantenbeziehung möglich. Ferner ist eine Klassifizierung der Lieferanten denkbar, bspw. in:

- A-Lieferanten (Vorzugslieferanten mit sehr guten Leistungen)
- B-Lieferanten (zulässiger Lieferant mit durchschnittlicher Leistung)
- C-Lieferanten (unerwünschter Lieferant, der die Erwartungen nicht erfüllt)

Grundsätzlich sollte angestrebt werden, die Anzahl der Lieferanten so gering wie möglich zu halten. Durch Volumenbündelung können Preisvorteile erreicht werden, es entstehen geringere Prozesskosten (z.B. Artikelpflege, Buchhaltung) und es gibt weniger Ansprechpartner. Darüber hinaus ermöglicht eine Fokussierung auf wenige Lieferanten den Aufbau von Partnerschaften mit Lieferanten, da größere Abnahmemengen besser zugesichert werden können.

Die Lieferantenbewertung sollte von überschaubarer Komplexität und nachvollziehbar sein. Schlechte Bewertungen müssen Konsequenzen haben (z.B. Trennung von Lieferanten oder Gespräche mit dem Lieferanten über Verbesserungsnotwendigkeiten und Vereinbarung von klar definierten Schritten zur Abstellung der Defizite).

Folgende Kriterien können Bestandteil der Beurteilung von Lieferanten sein:

- Qualität der Produkte
- Lieferservicegrad (Anzahl nicht angemahnter Lieferungen/Gesamtzahl an Lieferungen)
- Retourenquote (Anzahl Lieferungen mit Qualitätsproblemen/Gesamtanzahl an Lieferungen)
- Vollständigkeit von Lieferungen
- Preise und Konditionen
- Flexibilität (Kann der Lieferant auch kurzfristig einen Bedarf decken?)
- Einhaltung vertraglicher Vereinbarungen
- Zusatzleistungen, sofern diese gewünscht sind (z.B. Schulungen)
- Produktpalette (Wie umfangreich deckt das Sortiment des Lieferanten den Bedarf ab?)
- Bereitschaft zu einer weitergehenden Zusammenarbeit (z.B. Konsignationslager)
- Möglichkeit des elektronischen Datenaustausches

Bieten Lieferanten Zusatzleistungen an, so muss man sich bewusst sein, dass diese eingepreist sind. Daher ist kritisch zu hinterfragen, ob diese Leistungen überhaupt benötigt werden. Falls nicht, sollten vom Lieferanten dienstleistungsbereinigte Preise eingefordert werden, um nicht für ungewollte Leistungen bezahlen zu müssen.

11.6 ABC- und XYZ-Analysen

Die ABC-Analyse klassifiziert die zu beschaffenden Produkte nach ihrem Wert und nach ihrer Menge. Ziel ist es, Wesentliches von Unwesentlichem zu trennen, um so Schwerpunkte für Rationalisierungsmaßnahmen festzulegen. Abbildung 11.4 stellt das Grundprinzip einer ABC-Analyse dar.

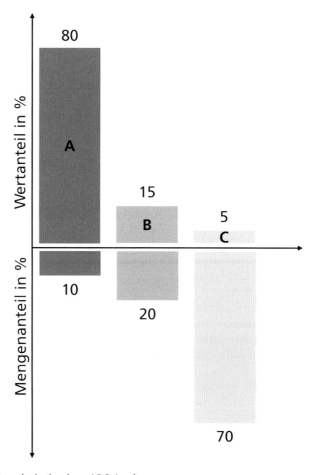

Abb. 11.4: Grundprinzip einer ABC-Analyse

Der Wertanteil eines Produkts lässt sich aus Preis je Stück multipliziert mit der verbrauchten Menge errechnen. Ergebnis einer ABC-Analyse ist zumeist die Feststellung, dass nur ein geringer mengenmäßiger Anteil an Produkten für einen Großteil des Einkaufsvolumens in Euro verantwortlich ist. Der Schwerpunkt von Wirtschaftlichkeitsverbesserungen (z. B. Einkaufspreise, Lagerhaltung) sollte sich auf diese sog. A-Produkte fokussieren. C-Artikel sind im Krankenhaus oftmals gut standardisiert, qualitativ einfach und unkompliziert in der Beschaffung. C-Artikel kosten je Stück zwar wenig, allerdings fallen aufgrund ihres hohen mengenmäßigen Verbrauchs regelmäßig hohe Prozesskosten (z. B. für die zahlreichen Bestellvorgänge) an. Es sollte daher versucht werden, die Beschaffung weitestgehend zu automatisieren.

Tab. 11.3: Daten einer ABC-Analyse

Material	Verbrauch pro Jahr in Stück	Preis je Stück in Euro	Verbrauchswert in Euro	Anteil am Gesamtwert in %
1	120	280	33 600	40,0
2	150	170	25 500	30,4
3	1000	2,70	2700	3,2
4	4000	1,80	7200	8,6
5	600	5,80	3480	4,1
6	30 000	0,08	2400	2,9
7	18 000	0,05	900	1,1
8	20 000	0,08	1600	1,9
9	500	8,50	4250	5,1
10	10 000	0,23	2300	2,7

A-Güter wären in Tabelle 11.3 die Materialien 1 und 2, da dies die beiden Materialien sind, die zusammen ca. 70 % Anteil am Gesamtwert ausmachen. Bis zu einem kumulierten Anteil am Gesamtwert von ca. 95 % werden die Materialien mit den nächsthöchsten Verbrauchswerten der Kategorie B zugeordnet. Im Beispiel sind dies die Materialien 4, 9, 5, 3 und 6. Die von der Rangfolge noch verbleibenden Materialien 10, 8 und 7 sind C-Güter.

Beispiele für die jeweiligen Kategorien sind Implantate (A-Gut), spezifisches Nahtmaterial in der Thoraxchirurgie (B-Gut) und für C-Güter Schmerzmittel, pflegerischer Sachbedarf, Büromaterial sowie Reinigungsmittel (vgl. Zapp 2009, S. 73).

Die XYZ-Analyse untersucht im Gegensatz zur ABC-Analyse nicht den mengenmäßigen Verbrauch, sondern die Regelmäßigkeit sowie die Vorhersagegenauigkeit des Abgangs von Produkten. Der Verbrauch von X-Gütern kann gut prognostiziert werden und zeigt nur geringfügige Schwankungen (z. B. Standardschmerzmittel, Handschuhe). Y-Güter haben eine mittlere Prognosesicherheit, der Bedarf unterliegt Schwankungen, die jedoch zumindest teilweise mit saisonalen Effekten erklärbar sind (z. B. Grippemittel). Z-Güter werden unregelmäßig verbraucht, die Vorhersagegenauigkeit ist gering (z. B. spezielle Medikamente).

Da der Verbrauch von X-Gütern gut vorhersehbar ist, sollten diese verbrauchsgesteuert disponiert werden. Für Y-Güter empfiehlt sich eine Vorratshaltung, Z-Güter sollten im Einzelfall beschafft werden, wobei ggf. möglichst geringe Sicherheitsbestände zur Überbrückung der Beschaffungszeit gehalten werden müssen, um einen Patienten unmittelbar versorgen zu können.

Die beiden Analysenformen können als ABC/XYZ-Analyse kombiniert werden, sodass insgesamt neun Kategorien entstehen (▶ Tab. 11.4).

Tab. 11.4: ABC/XYZ-Analyse

		Wertigkeit		
		A	B	C
Planbar-keit	X	AX Hüftprothese > *Just-in-time-Beschaffung*	BX Gehhilfen > *Just-in-time-Beschaffung*	CX Einmalhandschuhe > *Verbrauchsgesteuerte Disposition*
	Y	AY Spezielle Implantate bei Allergien > *Just-in-time-Beschaffung*	BY Medikamente zur Hyposensibilisierung > *Bevorratung*	CY Reiseimpfstoffe > *Bevorratung*
	Z	AZ Blutkonserven > *Bedarfsbeschaffung im Einzelfall*	BZ Spezielle Medikamente bei Anasthesiezwischenfällen > *Bevorratung/Einzelbeschaffung*	CZ Absaugkatheter auf einer chirurgischen Station > *Bevorratung*

Die Zuordnung hängt im Einzelfall vom Leistungsspektrum der Klinik ab.

Aus der Analyse lassen sich diverse Handlungsempfehlungen ableiten. AX-Artikel sind mit einer hohen Kapitalbindung verbunden, sie sollten daher verbrauchsgebunden, idealerweise »just in time« beschafft werden. Für AY- und BX-Güter ist ebenfalls eine möglichst einsatzsynchrone Beschaffung sinnvoll. Sofern eine Just-in-time-Beschaffung nicht möglich ist, müssen Sicherheitsbestände auf Lager gehalten werden. Die Versorgung kann dann nach dem Wirkprinzip von Modulschränken erfolgen. Sobald der Meldebestand erreicht wird, erfolgt die Auslösung einer Nachbestellung. Die Höhe der Sicherheitsbestände sollte möglichst gering gehalten werden.

CZ-Artikel sind geringwertig und weisen einen schwer prognostizierbaren Verbrauch auf, sodass der Beschaffungsaufwand begrenzt werden sollte. Es ist oftmals kostengünstiger, höhere Sicherheitsbestände vorzuhalten, als sich um eine exakte Beschaffungs- und Lagerplanung zu kümmern. Auch für BY- und CY-Artikel ist eine Lagerhaltung zu empfehlen.

Bei AX-Artikeln empfiehlt sich eine verbrauchsgesteuerte Disposition. Eine automatisierte Beschaffung mit festgelegten Mengen ist infolge des regelmäßigen Verbrauchs möglich.

AZ-Artikel sollten im Einzelfall beschafft werden, wobei eine schnelle Abrufbarkeit der Artikel zu gewährleisten ist.

BZ-Artikel können bevorratet werden oder, falls es die Versorgungssituation erlaubt, im Bedarfsfall beschafft werden.

11.7 Ausgewählte Fragestellungen

11.7.1 Einkaufsgemeinschaften

Der Begriff »Einkaufsgemeinschaft« bezeichnet einen freiwilligen Zusammenschluss von Krankenhäusern mit dem Ziel der Senkung der Sachkosten sowie der mit dem Einkauf verbundenen Kosten (z. B. Bestellkosten). Primär können durch die Bündelung von Einkaufsmengen und eine Standardisierung des Artikelsortiments der an der Gemeinschaft beteiligten Kliniken bessere Konditionen erzielt werden. Ferner sinken die mit dem Einkauf verbundenen Kosten, da das Krankenhaus nicht mehr selbst mit jedem einzelnen Lieferanten direkt verhandeln muss und Bestellprozesse optimiert werden können. Durch Einkaufsgemeinschaften können Krankenhäuser auf Lieferanten aufmerksam werden, die sie bislang nicht kannten. Verhandlungen werden darüber hinaus von Einkaufsgemeinschaften oftmals professioneller geführt, als dies viele Kliniken selbst können. Einkaufsgemeinschaften verfügen über umfangreicheres Know-how sowie über geschultere Verhandlungsführer mit großer Erfahrung. Zusätzliche Dienstleistungen wie Wirtschaftlichkeitsanalysen oder Schulungsangebote bieten einen Mehrwert der Gemeinschaften.

Übersehen werden darf jedoch nicht, dass Einkaufsgemeinschaften auch Nachteile aufweisen. Eigene Kompetenz im Einkauf wird zurückgefahren und geht im Laufe der Zeit verloren. Standardisierungen bringen immer die Gefahr mit sich, dass Alleinstellungsmerkmale von Kliniken verloren gehen. Der Kontakt zu den Lieferanten wird reduziert, da maßgebliche Verhandlungen durch die Gemeinschaft geführt werden. Abnahmeverpflichtungen schränken den Handlungsspielraum der Klinik ein, Kliniken können, sofern sie sich im Rahmen einer Einkaufsgemeinschaft dazu verpflichtet haben, nicht einfach bei anderen Lieferanten selbst einkaufen. Offene Einkaufsgemeinschaften, die keinerlei Abnahmeverpflichtungen für ihre Mitgliedseinrichtungen vorsehen, können dagegen bei den Lieferanten nicht die gleichen guten Preise erzielen, da sie keine Abnahmen garantieren können. Die Zusammenarbeit mit der Einkaufsgemeinschaft erfordert insbesondere in der Anfangszeit eine hohe interne Kommunikation, da die Bestellprozesse neu organisiert werden müssen und durch die Standardisierung des Artikelsortiments auf bisherige Produkte verzichtet werden muss. Dies kann ohne Abstimmung mit den Anwendern nicht funktionieren.

Auch für die Industrie haben Einkaufsgemeinschaften Vorteile: Verhandlungen brauchen nur noch mit einer Stelle geführt werden, zudem besteht eine höhere Sicherheit über die abgenommenen Mengen. Zum Teil muss jedoch nach wie vor eine individuelle Betreuung von Krankenhäusern (z. B. Einweisungen) erfolgen.

Formen von Einkaufsgemeinschaften sind die arbeitsteilige sowie die kommerzielle Einkaufsgemeinschaft. Bei der arbeitsteiligen Einkaufsgemeinschaft schließen sich mehrere Krankenhäuser zu einem Einkaufsverbund zusammen. Die Finanzierung erfolgt über Mitgliedsbeiträge. Kommerzielle Einkaufsgemeinschaften sind Unternehmen, die sich auf die Unterstützung von Krankenhäusern beim Einkauf spezialisiert haben. Die Dienstleistungen werden den Häusern im Regelfall kostenfrei angeboten, die Finanzierung erfolgt entweder über eine Aufwandsentschädigung durch die Industrie oder durch einen abzuführenden Anteil der Kostenersparnis der Krankenhäuser.

11.7.2 Total Cost of Ownership (TCO)

Der TCO-Ansatz berücksichtigt die vollständigen Kosten einer Beschaffung. Es werden nicht nur Beschaffungspreise, sondern alle im Zusammenhang mit einem Gut anfallenden Kosten in die Betrachtung mit einbezogen. Insbesondere bei Investitionsgütern, bei denen der Anschaffungspreis vielfach nur einen kleinen Teil der Kosten darstellt, die das Gut in seinem ganzen Lebenszyklus verursacht, sollten TCO-Überlegungen angestellt werden. Tabelle 11.5 zeigt Beispiele für die im Zusammenhang mit einem Gut ggf. anfallenden Kosten.

Tab. 11.5: Kosten der Beschaffung eines Guts

Bedarfsermittlung	Bestell- und Lieferphase	Nachgelagerte Kosten
• Bedarfserhebung • Beschaffungsmarktanalyse • Lieferantenanalyse • Vertragsverhandlungen	• Preis • Finanzierungskosten • Kosten der Anlieferung • Kosten der Installation • Mitarbeiterschulung • Wareneingangsprüfung	• Kosten für Ersatzteile • Instandhaltungskosten • Energiekosten • Entsorgungskosten • Kosten durch Fehler • Reparaturkosten • Kosten bei Ausfällen • Lagerkosten

Die grundlegende Vorgehensweise des TCO-Ansatzes verdeutlicht nachfolgendes Beispiel:

Ein Krankenhaus beabsichtigt die Anschaffung eines neuen Narkosegeräts. Zur Auswahl stehen Geräte der Hersteller H und F. Das Gerät des Herstellers H kostet 30 000 €, das des Herstellers F 27 000 €. Qualitativ besteht zwischen den Geräten kein Unterschied, ebenso beträgt die Nutzungsdauer bei beiden Geräten voraussichtlich 5 Jahre. Bei einer linearen Verteilung der Anschaffungskosten betragen die jährlichen Kosten des Herstellers H 6000 €, die des Herstellers F 5400 €. Bei einer reinen Preisentscheidung würde das Krankenhaus sich für das Gerät des Herstellers F entscheiden. Betrachtet man zusätzlich die Folgekosten, kann sich die Situation ändern. Muss etwa das Gerät des Herstellers H nur einmal im Jahr gewartet werden, wobei der Aufwand 4 Stunden beträgt und der Hersteller je Stunde 150 € in Rechnung stellt, so muss das Gerät des Herstellers F zweimal jährlich einer Wartung unterzogen werden (Aufwand: jeweils 4 Stunden à 200 € je Stunde). Die Kosten betragen damit je Jahr unter Berücksichtigung der Wartungskosten beim Hersteller H 6600 € und beim Hersteller F 7000 €. Das Beispiel zeigt, dass die vermeintlich billigere Anschaffung sich über den gesamten Lebenszyklus des Guts doch nicht als die günstigste Anschaffung in der Gesamtkostenbetrachtung erweist.

Problematisch am TCO-Ansatz ist die exakte Bestimmung der Kosten. Die Kosten der Anschaffung lassen sich genau bestimmen. Vor allem jedoch bei den nachgelagerten Kosten (z. B. unvorhersehbare Reparaturkosten) kann nur mit Prognosewerten gearbeitet werden. Bei Kosten, die vor der Anschaffung liegen, ist zudem zu prüfen, ob es sich um Kosten handelt, die zum Zeitpunkt der Entscheidung nicht mehr beeinflussbar sind (z. B. Kosten für eine bereits durchgeführte Marktanalyse). Derartige Kosten dürfen in die Berechnung nicht mehr einbezogen werden, da sie nicht mehr entscheidungsrelevant sind.

11.7.3 eProcurement

Die elektronische Beschaffung (eProcurement) bietet die Chance einer elektronischen Abbildung des gesamten Bestellprozesses von der Bestellanforderung bis hin zur Rechnungslegung. Derzeit sind in vielen Krankenhäusern die Bestellungen aufwändig und papierintensiv. Aktuelle Produktkataloge liegen nur in Ausnahmefällen vor, Rahmenvereinbarungen werden unzureichend genutzt. Informationen für das Einkaufscontrolling fehlen teils oder sind nicht korrekt. eProcurement ist ein Ansatz, dem entgegenzuwirken. Bestellungen sollen elektronisch abgewickelt werden, der Papieraufwand und manuelle Tätigkeiten sollen so weit wie möglich reduziert werden. Die zentrale Bereitstellung von elektronischen Katalogen ermöglicht den Zugriff auf aktuelle Produktverzeichnisse und -beschreibungen. Zudem ist der Zugriff auf die Kataloge von mehreren Plätzen aus parallel möglich. Einkaufsprozesse werden standardisiert und dadurch für alle Beteiligten transparent. Eine Beschleunigung des Versorgungsprozesses eröffnet die Möglichkeit, geringere Lagermengen vorzuhalten. Überdies wird das Zahlungsverfahren (Rechnungsprüfung etc.) vereinfacht. Die Bereinigung von Lieferanten und Artikeln sowie eine bessere Ausnutzung von Rahmenverträgen stellen weitere mögliche positive Effekte der elektronischen Beschaffung dar. Zusammenfassend ist das Ziel von eProcurement die Reduktion von Kosten durch Bündelung und Lieferantenkonzentration einerseits und durch vereinfachte und schlankere Prozesse andererseits.

Bei der Einführung von eProcurement ist zunächst eine vollständige Beschaffungsanalyse durchzuführen, um einen Überblick über alle Produkte und Lieferanten zu gewinnen. Ca. 75 % der Bestellungen können schätzungsweise über eProcurement abgewickelt werden; Spezialartikel oder nur selten beschaffte Artikel sind für den elektronischen Einkauf tendenziell ungeeignet (vgl. Da-Cruz et al. 2012, S. 46 f.). Für die elektronische Beschaffung eignen sich daher insbesondere Güter mit einer hohen Bestellhäufigkeit, geringem Einzelpreis und gleichbleibender Produktqualität. Bei diesen Gütern sind typischerweise die Transaktionskosten (Prozesskosten der Beschaffung) im Verhältnis zum Preis besonders hoch, zudem ist eine Standardisierung des Artikelsortiments gut möglich. Ferner sollten alle Produkte in Produktkategorien eingeteilt werden, um einen besseren Überblick über die Güter zu erhalten (z. B. Büromaterial und IT-Bedarf zur Kategorie Verwaltungsbedarf). Für jede Warengruppe können dann in einem nächsten Schritt wenige, ausgewählte Lieferanten gewonnen werden, mit denen Rahmenverträge abgeschlossen werden. Um eine wirksame elektronische Beschaffung zu realisieren, muss die eigene Materialwirtschaft (MaWi) mit den Lieferanten verknüpft werden. Zentraler Erfolgsfaktor ist die schrittweise Einbindung von zentralen Lieferanten in das eigene System. Nicht alle Lieferanten sind für elektronische Bestellungen gerüstet, da die technischen Voraussetzungen fehlen oder keine Kataloge in digitaler Form vorliegen.

eProcurement ist allerdings keine Garantie für Kosteneinsparungen, es verringert nicht selbstständig zu viele Bestellungen mit zu wenigen Positionen. Hierfür müssen die internen Prozesse optimiert werden. Zunächst wird die elektronische Beschaffung zu einem Mehraufwand an Zeit führen, da der Umgang mit der elektronischen Abwicklung erst gelernt und geübt werden muss (z. B. Fehleingaben im System und dadurch ausgelöste Fehlbestellungen). Zudem verursacht die Einführung von eProcurement hohe Investitionskosten.

12 Übungsaufgaben und Lösungen

12.1 Beschreibung der »Klinik am Stadtpark«

Die »Klinik am Stadtpark« ist ein Zentrum für die konservative und operative Behandlung bei inneren Erkrankungen sowie Erkrankungen des Stütz- und Bewegungsapparats. Ferner wird Geburtshilfe geleistet. Die Hauptabteilungen der Klinik sind die Allgemeine Innere Medizin sowie die Orthopädie, die Geburtshilfe wird als Belegabteilung geführt. Der Klinik ist ein Medizinisches Versorgungszentrum (MVZ) zur ambulanten Behandlung von Patienten angeschlossen, welches einen Facharzt für Allgemeinmedizin und einen Facharzt für Orthopädie umfasst. Das Klinikum übernimmt in den Fachbereichen die Basisversorgung der regionalen Bevölkerung. Neben den allgemeinen Krankenhausleistungen bietet die Klinik Wahlleistungen und ambulante Operationen an.

Es gibt 200 Betten im Akutbereich, die im Krankenhausplan des Landes aufgenommen sind. Die Auslastung beträgt 85 %, die durchschnittliche Verweildauer 8 Tage. Ferner betreibt die Klinik eine eigene Rehabilitationseinrichtung, welche 100 im Jahresdurchschnitt zu 95 % ausgelastete orthopädische Betten vorhält und sich direkt neben dem Akutkrankenhaus befindet.

Aktuell werden Überlegungen angestellt, am Standort eine Seniorenresidenz mit 50 Bewohnerplätzen neu aufzubauen. Die Hauptabteilungen werden unter Leitung der Chefärzte als Profitcenter geführt, die Belegabteilung stellt ein vom Ärztlichen Direktor verantwortetes Profitcenter dar.

Geleitet wird die Klinik durch eine kollegiale Spitze aus einem Ärztlichen Direktor sowie einem kaufmännischen Geschäftsführer. In der Klinik gibt es einen Betriebsrat, dessen Vorsitzender der Oberarzt der Allgemeinen Inneren Medizin ist. Der Betriebsrat agiert zumeist arbeitgeberfreundlich und ist neuen, innovativen Ideen gegenüber aufgeschlossen. Seit 2007 ist die Klinik nach DIN EN ISO 9001 sowie nach KTQ zertifiziert.

Organisatorisch bereiten momentan die Patientenaufnahme und das Belegungsmanagement große Probleme. Wartezeiten, Patientenklagen und oftmals die Suche nach freien Bettenkapazitäten sind anzutreffende Symptome.

Zur regionalen Presse bestehen sehr gute Kontakte. Patienten sowie die interessierte Öffentlichkeit können sich über die Klinikhomepage und diverse Broschüren über die Klinik und ihre Leistungen informieren. Der Case Mix Index der Klinik beträgt 0,85. Kritisch werden die in den letzten beiden Jahren rückläufigen Betriebsergebnisse betrachtet. Im Vorjahr konnte nach einem EBIT (earnings before interest and taxes – Gewinn vor Zinsen und Steuern) von 500 000 €

im vorletzten Geschäftsjahr nur noch eine »schwarze Null« geschrieben werden. Besonders problematisch sind die steigenden Personalkosten, vor allem im ärztlichen Dienst. Zudem hat es in der Orthopädie in den vergangenen drei Jahren drei Chefarztwechsel gegeben.

Im Zentrum der strategischen Überlegungen steht neben dem angedachten Bau einer Seniorenresidenz die weitere Spezialisierung auf die Hüft- und Knieendoprothetik. Weitere strategische Denkansätze bestehen momentan nicht.

Im regionalen Umfeld befinden sich im Umkreis von 30 Kilometern zwei weitere Kliniken, die beide sowohl in der Inneren Medizin als auch in der Orthopädie tätig sind. Eine der Kliniken hält überdies Fachabteilungen für Anästhesie, Augenheilkunde, Geriatrie, HNO und Intensivmedizin vor.

Die Personalbedarfsbestimmung für das kommende Planjahr wurde bislang auf Basis der in der Vergangenheit vorgehaltenen Stellen durchgeführt. Die personelle Ausstattung der Akutklinik umfasst u. a.:

Dienstart	Vollzeitkräfte	Kosten je VK in T€
Ärztlicher Dienst	40,8	95
Pflegedienst	94,8	50
Funktionsdienst	32,4	48
Medizinisch-technischer Dienst	24,8	48
Verwaltung	14,4	50

In der Rehabilitation sind u. a. 7 VK im Ärztlichen Dienst, 10,5 VK im Pflegedienst und 10,5 VK therapeutisches Personal (Sozialdienst, Physiotherapie, Ergotherapie, Sporttherapie, Ernährungsberatung) beschäftigt.

Für die Erbringung der Dienstleistungen (z. B. Hol- und Bringdienst, Speisenversorgung, Reinigung) verfügt die Klinik über eine eigene Service GmbH, welche 35,3 VK beschäftigt. Die Service GmbH ist sowohl für den Akutbereich als auch für die Rehabilitation tätig.

12.2 Aufgaben

Aufgabe 1: Herausforderungen für Krankenhäuser

1.1 In unmittelbarer Nähe zur »Klinik am Stadtpark« befindet sich die »Mobile part GmbH«, ein mittelständisches Unternehmen, welches in großen Stückzahlen Komponenten für den Bau von Autos produziert. Gehen Sie auf drei Aspekte ein, in denen sich die Produktion bei der »Mobile part GmbH« von der Leistungserstellung der »Klinik am Stadtpark« unterscheidet.

1.2 Das Personal ist für Krankenhausleistungen ein zentraler Erfolgsfaktor. Zeigen Sie anhand zweier konkreter Beispiele aktuelle und/oder künftige Herausforderungen auf, die die »Klinik am Stadtpark« in Bezug auf das Personal zu bewältigen hat.

Aufgabe 2: Grundlagen der stationären Versorgung

2.1 Nennen Sie kurz drei wesentliche Merkmale, die erfüllt sein müssen, damit die »Klinik am Stadtpark« als Akutkrankenhaus eingeordnet werden kann.

2.2 Die Geburtshilfe ist eine sog. »Belegabteilung«. Erklären Sie kurz mit eigenen Worten, was man darunter versteht.

2.3 Als Krankenhaus ist die »Klinik am Stadtpark« ein Teil der medizinischen Versorgung der Bevölkerung. Ordnen Sie begründet den Akutbereich der »Klinik am Stadtpark« unter Bezugnahme auf die Versorgungsstufen in das gegliederte Versorgungssystem ein.

2.4 Neben »allgemeinen Krankenhausleistungen« bietet die Klinik auch »Wahlleistungen« an. Was versteht man unter »Wahlleistungen« und in welche beiden Bereiche lassen sich diese differenzieren?

2.5 Mit ihrer Ausstattung setzt die »Klinik am Stadtpark« die Vorgaben aus der Krankenhausplanung um. Erläutern Sie die Zielsetzung der Aufstellung von Krankenhausplänen sowie deren formale Umsetzung. Gehen Sie ferner kurz darauf ein, welche Auswirkungen die Aufnahme in den Krankenhausplan für die Klinik hat.

2.6 Für die Versorgungsregion, zu der die Klinik gehört, wurde für die Orthopädie ein Bettenbedarf von 830 Betten ermittelt. Gehen Sie kurz auf die Faktoren ein, die bei der Ermittlung des Bettenbedarfs bei Berechnung auf Basis der Hill-Burton-Formel eine Rolle spielen.

Aufgabe 3: Investitionskostenfinanzierung

3.1 Grenzen Sie die »monistische Finanzierung« von der »dualen Finanzierung« ab. Warum spricht man im deutschen Krankenhauswesen inzwischen sogar von einer »trialen Finanzierung«?

3.2 Vier bisher als Lager in der »Klinik am Stadtpark« genutzte Räume werden entkernt und zu einer Überwachungsstation ausgebaut, die der Abteilung für Allgemeine Innere Medizin räumlich angegliedert wird. Der Ausbau beinhaltet die Neuausstattung mit Medizin-, Elektro- und Sanitärtechnik. Handelt es sich dabei um Instandhaltungs- oder Investitionskosten? Geben Sie ferner an, ob Fördermittel beansprucht werden können.

3.3 Beabsichtigt ist, zusätzlich zu der bereits bestehenden offenen Anfahrt eine geschlossene Liegendanfahrt mit seitlichen Rolltoren zu errichten. Geben Sie auch hierfür an, ob es sich um Instandhaltungs- oder Investitionskosten handelt und ob Fördermittel beansprucht werden können.

Aufgabe 4: Finanzierung der Betriebskosten

Eine Vielzahl von Leistungen der »Klinik am Stadtpark« wird auf Basis von Diagnosis Related Groups abgerechnet. Der aktuelle Basisfallwert beträgt 3000 €.

4.1 Gehen Sie auf drei Leistungen der »Klinik am Stadtpark« ein, die nicht nach DRG abgerechnet werden.

4.2 Welche Faktoren werden zur Bildung einer DRG benötigt? Erklären Sie kurz die Bedeutung des Faktors für die Kodierung. Erläutern Sie ferner, wie sich die Bezeichnung einer DRG zusammensetzt.

4.3 Wodurch unterscheidet sich die Haupt- von einer Nebendiagnose?

4.4 Erklären Sie kurz, was Sie unter einer »9er«-DRG verstehen.

4.5 Erläutern Sie, ob es neben einer DRG S01A auch eine DRG S01Z im DRG-Katalog geben kann.

4.6 Beschreiben Sie die Erlösfunktion einer DRG. Gehen Sie dabei auch auf die Bedeutung der unteren und oberen Grenzverweildauer ein.

4.7 Welche Rolle spielt die mittlere Verweildauer im DRG-System?

4.8 Führt jede Nebendiagnose automatisch zu einer Erhöhung der Vergütung?

4.9 Die Klinik behandelte im Januar unter anderem die drei Patienten A, B und C. Berechnen Sie für die Patienten jeweils den DRG-Rechnungsbetrag.

4.9.1 Patient A wurde in die DRG I03A eingruppiert. Er wies eine Verweildauer von 5 Tagen auf. Danach wurde er nach Hause entlassen.

4.9.2 Patient B wurde in die DRG I03B eingruppiert. Er wies eine Verweildauer von 14 Tagen auf. Danach wurde er in eine Universitätsklinik verlegt.

4.9.3 Patient C wurde in die DRG I04Z eingruppiert. Er wies eine Verweildauer von 11 Tagen auf. Danach fand eine Anschlussheilbehandlung (AHB) in einer Rehabilitationsklinik statt.

Verwenden Sie für die Berechnung den nachfolgenden Auszug aus dem DRG-Entgeltkatalog:

DRG	Bewertungsrelation bei Hauptabteilung	Mittlere Verweildauer	Untere Grenzverweildauer		Obere Grenzverweildauer		Externe Verlegung Abschlag/Tag (Bewertungsrelation)
			Erster Tag mit Abschlag	Bewertungsrelation/Tag	Erster Tag zus. Entgelt	Bewertungsrelation/Tag	
1	4	6	7	8	9	10	11
I03A	5,255	26,7	8	0,386	45	0,091	0,126
I03B	3,420	19,2	5	0,325	35	0,071	0,096
I04Z	3,370	17,4	5	0,294	31	0,071	0,096

4.10 Welche Verweildauer ist aus ökonomischer Sicht bei der DRG I04Z optimal? Ändert sich die Betrachtung, wenn neben ökonomischen Kriterien auch medizinische Kriterien mit einbezogen werden?

4.11 Bei einer Prüfung des Medizinischen Diensts der Krankenversicherung (MDK) wurden diverse Abrechnungen der »Klinik am Stadtpark« dahingehend moniert, dass Fallzusammenführungen nicht durchgeführt wurden. Der Chefarzt der Orthopädie ist der Meinung, dass Fallzusammenführungen generell nur dann durchzuführen sind, wenn ein Patient aufgrund einer vom Krankenhaus verursachten Komplikation wieder aufgenommen wird. Nehmen Sie kritisch Stellung zur Aussage des Chefarztes.

4.12 Der MDK prüft unter anderem »primäre« und »sekundäre« Fehlbelegungen im Krankenhaus. Erläutern Sie kurz mit eigenen Worten, was Sie darunter verstehen.

4.13 Patient P wurde in der »Klinik am Stadtpark« vor kurzem stationär behandelt. Als Privatpatient wurde er durchgehend persönlich vom Chefarzt betreut. Nach Abschluss der Behandlung erhält er eine Rechnung der Klinik über die Chefarztbehandlung. Auf telefonische Rückfrage von P teilt die »Klinik am Stadtpark« mit, dass er zwar keine Wahlleistungsvereinbarung unterzeichnet habe, aber es in der Klinik üblich sei, dass alle Privatpatienten eine solche Rechnung bekommen, wenn sie vom Chefarzt behandelt wurden. Beurteilen Sie die Praxis der »Klinik am Stadtpark«.

4.14 Patient A ist bei der Techniker Krankenkasse versichert. Er schließt im Zusammenhang mit einem stationären Aufenthalt in der »Klinik am Stadtpark«

einen Wahlarztvertrag mit dem Chefarzt ab. Nach Abschluss der Behandlung erhält er von der Klinik eine Rechnung über die wahlärztlichen Leistungen, die er bei der Techniker Krankenkasse zur Erstattung einreicht. Erstattet die Techniker Krankenkasse die Rechnung?

Aufgabe 5: Ambulante Versorgung

5.1 Ein zentraler Grundsatz der Versorgung der Bevölkerung mit Gesundheitsdienstleistungen lautet »ambulant vor stationär«. Primär sollen Patienten also nicht Akutkrankenhäuser, sondern andere Versorger aufsuchen. Erläutern Sie, welche Vorteile die ambulante gegenüber der stationären Versorgung aufweisen könnte. Zeigen Sie zudem auf, wo der Grundsatz »ambulant vor stationär« gesetzlich verankert ist.

5.2 Die »Klinik am Stadtpark« betreibt ein »MVZ«. Erklären Sie kurz, was Sie unter einem »MVZ« verstehen, und erläutern Sie zwei mögliche Gründe, weshalb die »Klinik am Stadtpark« ein MVZ betreibt.

5.3 Der Chefarzt der Orthopädie und der Chefarzt der Allgemeinen Inneren Medizin bieten ambulante Behandlungen in ihrer Chefarztambulanz an. Unter welcher Voraussetzung können die Chefärzte neben Privatpatienten auch gesetzlich versicherte Patienten versorgen?

Aufgabe 6: Controlling

6.1 Erläutern Sie, welche Besonderheiten das Controlling im Krankenhaus im Vergleich zu anderen Wirtschafts- oder Industrieunternehmen aufweist.

6.2 Bei der Abteilungsergebnisrechnung oder Profitcenter-Rechnungen wird versucht, sämtliche Erlöse und Kosten verursachungsgerecht den Hauptkostenstellen/Abteilungen zuzuordnen. Warum ist dies insbesondere im Bereich der DRG-Erlöse schwierig? Wie kann man diesen Schwierigkeiten begegnen?

6.3 Die »Klinik am Stadtpark« hat einen Case Mix von 7446 sowie einen Case Mix Index von 0,85. Erklären Sie zunächst die Begriffe »Case Mix« sowie »Case Mix Index« und geben Sie ferner die Fallzahl der Klinik an.

Aufgabe 7: Personalmanagement

7.1 Berechnen Sie den Personalbedarf für nachfolgende Leistung nach der Leistungseinheitsrechnung:

- Arbeitszeit pro Leistung: 18,5 Minuten
- Monatlich 5000 Leistungen

- Arbeitszeit lt. Arbeitsvertrag = 40 Stunden pro Woche
- Nettojahresarbeitstage = 250
- Krankheit, Urlaub, Fortbildung und sonstiger Ausfall = 17,65 % der Bruttojahresarbeitszeit

7.2 Für eine DRG sind in der DRG-Kalkulationsmatrix als Kosten der Normalstation 700 € vorgesehen. Der Anteil der Personalkosten des Ärztlichen Diensts beträgt daran 15 %. Die Bewertungsrelation der zu betrachtenden DRG wird mit 3 angegeben. Der effektive Case Mix der »Klinik am Stadtpark« für die geplanten 500 Fälle wird mit 1650 CM-Punkten angenommen. Der Kalkulationsbasisfallwert des InEK sei 2700 €. Die Kernleistungen umfassen in der DRG-Kalkulationsmatrix insgesamt 4050 €. Berechnen Sie nach der erlösorientierten Methode, wie viele Vollzeitkräfte für die Behandlung der Patienten der betrachteten DRG zur Verfügung stehen. Die durchschnittlichen Personalkosten betragen 72 500 € je Vollzeitkraft. Der Basisfallwert beträgt 3000 €.

7.3 Welche Unterschiede bestehen zwischen Bereitschaftsdienst und Rufbereitschaft?

7.4 Welcher grundlegende Unterschied besteht zwischen Fortbildungen im Bereich der Pflege und denen bei ärztlichen Mitarbeitern?

Aufgabe 8: Prozess- und Fallmanagement

8.1 Die »Klinik am Standpark« hatte im vergangenen Jahr eine durchschnittliche Verweildauer über alle Krankenhausfälle von 8 Tagen. Nehmen Sie an, dass es durch konsequente Prozessoptimierung und Fallmanagement möglich wird, die Verweildauer um durchschnittlich einen Tag abzusenken. Welchen Effekt hätte dies für die Klinik? Unterscheiden Sie hierbei,

8.1.1 dass es möglich ist, die dadurch frei werdenden Kapazitäten durch zusätzliche Fälle mit gleicher durchschnittlicher Verweildauer zu füllen (Basisfallwert: 3000 €), und alternativ,

8.1.2 dass es möglich ist, die dadurch entstehenden Überkapazitäten auf den Stationen durch einen Abbau zu reduzieren (Stationsgröße: 25 Betten, Stationsbesetzung: 12 Vollzeitkräfte, durchschnittliche Bruttopersonalkosten: 50 T €).

8.2 Skizzieren Sie kurz das Konzept des Integrierten Aufnahmemanagements. Welche Vorteile hat es?

8.3 Was ist eine perioperative Behandlungseinheit und aus welchen Gründen wird sie eingerichtet?

8.4 Eine 45-jährige Patientin ohne erkennbare körperliche Einschränkungen soll entlassen werden. Sie verlangt vom Stationsarzt einen Transportschein für einen sitzenden Krankentransport nach Hause. Hat sie darauf einen rechtlichen Anspruch?

Aufgabe 9: Marketingmanagement

9.1 Die Geschäftsführung der »Klinik am Stadtpark« überlegt, in den Pflegebereich einzusteigen. Angedacht ist die Eröffnung einer stationären Einrichtung mit 50 Bewohnerplätzen am Standort der Klinik. Führen Sie eine SWOT-Analyse (zwei Aspekte je Bereich) für die Neueröffnung einer stationären Altenhilfeeinrichtung durch.

9.2 Sämtliche Marketingmaßnahmen der »Klinik am Stadtpark« müssen unter Berücksichtigung der rechtlichen Rahmenbedingungen durchgeführt werden. Nennen Sie drei einschlägige Rechtsgrundlagen und zeigen Sie anhand eines selbstgewählten Beispiels einen möglichen Verstoß gegen die genannte Rechtsgrundlage auf.

9.3 Ein wichtiger Bestandteil einer Marketingkonzeption ist die Festlegung von Marketingstrategien. Erklären Sie den Unterschied zwischen Marktdurchdringung und Marktentwicklung. Zeigen Sie ferner anhand von zwei geeigneten Beispielen, wie die »Klinik am Stadtpark« eine stärkere Marktdurchdringung erreichen kann.

9.4 In der »Klinik am Stadtpark« überlegt man, künftig telefonische Einweiserbefragungen durchzuführen. Erläutern Sie kurz zwei Vor- und zwei Nachteile dieses Vorgehens und erklären Sie am Beispiel einer Einweiserbefragung den Unterschied zwischen einer geschlossenen und einer offenen Frage.

9.5 Nehmen Sie Stellung zur These, distributionspolitische Überlegungen müsse die »Klinik am Stadtpark« nicht anstellen, da es sich bei den angebotenen Leistungen um standortgebundene Angebote handelt.

9.6 Welche Auswirkungen hat eine hohe Patientenzufriedenheit? Bitte erläutern Sie zwei potenzielle Auswirkungen.

Aufgabe 10: Qualitätsmanagement und Datenschutz

10.1 Erläutern Sie, welche Elemente eines Qualitätsmanagements Krankenhäuser verpflichtend einführen müssen.

10.2 Stimmt es, dass Ärzte am Ende ihres Studiums, den sog. »Hippokratischen Eid« ablegen müssen? Was beinhaltet er?

Aufgabe 11: Einkauf

11.1 Die »Klinik am Stadtpark« benötigt neue Ernährungspumpen. Gehen Sie auf vier geeignete Kriterien ein, die für die Auswahl eines geeigneten Lieferanten herangezogen werden können.

11.2 Was versteht man unter einem Sicherheitsbestand und welchen Zweck hat dieser?

11.3 Gehen Sie auf zwei aktuelle Defizite im Einkauf ein, die in Krankenhäusern zu finden sind, und erläutern Sie kurz deren Auswirkung.

11.4 Erläutern Sie vier Trends, die aktuell im Krankenhauseinkauf zu beobachten sind.

11.5 Erläutern Sie das Prinzip einer Modulschrankversorgung und nennen Sie zwei Vorteile dieser Versorgungsform.

11.6 Erklären Sie kurz die Grundidee, die hinter dem Konzept »Total Cost of Ownership« steckt.

11.7 Die »Klinik am Stadtpark« muss fünf neue Schmerzpumpen anschaffen. Es liegt ein Angebot für einen Kauf in Höhe von 1800 € je Pumpe vor. Mit den Pumpen können erfahrungsgemäß ca. 350 Patienten pro Jahr versorgt werden. Für jeden Patienten muss zusätzlich für die Anwendung ein Set beschafft werden, welches 12,30 € je Stück kostet. Jedes Jahr müssen die Pumpen gewartet werden, hierfür fallen pro Jahr 200 € an. Die Geräte können fünf Jahre genutzt werden, der Hersteller gibt eine dreijährige Garantie. Für das vierte und fünfte Jahr geht man von Kosten für Ersatzteile von 250 € pro Jahr aus. Alternativ bietet der Lieferant an, dass die Geräte kostenfrei überlassen werden, der Preis für die Sets beträgt dann allerdings 19,30 €. Da die Pumpen im Eigentum des Lieferanten verbleiben, übernimmt dieser die Kosten für die Wartung und auch für ggf. notwendige Ersatzteile. Berechnen Sie, für welche Variante sich die »Klinik am Stadtpark« entscheiden soll, wenn sie mit einem Zinssatz von 4 % p. a. kalkuliert.

11.8 Der Verbrauch pro Jahr beträgt bei einem von der »Klinik am Stadtpark« eingesetzten Gut 3600 Stück. Pro Bestellung fallen 40 € an auftragsfixen Kosten an, der Preis je Mengeneinheit beträgt 8 €. Der Lagerkostensatz ist mit 10 % p. a. festgelegt. Der Artikel wird mit einer Lieferfrist von fünf Tagen geliefert, der Sicherheitsbestand soll für vier Tage ausreichend sein. Bestimmen Sie folgende Werte:

- Optimale Bestellmenge
- Monatlicher und täglicher Verbrauch (Annahme: 30 Tage pro Monate)
- Sicherheitsbestand
- Anzahl der Bestellungen pro Jahr
- Lagerbestand bei Auslösen der Bestellung
- Durchschnittlicher Lagerbestand
- Gesamtkosten der Beschaffung und Lagerhaltung für dieses Gut pro Jahr

12.3 Lösungen

1.1 Drei Charakteristika, in denen sich die beiden Betriebe unterscheiden, sind die Lagerfähigkeit, die Greifbarkeit und das Auftreten von Notfällen.

Krankenhausleistungen sind nicht lagerfähig, sie können daher nicht auf Vorrat produziert werden. Es ist deshalb erforderlich, die zur Erstellung der Leistung nötigen Ressourcen genau dann vorzuhalten, wenn die Leistung nachgefragt wird. Im Gegensatz dazu kann die »Mobile part GmbH« auf Lager produzieren und so ggf. vorhandene Schwankungen in der Nachfrage besser kompensieren. In Zeiten schwächerer Nachfrage kann die Lagerhaltung aufgebaut werden, aus der man sich bei überdurchschnittlicher Nachfrage bedienen kann. Im Krankenhaus verfällt dagegen bei Nichtnutzung weitestgehend das vorgehaltene Potenzial (zum Teil kann dem im Personalbereich durch flexible Arbeitszeitkonten entgegengesteuert werden). Bei mangelnden Potenzialen müssen teils jedoch auch Patienten abgewiesen werden oder sie können sich erst nach einer Wartezeit der notwendigen Behandlung unterziehen (denkbar bei Nichtnotfällen).

Die Produkte der »Mobile part GmbH« sind greifbare Güter, sie können durch Inaugenscheinnahme oder Ausprobieren in ihrer Qualität beurteilt werden. Aufgrund des Dienstleistungscharakters können die Leistungen einer Klinik nicht »in die Hand genommen« werden, auch ein Ausprobieren von medizinischen Leistungen (z. B. »Probe-OP«) scheidet im Regelfall aus.

Notfälle führen im Krankenhaus dazu, dass geplante Abläufe häufig unterbrochen oder verschoben werden müssen. Diese Änderungsnotwendigkeit ist bei einer industriellen Fertigung, wie sie bei der »Mobile part GmbH« vorliegt, nicht anzutreffen, sodass bei der Umsetzung der Planung nicht regelmäßig Modifikationen wegen »Zwischenfällen« vorgenommen werden müssen.

1.2 *Gewinnung von Ärzten:* Bereits heute haben Krankenhäuser teils immense Schwierigkeiten, Ärzte zu rekrutieren. Dies betrifft sowohl den stationsärztlichen als auch den fachärztlichen Bereich. Krankenhäuser müssen sich deshalb als attraktive Arbeitgeber positionieren, um im Wettbewerb um die Fachkräfte bestehen zu können. Ein strukturiertes Weiterbildungsangebot für Stationsärzte, flexible Arbeitszeitmodelle, aber auch eine marktkonforme Bezahlung sind mögliche Bausteine einer erfolgsversprechenden Positionierung.

Neue Formen der Arbeitsteilung: Infolge des Drucks, der durch die weiterhin zu erwartenden Kostensteigerungen insbesondere im Ärztlichen Dienst entsteht, müssen sich Krankenhäuser mit der Frage auseinandersetzen, welche Arbeiten möglicherweise von kostengünstigeren Berufsgruppen übernommen werden können. Ein Teil der ärztlichen Tätigkeiten kann etwa auf Pflegekräfte oder im Zusammenhang mit der Dokumentation auf Dokumentationsassistenten übertragen werden. Serviceassistenten können helfen, Pflegekräfte zu ersetzen (z. B. Austeilen von Mahlzeiten).

2.1 Die Merkmale eines Krankenhauses sind im § 107 SGB definiert. Wesentliche Anforderungen sind z. B.:

- Durchführung von Krankenhausbehandlungen (Erkennen, Heilen, Lindern sowie Vermeiden einer Verschlechterung von Krankheiten bzw. Krankheitsbeschwerden), ggf. Leisten von Geburtshilfe
- Ständige fachlich-medizinische Leitung
- Arbeiten nach wissenschaftlich anerkannten Methoden
- Ausreichende diagnostische und therapeutische Möglichkeiten
- Jederzeit verfügbares ärztliches, pflegerisches, medizinisch-technisches und Funktionspersonal
- Möglichkeit zur Unterbringung und Verpflegung

In Abgrenzung zum Krankenhaus steht bei der Rehabilitation die Anwendung von Heilmitteln nach ärztlichem Behandlungsplan im Vordergrund, während im Krankenhaus die intensive, aktive und fortdauernde ärztliche Betreuung im Mittelpunkt steht.

2.2 In einer Belegabteilung behandelt ein Belegarzt seine Patienten (Belegpatienten) im Krankenhaus unter Inanspruchnahme der hierfür bereitgestellten Dienste, Einrichtungen und Mittel, ohne hierfür vom Krankenhaus eine Vergütung zu erhalten. Bei Belegärzten handelt es sich daher um nicht am Krankenhaus angestellte Vertragsärzte.

2.3 Es werden die vier Versorgungsstufen Grund-, Regel-, Schwerpunkt- und Maximalversorgung nach den Kriterien »vorgehaltene Fachabteilungen«, »Bettenzahl« und »Einzugsgebiet« unterschieden. Der Akutbereich der »Klinik am Stadtpark« hält Abteilungen für Allgemeine Innere Medizin, Orthopädie und Geburtshilfe vor, welches die im Regelfall angebotenen Disziplinen eines Grundversorgers sind. Überdies sprechen die Bettenzahl von 200 sowie das regionale Einzugsgebiet für eine Einordnung als Grundversorger.

2.4 Leistungen, die über die allgemeinen Krankenhausleistungen hinausgehen, sind Wahlleistungen. Man unterscheidet zwischen wahlärztlichen (z. B. Chefarztbehandlung) und nichtärztlichen Leistungen (v. a. Unterkunft und Verpflegung). Allgemeine Krankenhausleistungen sind die Krankenhausleistungen, die unter Berücksichtigung der Leistungsfähigkeit des Krankenhauses im Einzelfall nach Art und Schwere der Krankheit für die medizinisch zweckmäßige und ausreichende Versorgung des Patienten notwendig sind.

2.5 Krankenhausplanung ist Aufgabe der Länder. Ziel ist eine ausreichende, zweckmäßige und wirtschaftliche Versorgung der Bevölkerung mit Krankenhausleistungen verschiedener Art und Güte. Regionale Besonderheiten, demografische Entwicklungen und medizinische Erfordernisse sind zu beachten.

In der Planung wird der aktuelle und künftige Versorgungsbedarf der Bevölkerung im Planungsbereich ermittelt, und es wird diesem das vorhandene und künftige Angebot an geeigneten Krankenhäusern gegenübergestellt. Es ist festzulegen, welcher Bedarf durch welche Krankenhäuser abgedeckt wird. Kommen mehrere Krankenhäuser für die Deckung des Bedarfs infrage, ist eine Auswahl nach pflichtgemäßem Ermessen zu treffen.

Zur Umsetzung des Plans ergehen Feststellungsbescheide gegenüber den einzelnen Krankenhäusern, in der die Aufnahme und deren Umfang oder die Nichtaufnahme mitgeteilt wird.

Mit der Aufnahme in den Krankenhausplan ist das »Krankenhaus am Stadtpark« ein »Plankrankenhaus« gem. § 108 SGB V. Ein Versorgungsvertrag mit den Gesetzlichen Krankenkassen wird damit fiktiv angenommen. Das Krankenhaus kann daher Patienten zu Lasten der Gesetzlichen Krankenversicherung behandeln. Ferner besteht auf Grundlage des KHG ein Anspruch auf Investitionsförderung im Rahmen der dualen Finanzierung.

2.6 Bei der Bedarfsermittlung spielen folgende vier Faktoren eine Rolle:

- Einwohnerzahl: derzeitige Einwohnerzahl in einer Versorgungsregion sowie deren voraussichtliche Entwicklung
- Verweildauer: durchschnittliche Zahl an Tagen, die ein Patient im Krankenhaus verbringt (Aufnahme- und Entlassungstag zählen als ein Tag)
- Krankenhaushäufigkeit: Relation der in einem bestimmten Gebiet wohnenden Patienten, die im Laufe des Jahres stationär behandelt werden, zu der Einwohnerzahl des betreffenden Gebiets
- Bettennutzungsgrad: Durchschnittliche Auslastung der vorgehaltenen Betten

3.1 Bei einer monistischen Finanzierung werden alle anfallenden Kosten, also Betriebs- und Investitionskosten vom Kostenträger übernommen. Von dualer Finanzierung spricht man, wenn die Investitionskosten von Krankenhäusern im Wege öffentlicher Förderung übernommen werden und die Betriebskosten durch die Kostenträger. Trial wird die Finanzierung zwischenzeitlich deshalb bezeichnet, da Teile der Kosten aus dem investen Bereich beim Krankenhausträger verbleiben. Dies betrifft die Kosten des Grundstücks, des Grundstückerwerbs, der Grundstückserschließung sowie deren Finanzierung. Zudem fallen darunter die Kosten, die an sich förderungsfähig wären, aber in der anfallenden Höhe nicht refinanziert werden.

3.2 Die Baumaßnahme dient vorrangig nicht dazu, das Gebäude in seiner bestimmungsmäßigen Nutzungsmöglichkeit zu erhalten, sondern etwas Neues, bisher nicht Vorhandenes zu schaffen. Die Kosten sind gem. § 3 Abs. 2 Nr. 1 AbgrV nicht pflegesatzfähig. Es sind Fördermittel nach § 9 Abs. 1 Nr. 1 KHG im Wege der Einzelförderung zu beantragen. Bei Nichtgewährung sind die Kosten aus Eigenmitteln zu bestreiten.

3.3 Es liegen Herstellungsaufwendungen in Bezug auf das Krankenhausgebäude vor, da etwas bisher nicht Vorhandenes geschaffen wird. Die Kosten sind gemäß § 3 Abs. 2 Nr. 1 AbgrV nicht pflegesatzfähig. Es sind Fördermittel nach § 9 Abs. 1 Nr. 1 KHG im Wege der Einzelförderung zu beantragen. Bei Nichtgewährung sind die Kosten aus Eigenmitteln zu bestreiten.

4.1 Nicht nach DRG werden vergütet:

- Wahlleistungen
- Leistungen der orthopädischen Rehabilitationsklinik
- Leistungen des Belegarztes in der Geburtshilfe
- Ambulante Operationen
- Chefarztambulanz

4.2 Benötigt werden die Hauptdiagnose, die Nebendiagnose(n), die durchgeführten Prozeduren sowie weitere Faktoren (z. B. Entlassungsart, Alter, Geschlecht, Beatmungszeit, Geburtsgewicht). Die Hauptdiagnose ist für die Zuordnung zu einer Hauptdiagnosegruppe ausschlaggebend, die Prozeduren ermöglichen die Zuordnung in operative, sonstige oder medizinische Behandlungsformen. Die Nebendiagnosen sind für die Ermittlung des ökonomischen Schweregrads von Relevanz. Die weiteren Faktoren spielen unter anderem bei der Vorselektion (Fehler-DRGs und Sondertatbestände) und beim Schweregrad eine Rolle.

Die Bezeichnung einer DRG setzt sich aus einem vierstelligen alphanumerischen Code zusammen. Aus dem Buchstaben am Anfang des Codes kann das beim Patienten betroffene Organsystem bzw. die Krankheitsursache identifiziert werden (Buchstaben B bis Z). Beginnt der Code mit einem A, so liegt ein Sondertatbestand vor, steht zu Beginn eine 9, handelt es sich um eine Fehler-DRG. In der Mitte des Codes stehen zwei Zahlen (01–99), aus denen im Regelfall die Partition abgeleitet werden kann. 01–39 steht bei einem Großteil der Hauptdiagnosegruppen für eine operative, 40–59 für eine andere und 60–99 für eine medizinische Partition. Der Buchstabe am Ende des Codes zeigt den ökonomischen Schweregrad der Behandlung. Z wird verwendet, wenn sich die Fälle innerhalb einer Basis-DRG kostenmäßig nicht in relevantem Umfang unterscheiden, die Buchstaben A, B usw. weisen auf eine Differenzierung nach Kosten hin. A ist der Indikator für den höchsten Ressourcenaufwand, B für den zweithöchsten etc.

4.3 Die Hauptdiagnose ist die Diagnose, die sich hauptsächlich für den Krankenhausaufenthalt verantwortlich zeigt. Nebendiagnosen sind alle weiteren Diagnosen, die bei Aufnahme vorhanden waren oder im Rahmen des Krankenhausaufenthalts entstehen.

4.4 »9er«-DRGs sind sog. »Fehler-DRGs«, die bei Datensätzen entstehen, die klinisch untypische oder ungültige Informationen enthalten. Insbesondere soll mit den Fehler-DRGs dem Anspruch nach einer vollständigen Zuweisung aller akutstationären Fälle in DRGs entsprochen werden.

4.5 Nein. Z weist auf eine nicht unterteilte (nicht gesplittete) DRG hin, A signalisiert eine Unterteilung. Eine DRG kann entweder unterteilt sein (A, …) oder eben nicht (Z), beides gleichzeitig ist nicht möglich.

4.6 Zwischen der unteren und der oberen Grenzverweildauer verläuft die Funktion linear, d. h. innerhalb dieses Korridors ist der Erlös identisch. Unterhalb der unteren Grenzverweildauer fällt die Funktion linear ab, d. h. pro Tag gibt es einen jeweils pro Tag identischen Abzug. Oberhalb der oberen Grenzverweildauer steigt die Funktion linear an. Die Steigung ist jedoch geringer als das Abfallen bei Unterschreitung der unteren Grenzverweildauer.

4.7 Die mittlere Verweildauer ist die durchschnittliche Anzahl an Belegungstagen, die ein Patient der entsprechenden Fallgruppe im Krankenhaus verbringt. Sie ist bei Verlegungen zwischen Krankenhäusern relevant. Wird die mittlere, kaufmännisch gerundete Verweildauer bei einer Verlegung nicht erreicht, sind im Regelfall sowohl beim verlegenden als auch beim aufnehmenden Krankenhaus Abschläge vorzunehmen.

4.8 Nein, dies ist nicht zwangsläufig der Fall. Voraussetzung dafür ist, dass die Behandlungskosten sich bei Vorhandensein der weiteren Diagnose spürbar von denen unterscheiden, die bei Patienten mit ansonsten gleichen Faktoren ohne diese zusätzliche Diagnose anfallen.

4.9.1 Die untere Grenzverweildauer wurde unterschritten, der erste Tag mit Abschlag ist Tag 8. Demnach sind 4 Tage Abschlag vorzunehmen. Das Effektivgewicht beträgt $5{,}255 - 4 \times 0{,}386 = 3{,}711$. Der Rechnungsbetrag beträgt $3{,}711 \times 3000 \text{€} = 11\,133\,\text{€}$.

4.9.2 Die mittlere, kaufmännisch gerundete Verweildauer beträgt 19 Tage. Es sind 5 Tage Abschlag zu verrechnen. Das Effektivgewicht beträgt $3{,}420 - 5 \times 0{,}096 = 2{,}940$. Der Rechnungsbetrag beträgt $2{,}940 \times 3000 \text{€} = 8820\,\text{€}$.

4.9.3 Bei einer anschließend durchgeführten Rehabilitation handelt es sich abrechnungstechnisch um eine Entlassung und nicht um eine Verlegung, sodass die untere und obere Grenzverweildauergrenze zu prüfen ist. Bei dem Patienten handelt es sich um einen »Inlier«, das Relativ- entspricht deshalb dem Effektivgewicht (hier: 3,370). Der Rechnungsbetrag lautet $3{,}370 \times 3000 \text{€} = 10\,110\,\text{€}$.

4.10 Aus rein ökonomischer Sicht ist eine Entlassung zum Zeitpunkt des Erreichens der unteren Grenzverweildauer sinnvoll, da dann bei wenigen kostenverursachenden Behandlungstagen das gesamte Entgelt ohne Erlösabschläge wegen Unterschreitung der unteren Verweildauergrenze in Rechnung gestellt werden kann. Zu bedenken ist jedoch die Gefahr einer Wiederaufnahme und der damit möglicherweise verbundenen Fallzusammenführung.

Bei Berücksichtigung medizinischer Aspekte ist eine Entlassung nach Erreichen der durchschnittlich mittleren Verweildauer vorzuziehen, da das Behandlungsergebnis zu diesem Zeitpunkt regelmäßig besser ausfallen wird als bei einem kürzeren Aufenthalt in der Klinik (z. B. abgeschlossene Wundheilung, Selbstversorgungsfähigkeit).

4.11 Krankenhäuser sind in den Fällen verpflichtet, eine Zusammenfassung der Falldaten und eine Neueinstufung in eine Fallpauschale vorzunehmen. Der Chefarzt geht hier nur auf einen Fall und auf diesen zudem unvollständig ein. Beim ersten Fall ist zu prüfen, ob der Patient innerhalb der oberen Grenzverweildauer wieder aufgenommen wird. Die obere Grenzverweildauer richtet sich nach der Zahl der Kalendertage, zählbar ab dem ersten Tag des unter die Zusammenfassung fallenden Krankenhausaufenthalts. Ist dieses Kriterium erfüllt, so wird eine Fallzusammenführung vorgenommen, wenn eine Einstufung in dieselbe Basis-DRG vorgenommen wird.

Im zweiten Fall ist eine Fallzusammenführung durchzuführen, wenn ein Patient innerhalb von 30 Kalendertagen ab dem Aufnahmedatum des ersten unter die Zusammenfassung fallenden Krankenhausaufenthalts wieder aufgenommen wird, er ferner innerhalb der gleichen Hauptdiagnosegruppe zunächst in die »medizinische Partition« oder »andere Partition« eingeordnet wurde und die anschließende Fallpauschale in die »operative Partition« einzugruppieren ist.

Der dritte Fall der Zusammenführung bezieht sich auf in den Verantwortungsbereich des Krankenhauses fallende Komplikationen im Zusammenhang mit der durchgeführten Leistung. Zeitlich begrenzt ist die Zusammenführung auf die obere Grenzverweildauer, wiederum bemessen nach der Zahl der Kalendertage ab dem Aufnahmedatum des ersten zu berücksichtigenden Krankenhausaufenthalts.
Eine Fallzusammenführung kommt in Betracht, wenn die zur Wiederaufnahme des Versicherten ins Krankenhaus führende Komplikation entweder durch einen Fehler der Ärzte oder Pflegekräfte bei der ersten stationären Behandlung verursacht worden ist oder sich als unvermeidbare, einem schicksalhaften Verlauf entsprechende Folge der Behandlung darstellt (Verantwortungsbereich des Krankenhauses), nicht aber, wenn die Komplikation auf einem unvernünftigen Verhalten des Versicherten beruht oder durch einen Dritten verursacht worden ist. Ein Verschulden des Krankenhauses ist demnach nicht zwingende Voraussetzung für die Fallzusammenführung, wie hier vom Chefarzt fälschlicherweise angenommen wird.

4.12 Primäre Fehlbelegung: Prüfungsinhalt ist die Frage, inwieweit eine vollstationäre Behandlung medizinisch notwendig gewesen ist, also inwiefern das Behandlungsziel nicht auch durch eine andere Behandlungsform erreicht werden hätte können.
Sekundäre Fehlbelegung: Geprüft wird, ob die Dauer des Krankenhausaufenthalts angemessen war.

4.13 Wahlleistungen sind vor der Erbringung schriftlich zu vereinbaren. Der Patient ist vor Abschluss der Vereinbarung schriftlich über die Entgelte der Wahlleistungen und deren Inhalt im Einzelnen zu unterrichten. Da dies bei P nicht der Fall ist, hat das Krankenhaus keinen Vergütungsanspruch für die wahlärztlichen Leistungen.

4.14 Die Gesetzlichen Krankenversicherungen, zu denen die Techniker Krankenkasse gehört, übernehmen nur die Kosten für die allgemeinen Krankenhausleistungen. Wahlärztliche Leistungen gehören nicht zu den allgemeinen Krankenhausleistungen und sind daher nicht durch die Techniker Krankenkasse erstattungsfähig.

5.1 Der Vorrang von ambulanten vor stationären Leistungen ist im § 39 SGB V verankert. Versicherte haben demnach nur Anspruch auf vollstationäre Behandlung in einem Krankenhaus, wenn die Aufnahme nach Prüfung durch das Krankenhaus erforderlich ist, weil das Behandlungsziel nicht durch teilstationäre, vor- und nachstationäre oder ambulante Behandlung einschließlich häuslicher Krankenpflege erreicht werden kann. Die ambulante Versorgung ermöglicht bei richtiger Planung eine schnelle und qualitativ hochwertige Versorgung in den verschiedenen Fachrichtungen. Sie ist im Einzelfall flexibler (z. B. kürzere und flexiblere Behandlungszeiten), kostengünstiger (kostenintensive Infrastruktur eines Krankenhauses muss nicht finanziert werden) sowie direkter und wohnortnaher für den Patienten (kürzere Wege zur Praxis, Möglichkeit von Hausbesuchen).

5.2 Medizinische Versorgungszentren (MVZs) sind nach § 95 Abs. 1 SGB V fachübergreifende ärztlich geleitete Einrichtungen, in denen Ärzte als Angestellte oder Vertragsärzte tätig sind.

Medizinische Versorgungszentren eröffnen Krankenhäusern die Möglichkeit, in den ambulanten Bereich vorzudringen. Damit kann der zunehmenden Ambulantisierung von Leistungen und der geforderten Verzahnung der Behandlung über die Sektorengrenzen hinweg besser Rechnung getragen werden. Der eintretende Nachfrageverlust durch den Wegfall bestimmter stationärer Leistungen kann so teilweise kompensiert werden. Mit der Vernetzung von personellen und apparativen Strukturen des Krankenhauses und des MVZ soll eine Optimierung der Kostenstruktur erfolgen. MVZs ermöglichen es darüber hinaus, einen Teil der prä- und postoperativen Leistungen in das MVZ zu verlagern. Kostenintensive stationäre Behandlungstage können so vermieden werden. Zudem dienen sie der Absicherung von Zuweisungen. Ärzte eines von einem Krankenhaus betriebenen MVZ werden im Normalfall auch eine Behandlung im eigenen Krankenhaus empfehlen. Nach der stationären Behandlung kann eine Rückführung in den ambulanten Bereich sichergestellt werden, dies trägt ebenso zur Erlösabsicherung bei.

5.3 Im Rahmen einer Chefarztambulanz kann der Chefarzt gesetzlich versicherte Patienten nur behandeln, wenn er über eine Ermächtigung zur Versorgung von Kassenpatienten verfügt. Liegt diese nicht vor, kann er nur Privatpatienten behandeln.

6.1 Das Krankenhauscontrolling ist analog zum Controlling in anderen Wirtschafts- und Industrieunternehmen für die betriebswirtschaftliche Planung, Steuerung und Kontrolle sowie für die Informationsversorgung des Krankenhauses zuständig. Die zuständige Organisationseinheit ist meistens mit betriebswirtschaftlich ausgebildeten Mitarbeitern besetzt und im Bereich Finanz- und/oder Rechnungswesen des Krankenhauses angesiedelt. Eine Kernaufgabe des Krankenhauscontrollings ist traditionell die Kostenrechnung sowie die Zusammenstellung allgemeiner Informationen über die erbrachten Leistungen (Anzahl Patienten, Verweildauer usw.). Ein umfassendes Krankenhauscontrolling erfordert allerdings darüber hinaus medizinische Prozessinformationen (z. B. Diagnosen,

Prozeduren, sonstige Informationen über den Gesundheitszustand des Patienten usw.), welche ohne umfassende medizinische Fachkenntnisse nicht ermittelt oder interpretiert werden können. Diese Aufgabe erfüllt das Medizincontrolling, das sich hauptsächlich mit der Struktur-, Prozess- und Ergebnisqualität der medizinischen Leistungsprozesse im Krankenhaus beschäftigt. Vor allem bei der jährlichen Umsatzplanung und den Budgetverhandlungen mit den Kostenträgern besteht eine enge Verzahnung zwischen kaufmännischen und medizinischen Inhalten.

6.2 Im Bereich der DRG-Erlöse stellt sich die Problematik der internen Verteilung der Erlöse immer dann, wenn ein Patient intern verlegt worden ist, da in diesen Fällen gegenüber dem Kostenträger nur eine Fallpauschale abgerechnet werden kann. Sobald an einer Behandlung mehr als eine Fachabteilung beteiligt ist, stellt sich die Frage, wer welchen Anteil an der erzielten DRG erhält. Eine tagesgleiche Aufteilung wäre zwar einfach, würde aber in vielen Fällen – gerade bei operierten und/oder intensivüberwachten Patienten – eine Fehlverteilung mit sich bringen. Für die Lösung dieses Problems wurden in der Literatur verschiedene Ansätze und Modelle diskutiert, die sich grundlegend unterscheiden. Als relativ einfach umsetzbare und pragmatische Lösung hat sich die Methode der aufwandskorrigierten Verweildauer (AKVD) etabliert. Den Ausgangspunkt bildet dabei die Berechnung von sogenannten »Abteilungs-Case-Mix-Indizes ohne interne Verlegungen«. Dazu werden für jede Fachabteilung die effektiven Bewertungsrelationen ihrer nicht intern verlegten Patienten aufsummiert und durch die Anzahl der Behandlungsfälle dividiert. Dieser Abteilungs-CMI stellt den durchschnittlichen Behandlungsaufwand für die ausschließlich in dieser Abteilung behandelten Patienten dar. Anschließend werden für jeden intern verlegten Fall die sogenannten Äquivalenzverweildauern bestimmt, indem die fachabteilungsbezogenen Liegestunden je Fall mit dem jeweiligen Abteilungs-CMI bewertet werden. Die fachabteilungsbezogenen Äquivalenzverweildauern je Fall werden dann in Relation zur Gesamtsumme der Äquivalenzverweildauern eines Falls gesetzt, um den prozentualen Erlösanteil je Fachabteilung für den betrachteten Fall zu erhalten.

6.3 Unter Case Mix (CM) versteht man die Summe aller Effektivgewichte der Patienten, die innerhalb eines definierten Zeitraums (z.B. Jahr) in einer Abteilung oder im Krankenhaus behandelt wurden. Der Wert von 7446 bedeutet, dass die Behandlung aller Patienten der »Klinik am Stadtpark« ökonomisch genauso aufwändig ist, wie die Behandlung von 7446 »Standardpatienten« mit einem Kostengewicht von 1,0.

Case Mix Index (CMI) ist der Fallschwereindex einer Abteilung oder eines Krankenhauses in einem definierten Zeitraum. Er errechnet sich als Quotient aus dem Case Mix und der Fallzahl. Ergebnis ist die durchschnittliche ökonomische Fallschwere eines Behandlungsfalls. Ein CMI von 0,85 sagt aus, dass in der »Klinik am Stadtpark« behandelte Patienten durchschnittlich mit einem Gewicht von 0,85 abgerechnet wurden, also um 15 % kostengünstiger in der Behandlung waren, als »Standardpatienten« mit einem Kostengewicht von 1,0.

Die Fallzahl und die Verweildauer kann wie folgt berechnet werden:

$$\text{CMI} = \text{CM} / \text{Fallzahl}$$
$$0,85 = 7446 / \text{Fallzahl}$$
$$\text{Fallzahl} = 8760$$

7.1 Der Bedarf in Minuten beträgt 18,5 Minuten × 5000 Leistungen pro Monat × 12 Monate = 1 110 000 Minuten (entspricht 18 500 Stunden).

Eine Vollzeitkraft leistet netto 250 Arbeitstage, also 2000 Stunden. Unter Berücksichtigung der Ausfallzeit verbleiben brutto 2000 Stunden × 0,8235 = 1647 Stunden.

Die notwendige VK-Zahl beträgt daher 18 500 Stunden / 1647 Stunden je VK = 11,23 VK.

7.2

$$\text{CMI (Kernleistungen)} = 4050 \,€ / 2700 \,€ = 1,5$$
$$\text{CMI (weitere Leistungen)} = 3,0 - 1,5 = 1,5$$

Für die Berechnung des Korrekturfaktors I muss zunächst der effektive CMI der »Klinik am Stadtpark« bestimmt werden:

$$\text{CMI} = \text{CM-Punkte} / \text{Fallzahl} = 1650 / 500 = 3,3$$
$$\text{Korrekturfaktor I} = (3,3 - 1,5) / 1,5 = 1,2$$
$$\text{Korrekturfaktor II} = 3000 / 2700 = 1,111$$
$$\text{Budget für 500 Fälle} = 700 \,€ × 1,2 × 1,111 × 0,15 × 500 = 69 993 \,€$$
$$\text{Gegenfinanzierte VK-Stellen} = 69 993 \,€ / 72 500 \,€ = 0,97 \text{ VK}$$

7.3 Beim Bereitschaftsdienst kann der Arbeitgeber bestimmen, wo sich der Arbeitnehmer aufzuhalten hat, während bei der Rufbereitschaft der Arbeitnehmer seinen Aufenthaltsort frei wählen kann (z. B. zu Hause). Er muss lediglich erreichbar sein (bspw. telefonisch) und in einer angemessenen Zeit die Tätigkeit an der Arbeitsstätte aufnehmen können. Während die gesamte Bereitschaftszeit als Arbeitszeit anzusehen ist, gilt bei der Rufbereitschaft nur die Zeit der tatsächlichen Beanspruchung als Arbeitszeit.

7.4 Anders als bei der Pflege, bei der die Motivation zu Fortbildungen bei jedem einzelnen Mitarbeiter liegt, besteht im ärztlichen Bereich eine rechtliche Verpflichtung zur regelmäßigen Fortbildung. Der Gemeinsame Bundesausschuss (G-BA) hat auf Basis des § 95d SGB V verbindliche Regelungen über die Fortbildungspflicht von Ärzten getroffen. Diese gelten sowohl für niedergelassene Ärzte als auch für alle in Krankenhäusern angestellte Ärzte. Kommt man als Arzt diesen nicht nach, muss der Krankenhausarzt derzeit noch mit keinen Sanktionen rechnen. Anders der Niedergelassene: Ärzte, die bis zum Ablauf des Nachweiszeitraums die vorgeschriebene Fortbildung nicht oder nicht vollständig nachweisen können, müssen mit Honorarkürzungen seitens der Kassenärztlichen Vereinigung rechnen. Parallel dazu haben sie zwei Jahre Zeit, ihre Fortbildung nachzuholen. Können sie auch dann die vollständige Erfüllung der Fortbildungsverpflichtung nicht nachweisen, droht ein Entzug der Zulassung.

8.1

Situation vor Verweildauerreduktion

200 Betten

85 % Auslastung

Durchschnittliche Verweildauer: 8 Tage

Maximal mögliche Belegungstage:

200 × 365 Tage	73 000	
Bei 85 %iger Belegung	62 050	
Anzahl Patienten bei		
durchschnittlicher VWD von 8 Tagen	7756	(Rechenweg: 62 050 / 8)

Situation nach Verweildauerreduktion

Szenario 8.1.1

Fallzahl in gleichen Kapazitäten bei

VWD-Reduktion auf 7 Tage	8864	(Rechenweg: 62 050 / 7)
Mehrfälle	1108	(Rechenweg: 8864 – 7756)
CMI lt. Aufgabenstellung	0,85	
Basisfallwert (lt. Aufgabenstellung)	3000	
Mögliche Mehrerlöse	**2 825 491 €**	

Szenario 8.1.2

Belegungstage bei VWD-Reduktion um

1 Tag auf 7 Tage	54 294	(Rechenweg: 7756 × 7)
Eingesparte Belegungstage	7756	(Rechenweg: 62 050 – 54 294)
Mögliche Belegungstage einer 25-Betten-Station mit 85 %iger Belegung	7756	(Rechenweg: 25 Betten × 365 Tage × 85 %)

→ Verweildauerreduktion um einen Tag ermöglicht Schließung einer kompletten Station

Eingesparte Personalkosten

12 Vollkräfte à 50 T € Bruttopersonalkosten	**600 000 €**

Durch die Verweildauerreduktion um durchschnittlich einen Tag kann die »Klinik am Stadtpark« einen theoretischen Mehrumsatz von ca. 2,8 Mio. € in den gleichen Ressourcen generieren bzw. allein im pflegerischen Bereich durch Stationsschließung eine Kosteneinsparung in Höhe von ca. 600 T € realisieren.

8.2 Das Integrierte Aufnahmekonzept sieht die zentrale Betten- und Belegungsplanung sowie eine strikte Trennung von Elektiv- und Notfallpatienten vor. Es umfasst die Organisationseinheiten zentrales Belegungsmanagement, elektive Patientenaufnahme und Notaufnahme. Dieses Konzept hat vielfältige Vorteile, u. a.

die Verkürzung der Wartezeiten in der Notaufnahme, die optimale präoperative Vorbereitung von stationären Patienten sowie die Verkürzung der Verweildauer.

8.3 Die perioperative Behandlungseinheit ist eine Organisationsstruktur, die sich in unmittelbarer Nähe zum Reinraumbereich des OPs befindet. Hier können Patienten für die Operation vorbereitet werden und von dort direkt in den Schleusenbereich gebracht werden. Dies ermöglicht es, Tätigkeiten, die bislang auf Station (Prüfung der Unterlagen, Rasur, Prämedikation) durchgeführt wurden, räumlich in die Nähe des OPs zu verlagern, bzw. Aktivitäten, die bislang erst im Bereich der Einleitung (Zugang legen, Medikamente verabreichen) stattfanden, zeitlich vorzuverlagern. Damit gelingen neben der Entlastung der Stationsbereiche reibungslose Abläufe im OP ohne unnötige Wartezeiten bei Schleuse oder Narkoseeinleitung. Die perioperative Behandlungseinheit unterscheidet sich von der Holding Area dadurch, dass dort auch ärztliche Leistungen durchgeführt werden.

8.4 Nein, gemäß § 60 Abs. 1 SGB V übernimmt die Krankenkasse die Kosten für Fahrten einschließlich der Krankentransporte nur dann, wenn sie a) im Zusammenhang mit bestimmten Leistungen der Krankenkasse und b) aus zwingenden medizinischen Gründen notwendig sind. Letzteres trifft für den vorliegenden Fall nicht zu. Die Patientin muss sich daher von ihren Angehörigen abholen lassen oder auf eigene Kosten ein Taxi rufen.

9.1

SWOT-Analyse		
Interne Analyse	**S**	**Stärken**
		• Eigene Gesellschaft für zentrale Dienste kann genutzt werden • Schnelle medizinische Versorgung der Bewohner kann gewährleistet werden • Bestehendes Projektmanagement und Qualitätsmanagement in der Klinik • Teile der potenziellen Zielgruppe sind aus dem Krankenhaus bekannt
	W	**Schwächen**
		• Keine Managementerfahrung in der Pflege • Keine eigene Ausbildung von Altenpflegern • Bislang sind keine Altenpfleger im Krankenhaus beschäftig
Externe Analyse	**O**	**Chancen**
		• Anstieg der Pflegebedürftigkeit • Höhere Lebenserwartung • Abnehmende familiäre Pflege
	T	**Risiken**
		• Steigende Wettbewerbsintensität durch Ausweitung der stationären Pflegekapazitäten • Fachkräftemangel in der Pflege • Unsicherheit bezüglich künftiger Gesetzgebung und Finanzierung

9.2 *Gesetz gegen unlauteren Wettbewerb (UWG):* Ein Mitarbeiter der »Klinik am Stadtpark« behauptet in Gesprächen mit Einweisern wahrheitswidrig, eine Konkurrenzklinik stehe kurz vor der Insolvenz. Man könne sich daher nicht sicher sein, ob dort die Patienten noch ordnungsgemäß versorgt werden.

Heilmittelwerbegesetz (HWG): Die »Klinik am Stadtpark« wirbt auf ihrer Homepage mit einer Fernbehandlung durch einen ihrer Chefärzte mit dem ausdrücklichen Hinweis, dass via E-Mail eine individuelle Diagnose und Therapieempfehlungen übermittelt werden könnten, ohne dass ein persönlicher Kontakt erforderlich wäre.

Ärztliches Standesrecht (MBO): Die »Klinik am Stadtpark« bezeichnet einen seit 2 Wochen für sie tätigen Oberarzt auf der Homepage als ausgewiesenen, langjährigen und erfahrenen Spezialisten für Endoprothetik, obwohl dieser in seiner bisherigen Berufstätigkeit kaum endoprothetisch gearbeitet hat.

Gesetz gegen Wettbewerbsbeschränkungen (GWB): Mit mehreren orthopädischen Arztpraxen spricht die »Klinik am Stadtpark« garantierte Zuweisungen ab. Für jede Zuweisung bezahlt die Klinik 100 € an die Praxis.

Telemediengesetz: Die »Klinik am Stadtpark« verzichtet auf ein Impressum auf ihrer Homepage.

9.3 Bei der Marktdurchdringung werden bestehende Märkte mit bereits bestehenden Leistungen bearbeitet. Vorhandene Leistungen sollen folglich vermehrt abgesetzt werden, um den eigenen Marktanteil zu steigern. Bei der Marktentwicklung werden bestehende Leistungen auf *neuen* Märkten angeboten (z. B. ausländische Patienten). Es sollen neue Kundenpotenziale erschlossen werden.

Beispiele für Marktdurchdringungsmaßnahmen sind die Veranstaltung eines Tags der offenen Tür oder die Überarbeitung der klinikeigenen Homepage mit dem Ziel, diese patientenfreundlicher und informativer zu gestalten.

9.4 Vorteile:

- Ermöglicht die Erhebung sehr aktueller Informationen
- Die direkte Eingabe von Antworten in die EDV ermöglicht eine schnelle Auswertung der Befragung
- Nachfragen bei Unklarheiten (über gestellte Fragen oder gegebene Antworten) sind möglich
- Persönlicher Kontakt zeigt Wertschätzung gegenüber dem Zuweiser

Nachteile:

- Zuweiser sind telefonisch möglicherweise oftmals schwer erreichbar
- Verzerrungen durch die Person des Telefoninterviewführers sind nicht auszuschließen
- Bei Anruf zu ungünstigen Zeiten werden die Fragen nicht oder nur widerwillig und ungenau beantwortet
- Zuweiser kann sich nicht wie bei einer schriftlichen Befragung länger Gedanken über Antworten machen

Bei geschlossenen Fragen wird die Frage so formuliert, dass der Befragte zwischen mindestens 2 Antwortalternativen entscheiden kann.

Bitte beurteilen Sie die Qualität des Arztbriefs, den Sie aus unserer Klinik erhalten haben. Kreuzen Sie die zutreffende Note mit × an:

	sehr gut 1	2	3	4	schlecht 5
Inhalt	☐	☐	☐	☐	☐
Zeitpunkt des Erhalts	☐	☐	☐	☐	☐
Umfang	zu lang ☐	richtig ☐		zu kurz ☐	

Bei offenen Fragen sind dagegen keine Antwortmöglichkeiten vorgegeben, z. B.:

»Welche Anregungen und Verbesserungsvorschläge haben Sie bezüglich der Zusammenarbeit zwischen Ihrer Praxis und unserer Klinik?«

9.5 Obwohl Krankenhäuser standortgebundene Dienstleistungen anbieten, darf die Bedeutung der Distributionspolitik nicht unterschätzt werden. Infolge der Standortgebundenheit haben die Erreichbarkeit der Klinik (z. B. durch eine gute Straßen- und Busanbindung) und ein ausreichendes Parkplatzangebot zentrale Bedeutung. Zudem sollte der Zugang des Patienten durch eine durchdachte Empfangs- und Aufnahmesituation optimiert werden. Beispiele sind Terminabsprachen, angemessene Wartezeiten sowie ein ansprechendes Ambiente im Aufnahmebereich. Eine angemessene »Lieferzeit« ist ein weiteres Ziel distributionspolitischer Überlegungen. Vereinbarte Termine sollten so weit wie möglich eingehalten werden (z. B. keine Terminverschiebungen), Wartezeiten sollten minimiert werden (z. B. unnötiges Warten im Aufnahmebereich), zudem sollte die Geschwindigkeit interner Abläufe eine optimierte Behandlungszeit ermöglichen.

Distributionspolitische Überlegungen beschäftigen sich überdies mit der Anbindung von externen Partnern wie ärztlichen Zuweisern oder dem Rettungsdienst. Mögliche Ansätze sind interdisziplinär und intersektoral abgestimmte Behandlungspfade.

Auch Kooperationen mit anderen Krankenhäusern sind oftmals Bestandteil der Distributionspolitik, etwa wenn ein Facharzt der Klinik Leistungen in einem anderen Haus erbringt.

9.6 Patientenzufriedenheit ermöglicht einerseits die Bindung von Patienten an das Haus. Im Falle einer erneuten Notwendigkeit eines stationären Aufenthalts steigt die Wahrscheinlichkeit, dass zufriedene Kunden sich wiederum für das Krankenhaus entscheiden.

Zufriedene Patienten melden andererseits teilweise ihre Erfahrungen an ihren einweisenden Arzt zurück. Auf Basis der positiven Feedbacks steigt die Bereitschaft des Arztes, weiter in die Klinik zu überweisen oder die Zahl die Einweisungen sogar zu erhöhen.

Patienten berichten Angehörigen und Bekannten von positiven Erfahrungen. Wenngleich über positive Erlebnisse seltener berichtet wird als über negative, so tragen diese positiven Anmerkungen über den Aufenthalt dazu bei, das Bild bei anderen, potenziellen Nachfragern im Sinne des Krankenhauses zu beeinflussen.

10.1 Folgende Elemente sind für Krankenhäuser verpflichtend:

- Einführung eines internen Qualitätsmanagements
- Beteiligung an Maßnahmen der einrichtungsübergreifenden (externen) Qualitätssicherung (§ 135a SGB V)
- Veröffentlichung eines jährlichen Qualitätsberichts

Darüber hinaus gibt es rechtliche Verpflichtungen zur Ernennung zahlreicher Beauftragter für unterschiedliche Sachverhalte.

Eine gesetzliche Pflicht zur Zertifizierung besteht nicht, ist aber eine Möglichkeit, das eingeführte interne Qualitätsmanagement einer externen Überprüfung zu unterziehen.

Viele Krankenhäuser haben in den letzten Jahren freiwillig ein klinisches Risikomanagement, z. B. die Einführung eines Critical Incident Reporting Systems, umgesetzt.

10.2 Der »Hippokratische Eid« stammt aus der Zeit von ca. 400 vor Christus. Er regelt die ärztliche Schweigepflicht. Dinge, welche im Zusammenhang mit der Behandlung eines Patienten stehen, dürfen nicht »ausgeplaudert werden«. Entgegen allgemeiner Annahmen müssen heutige Ärzte diesen Eid aber nicht formell ablegen. Die standesrechtliche Regel des »Hippokratischen Eids« wurde in den Berufsordnungen der Landesärztekammern in moderner Formulierung fortgeschrieben, welche sich inhaltlich auf eine Musterberufsordnung (MBO-Ä) der Bundeärztekammer zurückführen lassen. Hier regelt § 9 MBO-Ä die ärztliche Schweigepflicht.

11.1 Wichtig ist, den genauen Bedarf zu definieren, d. h. die Anforderungen an das Produkt (Was muss die Pumpe genau können?) müssen festgelegt werden. Ein zentrales Kriterium der Lieferantenauswahl ist folglich, dass der Lieferant Pumpen anbieten kann, die die Erwartungen erfüllen.

Die Kosten stellen ein zweites Merkmal der Auswahl dar. Dazu gehören die Kosten für die Pumpe, das benötigte Zubehör, Kosten für die Einweisung der Mitarbeiter sowie Folgekosten (z. B. Stundensätze für Leihgeräte, Ersatzteilkosten).

Als Drittes sollten die Lieferbedingungen analysiert werden. Betrachtet werden bspw. die Lieferzeit, ggf. bestehende Mindestbestellmengen oder die Möglichkeit der Rücknahme von Verpackung durch den Lieferanten.

Ein viertes Kriterium stellen Zusatzleistungen dar. Fragen sind z. B.: Bietet der Hersteller eine 24 h-Hotline (sofern gewünscht)? Hat er einen stabilen Außendienst?

Interessant kann zudem die Frage sein, ob der Lieferant eine probeweise Überlassung von Geräten anbietet und wenn ja, zu welchen Konditionen. Die Klinik hätte so die Möglichkeit, die Pumpen auszuprobieren und bei Unzufriedenheit einen anderen Anbieter zu wählen.

11.2 Der Sicherheitsbestand ist die Menge eines Gutes, die aus Sicherheitsgründen immer auf Lager sein sollte. Infolge der Unsicherheit über die Schätzung des zukünftigen Bedarfs kann es zu Bedarfsschwankungen kommen. Übersteigt der tatsächliche Bedarf den prognostizierten, so treffen möglicherweise nachbestellte Artikel zu spät ein, sodass es zu Fehlmengen kommt. Zudem kann es auch zu Lieferverzögerungen kommen, die ohne ausreichenden Sicherheitsbestand zu Fehlmengen führen.

11.3 Zwei typische Defizite im Krankenhauseinkauf sind:

1. Es werden zu viele verschiedene Artikel eingekauft (fehlende Standardisierung).
2. Es wird bei zu vielen Lieferanten gekauft (unzureichende Bündelung des Einkaufs).

Beide Defizite führen zu spürbaren Wirtschaftlichkeitsdefiziten im Einkauf. Die fehlende Standardisierung führt dazu, dass von Produkten unterschiedlichste Varianten in kleinen Mengen gekauft werden und so Preisvorteile, die beim Bezug größerer Mengen vom gleichen Artikel entstehen, nicht realisiert werden. Ein gleiches Bild ergibt sich durch den Bezug bei zu vielen Lieferanten. Wird das Einkaufsvolumen auf wenige Lieferanten fokussiert, ist das Erreichen deutlich besserer Konditionen möglich.

Durch eine Reduktion der Artikel- und Lieferantenzahl lassen sich weiterhin Prozesskosten einsparen, da Bestellvorgänge vereinfacht und mengenmäßig reduziert werden können.

11.4

- Indirekte Beschaffungskosten werden zunehmend in die Überlegungen mit einbezogen. Hierunter fallen die Prozesskosten, die mit Bestellung, Logistik und Lagerung verbunden sind. Die papiergestützte Bearbeitung wird zunehmend durch elektronische Lösungen ersetzt.
- Es findet eine systematische Überprüfung der Lieferantenbeziehungen statt, mit dem Ziel, die Anzahl an Lieferanten zu reduzieren und mittelfristig partnerschaftliche Beziehungen zu ausgewählten Lieferanten aufzubauen.
- Einkaufsvolumina werden gebündelt, dies kann durch Standardisierung des Artikelsortiments im eigenen Haus erfolgen, aber auch durch einen Anschluss an eine Einkaufsgemeinschaft.

- Lieferanten entwickeln sich zunehmend zu Partnern mit umfassendem Produkt- und Serviceangebot, z.B. Vendor Managed Inventory.
- Die Standardisierung des Artikelsortiments und der Prozesse in der Beschaffung wird weiter vorangetrieben.
- Die Einflussnahme der Industrie auf die Beschaffungsentscheidungen wird durch eine Professionalisierung des Einkaufs und durch Standardisierung weiter zurückgehen.

11.5 Das Modulschranksystem ist ein System zur Steuerung des Materialnachschubs nach dem Pull-Prinzip, mit dem Ziel, die Bevorratung möglichst gering zu halten. Modulschränke bestehen aus einem Entnahmefach und einem dahinterliegenden Reservefach. Sobald der letzte Artikel aus dem Entnahmefach entnommen wird, wird das Etikett, welches sich auf dem Reservefach befindet, auf die Bestellleiste gesteckt (»zu bestellen«, obere Leiste). Zudem wird der Bestand des Reservefachs in das Entnahmefach überführt. Ein Versorgungsassistent oder externer Dienstleister besucht in definierten Abständen die Stationen, scannt das Etikett an der oberen Bestellleiste ein und löst somit eine Bestellung des Artikels aus. Das Etikett von der oberen Leiste wird im Anschluss an die untere Leiste (»bestellt«) gesteckt. Dadurch ist ersichtlich, dass der Bestellvorgang ausgelöst wurde. Bei Eingang der Lieferung werden die Fächer des Modulschranks durch den Versorgungsassistenten oder den externen Dienstleister aufgefüllt. Als letzter Schritt wird das Etikett von der unteren Leiste (»bestellt«) abgenommen und wieder am Reservefach befestigt.

Vorteile des Modulschranksystems sind:

- Gewährleistung einer optimalen Verfügbarkeit von Materialien auf den Stationen
- Optimierung der Lagerbestände
- Geringere Wahrscheinlichkeit von Fehlmengen
- First-in-first-out-System reduziert die Gefahr des Verfalls von Produkten
- Einsatz von Versorgungsassistenten oder eines externen Dienstleisters entlastet das pflegerische Personal von patientenfernen Tätigkeiten

11.6 Der »Total Cost of Ownership«-Ansatz basiert auf der Überlegung, dass im Einkauf nicht nur die Kosten des Beschaffungsguts betrachtet werden sollten, sondern die Gesamtkosten, die bei der Anschaffung (z.B. Installationskosten, Kosten für Einweisung), Nutzung (z.B. Energiekosten, Wartungskosten, Kosten für Ersatzteile) und im Zeitraum nach der Nutzung (z.B. Entsorgungskosten) entstehen. Die Gesamtkosten eines Guts können die Anschaffungskosten um ein Vielfaches übersteigen. Vermeintlich auf den ersten Blick billigere Alternativen können sich bei der TCO-Betrachtung als teurer herausstellen als andere Produkte mit einem höheren Anschaffungspreis.

11.7 Die Alternativen können mithilfe des Kapitalwerts verglichen werden:

Jahr	Eigenkauf	Zahlung je Anwendung
0	$5 \times -1800\,€ = -9000\,€$	$0\,€$
1	$(350 \times -12{,}30\,€ - 200\,€) / 1{,}04 =$ $-4331{,}73\,€$	$(350 \times -19{,}30\,€) / 1{,}04 = -6495{,}19\,€$
2	$(350 \times -12{,}30\,€ - 200\,€) / 1{,}04^2 =$ $-4165{,}13\,€$	$(350 \times -19{,}30\,€) / 1{,}04^2 = -6245{,}38\,€$
3	$(350 \times -12{,}30\,€ - 200\,€) / 1{,}04^3 =$ $-4004{,}93\,€$	$(350 \times -19{,}30\,€) / 1{,}04^3 = -6005{,}17\,€$
4	$(350 \times -12{,}30\,€ - 200\,€ - 250\,€) /$ $1{,}04^4 = -4064{,}59\,€$	$(350 \times -19{,}30\,€) / 1{,}04^4 = -5774{,}20\,€$
5	$(350 \times -12{,}30\,€ - 200\,€ - 250\,€) /$ $1{,}04^5 = -3908{,}26\,€$	$(350 \times -19{,}30\,€) / 1{,}04^5 = -5552{,}12\,€$
Summe	**-29 474,64 €**	**-30 072,06 €**

Die »Klinik am Stadtpark« sollte die Geräte selbst erwerben, da diese Alternative günstiger ist.

11.8

$$\text{Optimale Bestellmenge} = -\sqrt{\frac{200 \times 40 \times 3600}{10 \times 8}} = 600$$

- Monatlicher Verbrauch = Jahresverbrauch / 12 = 3600 / 12 = 300
- Tagesverbrauch = monatlicher Verbrauch / 30 = 300 / 30 = 10
- Sicherheitsbestand = Anzahl der Tage, für die der Bestand reichen soll × Tagesverbrauch = 4 × 10 = 40
- Bestellungen pro Jahr = Jahresverbrauch / optimale Bestellmenge = 3600 / 600 = 6
- Lagerbestand bei Bestellung = Verbrauch während der Lieferfrist + Sicherheitsbestand = 5 × 10 + 40 = 90
- Durchschnittlicher Lagerbestand = (Endbestand + Anfangsbestand) / 2

Der Endbestand ist der Bestand, der bei Eingang der Lieferung noch auf Lager ist. Der Anfangsbestand entspricht dem Endbestand zuzüglich der eingegangenen Menge (in Höhe der optimalen Bestellmenge). Folglich ergibt sich:

(Sicherheitsbestand + Sicherheitsbestand + Optimale Bestellmenge) / 2
= (40 + 40 + 600) / 2 = 340

Gesamtkosten = Beschaffungskosten + Lagerhaltungskosten	
Beschaffungskosten	**Lagerhaltungskosten**
Kosten je Bestellung $\times$ Anzahl der Bestellungen $= 40\,€ \times 6 = 240\,€$	Durchschnittlicher Lagerbestand $\times$ Stückkosten $\times$ Lagerkostensatz $= 340 \times 8\,€ \times 0{,}1 = 272\,€$
Gesamtkosten = 512 €	

Anhang: Beauftragtenliste

Beauftragter	(Gesetzliche) Grundlage
Abfallbeauftragter	Kreislaufwirtschafts- und Abfallgesetz
Ärztliche Ansprechpartner bei Patienten mit Erkrankungen durch chemische Stoffe oder Produkte	Chemikaliengesetz
Aufzugswärter Aufzugsverordnung	Verordnung zum Geräte- und Produktsicherheitsgesetz (Aufzugsverordnung)
Ausbilder für Lehrlinge	Handwerksordnung
Ausbildungsbeauftragter Auszubildende	Berufsbildungsgesetz (BBiG)
Baustellenkoordinator/Koordinator für Baumaßnahmen	Landesbauordnung für das Land Schleswig-Holstein in Verbindung mit dem Arbeitsschutzgesetz
Beauftragter für biologische Sicherheit	Gentechnik-Sicherheitsverordnung
Begasungsleiter	Gefahrstoffverordnung
Behindertenvertreter (Vertrauensmann ArbN)	Sozialgesetzbuch IX
Betriebsarzt	Gesetz über Betriebsärzte, Sicherheitsingenieure und andere Fachkräfte für Arbeitssicherheit
Betriebsbeauftragter Gewässerschutz	Wasserhaushaltsgesetz
Betriebsbeauftragter Immissionsschutz	Bundesimmissionsschutzgesetz
Brandschutzbeauftragter	Arbeitsschutzgesetz
Datenschutzbeauftragter	Bundesdatenschutzgesetz
DRG-Beauftragter	Keine gesetzliche Verpflichtung, u. U. Betriebsvereinbarung
Ersthelfer außerbetrieblich	U. a. Arbeitsschutzgesetz
Fachkraft für Arbeitssicherheit	Gesetz über Betriebsärzte, Sicherheitsingenieure und andere Fachkräfte für Arbeitssicherheit
Gefahrgutbeauftragter	Gefahrgutbeauftragtenverordnung

Beauftragter	(Gesetzliche) Grundlage
Gefahrstoffbeauftragter	Abgeleitet aus GefahrstoffVO, Chemikalien-Verbotsverordnung
Gewässerschutzbeauftragter	Wasserhaushaltsgesetz
Gleichstellungsbeauftragter GstG/Stelle für AGG	Gleichstellungsgesetz
HACCP-Beauftragter	Lebensmittelhygieneverordnung
Hygienebeauftragter Arzt	Richtlinie zur Krankenhaushygiene und Infektionsprävention
Hygienefachkraft	U. a. Richtlinie zur Krankenhaushygiene und Infektionsprävention
Immissionsschutzbeauftragter	Verordnung über Immissionsschutz- und Störfallbeauftragte
Kesselwärter	Dampfkesselverordnung
Koordinator Umweltschutz	Keine direkte Grundlage, wenn, nur nach EMAS II
Laserschutzbeauftragter BGV B 2	Bisherige UVV – VBG 93
Laserschutzverantwortlicher BGV B 2	Bisherige UVV – VBG 93
Medizingeräteverantwortlicher MPG, MPBetreibV	Medizinproduktegesetz
Notfallbeauftragter	Keine gesetzliche Verpflichtung, u. U. Betriebsvereinbarung
Qualitätsbeauftragter	Keine gesetzliche Verpflichtung, Verpflichtung für einen Teilnehmer an ISO 9001, KTQ o. a.
Schwerbehindertenbeauftragter	Schwerbehindertengesetz
Sicherheitsbeauftragter	Sozialgesetzbuch
Störfallbeauftragter Störfall-Verordnung	Verordnung zur Durchführung des Bundes-Immissionsschutzgesetzes
Strahlenschutzbeauftragter und Strahlenschutzverantwortlicher nach Röntgenverordnung RöV	Röntgenverordnung
Strahlenschutzbeauftragter und Strahlenschutzverantwortlicher nach Strahlenschutzverordnung StrlSchV	Strahlenschutzverordnung
Suchtbeauftragter BetrVG	Betriebsverfassungsgesetz
Tierschutzbeauftragter TierSchG	Tierschutzgesetz
Transfusionsbeauftragter TFG	Transfusionsgesetz (TFG)

Beauftragter	(Gesetzliche) Grundlage
Transfusionsverantwortlicher Arzt TFG	Transfusionsgesetz (TFG)
Transplantationsbeauftragter	Gesetz zur Ausführung des Transplanta-tionsgesetzes (AGTPG)
Umweltmanagementbeauftragter	Keine gesetzliche Verpflichtung, Ver-pflichtung für einen Teilnehmer an ISO 14001, EMAS o. a.

Literaturverzeichnis

107. Deutscher Ärztetag: (Muster-)Satzungsregelung Fortbildung und Fortbildungszertifikat (2004) Beschlussprotokoll des 107. Deutschen Ärztetages 2004: TOP-II Fortbildungsnachweis.

Augurzky B., Krolop S., Hentschker C., Pilny A., Schmidt C.M. (2013) Krankenhaus Rating Report 2013 – Krankenhausversorgung zwischen Euro-Krise und Schuldenbremse. Heidelberg: medhochzwei.

Bundesverband Materialwirtschaft, Einkauf und Logistik e. V. (2012) Strategischer Einkauf im Krankenhaus – Der Einkauf im Spannungsfeld zwischen Klinikleitung und Ärzten – Die Entwicklung vom operativen Abwickler zum strategischen Partner. Frankfurt: Bundesverband Materialwirtschaft, Einkauf und Logistik e. V. Download unter: www.bme.de/¬ fileadmin/bilder/Buchtipps/Leifaeden/Leitfaden_Einkauf_im_Krankenhaus_2012.pdf.

Da-Cruz P., Schwegel P., Oberender P. (2012) Strategien in der Krankenhausbeschaffung. In: Schmid R., Schmidt A.J. (Hrsg.) Beschaffung in Gesundheitseinrichtungen – Sachstand, Konzepte, Strategien. Heidelberg: medhochzwei. S. 35–52.

Deutsche Krankenhausgesellschaft e. V. (2014) Werbung durch das Krankenhaus – Gesetzliche Grundlagen, Rechtsprechung und Hinweise zur Durchführung. 3. Auflage. Düsseldorf: Deutsche Krankenhaus Verlagsgesellschaft mbH.

Deutsche Krankenhausgesellschaft e. V. (2014) Bestandsaufnahme zur Krankenhausplanung und Investitionsfinanzierung in den Bundesländern, Stand: Januar 2014. Berlin: Deutsche Krankenhausgesellschaft.

Deutsche Krankenhausgesellschaft, GKV-Spitzenverband, Verband der privaten Krankenversicherung (PKV), Institut für das Entgeltsystem im Krankenhaus (2012) Deutsche Kodierrichtlinien – Allgemeine und Spezielle Kodierrichtlinien für die Verschlüsselung von Krankheiten und Prozeduren, Version 2013. Siegburg: InEK GmbH.

Fleßa S. (2008) Grundzüge der Krankenhaussteuerung. München: Oldenbourg Verlag.

Fleßa S. (2013) Grundzüge der Krankenhausbetriebslehre. 3., aktualisierte Auflage. München: Oldenbourg Verlag.

Frankenstein L. (2010) DRG kodieren Schritt für Schritt – Leitfaden für Einsteiger. Oldenburg: medizificon Verlag.

Frodl A. (2012) Logistik und Qualitätsmanagement im Gesundheitsbetrieb – Betriebswirtschaft für das Gesundheitswesen. Wiesbaden: Gabler Verlag.

Frodl A. (2012) Personalmanagement im Gesundheitsbetrieb – Betriebswirtschaft für das Gesundheitswesen. Wiesbaden: Gabler Verlag.

Greiling M., Muszynski T. (2008) Strategisches Management im Krankenhaus – Methoden und Techniken zur Umsetzung in der Praxis. 2., überarbeitete und erweiterte Auflage. Stuttgart: Verlag W. Kohlhammer.

Deutsche Krankenhausgesellschaft (DKG), Spitzenverbände der Krankenkassen (GKV), Verband der privaten Krankenversicherung (PKV) (2007) Kalkulation von Fallkosten – Handbuch zur Anwendung in Krankenhäusern, Version 3.0. Düsseldorf: Eigenverlag.

InEK GmbH – Institut für das Entgeltsystem im Krankenhaus (2013a). G-DRG-Version 2014 Definitionshandbuch, Siegburg.

InEK GmbH – Institut für das Entgeltsystem im Krankenhaus (2013b). DRG-Report-Browser 2012/2014, Siegburg.

InEK GmbH – Institut für das Entgeltsystem im Krankenhaus (2013c). G-DRG-Version 2014 Fallpauschalenkatalog, Siegburg.

InEK GmbH – Institut für das Entgeltsystem im Krankenhaus (2013d). Deutsche Kodier-richtlinien – Allgemeine und Spezielle Kodierrichtlinien für die Verschlüsselung von Krankheiten und Prozeduren, Siegburg.

Kolb T. (2011) Grundlagen der Krankenhausfinanzierung. Kulmbach: Mediengruppe Oberfranken.

Lüthy A., Buchmann U. (2009) Marketing als Strategie im Krankenhaus – Patienten- und Kundenorientierung erfolgreich umsetzen. Stuttgart: Verlag W. Kohlhammer.

Müller T. (2009) DRG-Basiswissen für Ärzte und Kodierer – Eine praktische Anleitung. 2. Auflage. Mannheim: medizificon.

Münzel H., Zeiler N. (2010) Krankenhausrecht und Krankenhausfinanzierung. Stuttgart: Verlag W. Kohlhammer.

Naegler H. (2011) Personalmanagement im Krankenhaus – Grundlagen und Praxis. 2., erwei-terte und aktualisierte Auflage. Berlin: Medizinisch Wissenschaftliche Verlagsgesellschaft.

Neumaier S., Kuhn-Thiel C. (2013) Grundlagen des PEPP-Systems. In: Neumaier S., Dir-schedl P., Kuhn-Thiel C. (2013) Kompendium zum Pauschalierten Entgeltsystem in der Psychiatrie und Psychosomatik: Basiswissen zur Systematik, sozialrechtlichen Grund-lagen, Regelwerken und Schlüsselverzeichnissen und Grundsätzen der Begutachtung. Lahr: MDK Baden-Württemberg.

Papenhoff M., Schmitz F. (2009) BWL für Mediziner im Krankenhaus – Zusammenhänge verstehen – erfolgreich argumentieren. Heidelberg: Springer Medizin Verlag.

Papenhoff M., Platzköster C. (2010) Marketing für Krankenhäuser und Reha-Kliniken – Marktorientierung & Strategie, Analyse & Umsetzung, Trends & Chancen. Heidelberg: Springer Medizin Verlag.

Prangenberg A. (2010) Auswahl und Beurteilung alternativer Gestaltungselemente in der Materialwirtschaft von Krankenhäusern – Ein kriteriengestützter Ansatz. Berlin: LIT Verlag Dr. W. Hopf.

Preusker U.K. (Hrsg.) (2010) Lexikon des deutschen Gesundheitssystems. 3., neu bearbei-tete Auflage. Heidelberg: medhochzwei.

Raab E. (2013) Unschärfen in der Abgrenzung – Der Grenzbereich zur ambulanten Versor-gung stellt für Krankenhäuser ein wirtschaftliches Risiko dar. KU Gesundheitsmanage-ment 5:25–27. Kulmbach: Mediengruppe Oberfranken.

Rapp B. (2005) Sind Coder unsere Rettung? – Kodierungsmodell – Was Krankenhäuser und Ärzte beachten sollten. Arzt und Krankenhaus 2:39–40.

Rapp B., Wahl S. (2007) Vorbereitung zum Profitcenter: Abteilungsgerechtes DRG-Erlös-splitting: Etablierte Methoden mit ihren Vor- und Nachteilen im Vergleich. Das Kran-kenhaus 8:756–762.

Rapp B. (2010) Praxiswissen DRG – Optimierung von Strukturen und Abläufen. 2., über-arbeite u. erweiterte Auflage. Stuttgart: Kohlhammer Verlag.

Rapp B. (2013) Fallmanagement im Krankenhaus – Grundlagen und Praxistipps für erfolg-reiche Klinikprozesse. Stuttgart: Kohlhammer Verlag.

Sander A. (2006) Sachgerechte Verteilung der DRG-Erlöse auf die einzelnen Fachabteilun-gen wird möglich. f&w 1:91–94.

Schlüchtermann J. (2013) Betriebswirtschaft und Management im Krankenhaus – Grundla-gen und Praxis. Berlin: Medizinisch Wissenschaftliche Verlagsgesellschaft.

Scholl-Eickmann T. (2011) Positionsbestimmung zum Honorararzt durch KBV/BÄK: Fra-gen bleiben offen. Arzt und Medizinrecht kompakt 7:18–20.

Sonntag K. (2000) Personalentwicklung »on the job«. In: Kleinmann M., Strauß B. (Hrsg.) Potentialfeststellung und Personalentwicklung. 2., überarbeitete und erweiterte Auflage. Göttingen: Hogrefe-Verlag für Angewandte Psychologie. S.181–203.

Thieme M., Schikowski J. (2013) Frühjahrsumfrage 2013 – MDK-Prüfung in deutschen Krankenhäusern – Bestandsaufnahme 2012 – Trend 2013. Abrufbar unter: www.me¬dinfoweb.de (zuletzt abgerufen am 03.01.2014).

Wirbelauer C., Haller S. (2011) Produktvitätssteigerung durch strategische Marketingpla-nung im Gesundheitswesen – dargestellt am Praxisbeispiel einer Augenklinik. In: Bruhn M., Handwich K. (2011) Dienstleistungsproduktivität – Management, Prozessgestal-tung, Kundenperspektive. Wiesbaden: Gabler Verlag. S.179–202.

Weimann E., Weimann P. (2012) High performance im Krankenhausmanagement – Die 10 wichtigsten Schritte für eine erfolgreiche Klinik. Berlin, Heidelberg: Springer-Verlag.

Zapp, W. (2009) Leistungsmanagement, Logistik, Marketing – Betriebswirtschaftliche Grundlagen im Krankenhaus. Berlin: Medizinisch Wissenschaftliche Verlagsgesellschaft.

Zapp, W., Oswald J. (2009) Controlling-Instrumente für Krankenhäuser. Stuttgart: Verlag W. Kohlhammer.

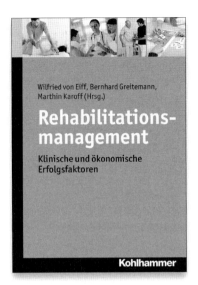
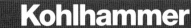

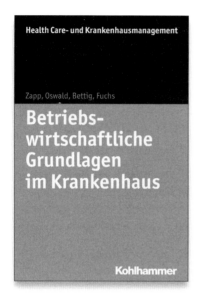
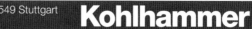